公众健康信息规避行为研究

孙海霞◎著

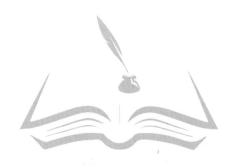

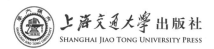

上海交通大学出版社
SHANGHAI JIAO TONG UNIVERSITY PRESS

内容提要

健康信息规避行为的客观存在不利于健康信息的传播与价值发挥。本书系统梳理了健康信息规避行为研究的相关理论基础与国内外进展，聚焦公众健康信息规避现象，通过深度访谈收集研究资料，运用程序化扎根理论方法，以"需求规避""获取规避""吸收规避"和"利用规避"4个规避阶段为线索，围绕过程、策略、负性结果和影响因素，构建了多阶段健康信息规避行为的过程模型，揭示了公众健康信息规避行为发生的模式与机理；以健康信息获取规避行为改变为例，构建了健康信息获取规避行为改变过程模型，揭示了公众从规避健康信息到获取健康信息这一健康信息行为改变的发展模式与机理；从个体、信息服务机构、健康服务机构和政府机构4个关键责任主体视角，分别提出健康信息规避行为的应对策略。

本书系统性强，适合信息管理、情报学、医学信息学、公共卫生管理相关领域的高校师生学习参考，也可供公众健康信息服务提供、健康信息产品开发、健康信息素养促进、健康教育规划与管理等从业人员参阅。

图书在版编目（CIP）数据

公众健康信息规避行为研究/孙海霞著.—上海：
上海交通大学出版社，2022.6
ISBN 978 - 7 - 313 - 26699 - 6

Ⅰ.①公…　Ⅱ.①孙…　Ⅲ.①健康状况—信息管理—研究—中国　Ⅳ.①R199.2

中国版本图书馆 CIP 数据核字（2022）第 058866 号

公众健康信息规避行为研究
GONGZHONG JIANKANG XINXI GUIBI XINGWEI YANJIU

著　者：孙海霞	
出版发行：上海交通大学出版社	地　址：上海市番禺路 951 号
邮政编码：200030	电　话：021 - 64071208
印　制：上海新艺印刷有限公司	经　销：全国新华书店
开　本：710mm×1000mm　1/16	印　张：18
字　数：276 千字	
版　次：2022 年 6 月第 1 版	印　次：2022 年 6 月第 1 次印刷
书　号：ISBN 978 - 7 - 313 - 26699 - 6	
定　价：68.00 元	

前　言

信息是通往健康的必经之路。积极的健康信息行为能够帮助公众科学地应对健康问题,健康信息服务已被纳为健康中国战略的重要内容。然而,现实世界中,人类健康信息行为不仅包括积极主动地获取、处理和利用信息的行为,也包括消极的规避行为。后者因合乎人们在情绪、认知、行为等方面的享受性需求,广泛存在于现实生活中。健康信息规避的主观能动性特征决定健康信息规避不简单等同于不搜寻、不处理、不利用等,近年来渐受心理学、传播学、情报学等领域学者的重视。

当前健康信息规避研究主要集中在规避现象揭示和影响因素探讨,信息规避行为过程与策略的研究尚停留在零散列举层面,信息规避结果和信息规避应对的研究还非常少。鉴于此,本书的研究工作旨在系统性地对公众健康信息规避行为过程、行为策略、负性结果、影响因素、应对等开展深入研究,构建健康信息规避行为过程模型和健康信息规避行为改变模型。这将在充实健康信息行为和健康信息规避行为理论研究框架的同时,还能够帮助健康信息服务相关行为主体在实践活动中正确看待和干预不合理的健康信息规避行为,促进积极的健康信息行为,对助力健康中国建设具有积极的现实意义。

本书研究立足信息行为理论和信息科学认知范式,发挥质性研究在用户行为研究中的优势,运用扎根理论开展公众健康信息规避行为研究。通过理论抽样对30名具有健康信息规避经历和获取规避改变经历的调查对象进行深度访谈,收集一手研究资料。采用开放编码、主轴编码和选择性编码三阶段编码过程进行资料分析;基于过程视角连贯地分析公众健康信息规避行为的发生轨迹、策略、影响因素和结果,先后构建了公众健康信息需求规避行为模型、公众健康信息获取规避行为模型、公众健康信息吸收规避行为模型和公众健康信息利用规避行为模型;通过对 4 个阶段行为模型进行比较与整合,形成四阶段公众健康信息规避行为过程模型;以健康信息获取规避行为改变为例,构建了多阶段公众健康信息规避行为改变过程模型。在此基础上,分析了相关影响因素的关键责任主体指向,多视角提出公众健康信息规避行为应对建议。

本书分为 12 章:

第 1 章　绪论。介绍本书研究背景、问题、目标、内容、思路等,辨析和界定研究概念。

第 2 章　相关理论基础与模型。梳理并简要介绍国内外信息规避和健康信息规避研究常用的基础理论,含有信息规避和健康信息规避论述的典型信息行为模型和健康信息行为模型。

第 3 章　文献回顾。对国内外现有健康信息规避研究主题和方法进行了归纳与分析,对研究的不足与拓展方向进行总结与讨论。

第 4 章　研究设计与过程。详细介绍了扎根理论在本研究中的应用过程,包括访谈提纲设计,样本选择,访谈实施,研究资料整理与分析,理论饱和度检验和信度、效度提高方法。

第 5～9 章　公众健康信息规避行为过程模型研究。第 5～8 章以“需求规避”“获取规避”“吸收规避”和“利用规避”4 个规避阶段为线索,围绕过程、策略、负性结果和影响因素依次介绍上述 4 个规避行为阶段扎根分析结果,并逐一对各阶段规避行为模型进行阐释和讨论;第 9 章对 4 个阶段扎根分析结果进行纵向和横向比较分析与关联,整合构建了基于过程的四阶段公众健康信息规避行为模型,并对整合模型进行了阐释和讨论。

第 10 章　公众健康信息规避行为改变研究。以获取规避行为改变为例,详细介绍了公众健康信息获取规避行为改变扎根分析过程与结果,构建了公众健康信息规避行为改变过程模型,并进行模型阐释和讨论。

第 11 章　公众健康信息规避应对建议。立足第 5～10 章公众健康信息规避行为和健康信息获取规避行为改变研究结果,从个体、信息服务机构、健康服务机构和政府机构 4 个关键责任主体视角分别提出健康信息规避行为的应对策略和建议。

第 12 章　总结与展望。系统地总结了本书在公众健康信息规避行为研究方面的主要研究工作与结论、主要贡献、研究不足以及后续研究方向。

本书是在我的博士论文和相关研究成果整合基础上修改和拓展而成。本书的完成，要感谢一直以来给予无私指导和帮助的华薇娜教授、成颖教授，要感谢所有信任和参与本书研究访谈的合作者、所有给予过专业指导意见的专家和学者、所有为本书提供思想源泉的参考文献的作者们，还要感谢支持和帮助我的领导和同事们。

本书适合信息管理、情报学、医学信息学、公共卫生管理相关领域的高校师生学习参考，也可供健康信息服务提供、健康信息产品开发、公众健康信息素养促进、公众健康教育规划与管理等从业人员阅读和参考。公众健康信息规避行为是一个非常复杂的现象，受作者知识和能力限制，本书的研究工作还有很多不足之处，很多问题还需要进一步研究，敬请各位专家和读者批评指正。

目　录

1 绪 论

1.1 研究背景

1.1.1 健康信息服务是健康中国战略的重要任务组成

健康信息对人们的健康信念具有调节作用,能够使一个人形成新的健康行为观念,作为维持、强化健康行为或改变不良健康行为的方向。这里的健康信息泛指与人们身心健康、疾病、营养、养生等相关的信息。在现代社会,人们的健康观念有了很大转变,不仅仅关注传统的医疗知识,还关注保健、疾病预防、饮食与营养、行为医学、心理与精神卫生、职业卫生、环境、政策等非医疗类知识,健康信息需求呈现多元化趋势,并能够主动创造条件以接受健康知识,提高生命质量。2020 年第十一次中国公民科学素养抽样调查结果显示,生活与健康依旧是人们最感兴趣的科技信息,达 92.9%。

2013 年,国务院颁发《关于促进健康服务业发展的若干意见》,明确了健康相关信息资源开发利用工作的重要地位,提倡健康信息资源的公益性建设与服务;2016 年,中共中央、国务院印发的《"健康中国 2030"规划纲要》强调,发挥科技创新和信息化的引领支撑作用,完善覆盖全生命周期的预防、治疗、康复和自主健康管理一体化的国民健康信息服务。2016 年 12 月,国家《"十三五"国家信息化规划》明确将健康中国信息服务行动列为"十三五"期间优先行动,将健康中国信息服务上升为国家战略的重大任务,要求全面推进人口健康信息服务体系建设,促进和规范健康大数据应用。2017 年颁布的《"十三五"卫生与健康规划》和《"十三五"深化医药卫生体制改革规划》

同样体现了健康中国信息服务工作的重要地位,要求夯实全民健康信息化基础,深化和创新全民健康大数据的应用与发展,助力健康中国建设。

1.1.2　健康信息行为成为健康行为干预的重要关注内容

行为和生活方式是影响人群健康的重要因素。世界卫生组织曾指出,个人的健康和寿命60%取决于其生活方式与行为;2002年发布的全球健康报告显示,行为和生活方式相关危险因素引起了40%的死亡以及1/3的健康寿命损失。对此,欧美国家从20世纪50年代就开始重视健康行为研究,用以指导公众的健康行为干预实践。健康行为是指为了预防疾病、保持健康所采取的积极行动,包括改变、减少或消除吸烟、酗酒、不良饮食等危险健康行为,实施有规律的锻炼、定期体检等积极健康行为,以及遵从医生指导等与健康相关的行为。强化个体健康责任,引导全民有效控制影响健康的生活行为因素,是《“健康中国2030”规划纲要》的战略主题之一,旨在通过健康行为实现全民健康促进。

健康信息行为已经成为人们应对健康问题的重要关注内容,人们的治疗决策和健康行为受到其所获取的信息的影响,向个体提供针对性信息和服务在健康行为干预研究与实践方面具有很好的前景。健康信息行为是包括健康信息需求、搜寻、获取、评价和利用的一系列信息行为。但现实中,除了积极的寻求、吸收和利用健康信息行为外,也有消极的健康信息规避行为,拒绝获取和利用健康信息。长期消极规避健康信息会影响人们对健康风险信息的态度和处理方式,不利于个体健康促进,与健康信息服务战略目标相悖。研究健康信息规避行为可以帮助人们正确地看待其不利的一面,从反向视角引导公众树立积极的健康信息行为信念,进而对公众健康行为发挥促进作用。

1.1.3　信息规避是日常健康信息行为的重要组成

信息并不总是能够减少不确定性,随着信息交流环境的变化,“黑暗”的一面越发显著;人类信息行为类型不仅包括积极主动的获取、查询、交流、传播、吸收、加工和利用行为,以及充满意外、无法预估的偶遇行为,还包括不寻求、不获取的回避行为。早在20世纪40年代,就有学者明确指出信息规避现象的存在,人们更倾向寻求其感兴趣的信息,接受与其认知、态度一致的信息;当人们注意到信息会引起心理不适或失调时,宁愿规避信息;为了防止因为缺乏时间阅读而变得焦虑,研究人员可能会主动忽略特定的学术文献,或者学术文献中特定的内容;面对日益增加的海量社交信息,近六成在校大学生在社交网络中会表现出信息规避行为,78.2%的受访者在社交网络中会使用信息屏蔽相关的功能。

　　健康信息亦如此。相关研究表明,人并不是在任何情景下都愿意寻求和使用健康信息来帮助他们做出相关健康促进的决策,有时候甚至会努力地去规避相关信息。作为健康信息行为的一种,健康信息回避客观存在于公众健康信息行为中。为了维持健康问题的不确定性,保持乐观愉悦的心情,或避免认知不协调、行为改变等,人们在健康决策和健康信息行为中出现越来越多的规避行为。例如,相当一部分癌症患者并不想向医生了解疾病发展情况,很多人体检后并不会积极地获取或查看其体检结果,不愿意坦然地了解自己是否感染了人类免疫缺陷病毒(human immunodeficiency virus, HIV),在认可基因测序技术的同时却并不愿意通过基因测序技术了解疾病风险,等等。

1.2　研究问题、目标与意义

1.2.1　研究问题的提出

　　本书研究问题源于研究者的健康信息规避经历和对信息规避行为的关注。回顾信息规避和健康信息规避相关文献后,研究者发现虽然学者们开始将研究视角从最初规避现象的阐述转向规避原因的揭示,但鲜有研究从过程视角探索健康信息规避行为的规律,公众健康信息规避行为研究缺少系统的理论模型指导。信息科学认知范式认为,相同信息可能对不同个体的知识结构具有不同意义,信息研究领域的学者应当从用户而不是观察者的角度来看待信息行为,聚焦动态性的过程。在此启发下,本书的研究工作希望从健康信息规避行为主体视角,获得其规避健康信息的动态行为过程,触发、促进和阻碍该行为发生的因素,以及对信息规避行为结果的体验,从而构建一个普适性的公众健康信息规避行为理论模型，揭示用户在不同信息环境下的规避行为规律、本质特征和各种行为要素之间的关系。

相关研究表明，健康信息规避的客观存在虽然具有一定的合理性和必然性，但无论从健康信息利用与服务角度来看，还是从公众健康促进和自我管理意义来看，这都是一种消极行为，不仅会制约健康信息资源的建设、利用和健康信息服务水平的提升，还会影响人们对健康信息的态度与信念，不利于人们客观地开展健康自评和疾病预防，阻碍公众健康促进。

既然信息规避并不总是好事，那么应该如何应对？回顾现有健康信息规避改变和应对的研究，发现相关成果甚少，且多为基于一些相关成熟理论的推演，从单一的健康信息规避影响因素视角展开，采用一次性实验进行验证，未能充分反映规避者自身的思维与体验，且一定程度上忽略了行为的过程性与长期性特征。行为改变理论指出，人们的行为改变是通过系列阶段变化完成的，而非单一事件。因此本研究希望能系统地理解公众健康信息规避行为的改变过程，动态地挖掘触发、促进和阻碍改变发生的影响因素。

综上，结合专家咨询意见，本研究将研究问题主题界定为"公众健康信息规避及改变"。公众泛指任何使用健康信息理解自己或他人健康状态并进行健康相关决策的个体消费者。本研究重点聚焦知晓公众和行动公众，前者指向个体已经明确意识到自己面临的问题和新需求与特定服务机构或个体有关，后者指向已经采取实质行动的个体。健康信息规避是信息规避行为在健康信息行为领域的一个体现，泛指旨在阻止或延迟获取、处理和利用健康信息的任何行为。强调如下前提：①公众知道规避的健康信息是可获取、吸收和利用的；②规避的健康信息与公众自身直接相关；③规避行为可能是暂时性信息行为，也可能是永久性信息行为。这里的健康信息泛指一切与人们身心健康、疾病、营养、养生等相关的信息，包括医疗、预防、保健、康复、生殖健康、健康教育、健康服务等内容。健康信息规避行为改变指向人们短期或长时间保持健康信息规避行为方式和状态后，主动或被动地向积极健康信息行为转变的过程。

1.2.2 研究目标

本书研究旨在解释健康信息规避行为和规避行为改变的发生机理和过

程,为健康信息服务相关行为主体应对不合理健康信息规避现象提供参考。具体包括以下 3 个子目标：

（1）构建公众健康信息规避行为过程模型。探讨并剖析公众健康信息规避行为形态和过程轨迹,总结公众在健康信息需求形成、获取、吸收和利用规避过程中的子过程要素,揭示公众健康信息规避行为的主要表现形式、行为策略和负性结果,梳理影响公众健康信息规避行为的共性因素,回答谁规避、为什么规避、如何规避、结果如何等问题。

（2）根据公众自身健康信息获取规避行为改变的经历,从行为主体视角系统地理解公众改变健康信息获取规避行为的过程和意义建构。挖掘触发、促进和阻碍改变发生的影响因素,以完整地归纳公众健康信息获取规避行为改变的模式,为公众健康信息规避行为干预和应对研究提供理论参考与证据支持。

（3）基于上述研究发现,提出公众健康信息规避行为应对策略。回答"公众健康信息规避行为应对涉及哪些关键责任主体""这些责任主体应该重点围绕哪些因素展开健康信息规避干预以及如何干预"等问题,科学引导公众从消极的健康信息行为转向积极的健康信息行为。

1.2.3　研究意义

（1）理论意义。信息规避是信息行为概念空间的重要范畴之一,不等同于信息选择行为,与信息搜寻、信息偶遇、信息采纳、信息利用等行为相互交叉。相较于其他信息行为范畴,信息规避的相关研究成果较少,研究深度尚待进一步挖掘。本研究聚焦健康信息,致力于归纳日常生活中人们的健康信息规避行为、健康信息规避行为改变过程与特征,解析影响人们健康信息规避行为和规避行为改变在主体、客体与情境层面的因素,研究成果可以丰富信息规避行为理论,深化社会各方对信息规避行为现象的理解。此外,健康信息规避研究是用户信息规避行为研究在具体领域信息行为研究的拓展和发展,属于情报学和消费者健康信息学的交叉研究,还可以为交叉学科用户信息行为研究提供参考和借鉴。

（2）实践意义。健康信息与人们日常生活密切相关,对公众健康维持与促进具有重要意义,健康信息资源建设和服务已经上升至国家健康战略。

对消极健康信息规避行为负性结果的揭示有助于削弱用户消极信息行为动力，引起相关主体对健康信息规避行为的重视；对公众健康信息规避方式、策略与影响因素进行分阶段分析、比较和总结，可以为个体、健康信息服务者、健康服务机构、政府等相关参与者科学地理解和预测健康信息规避行为提供系统性的理论指导；关于公众健康信息获取规避行为改变过程与正负向影响因素的研究和最后的应对建议，可以在实践操作层面为开展健康信息规避行为干预提供参考。因此，整项研究有助于社会健康素养及健康信息服务水平的进一步提升。

1.3　研究内容、思路与方法

1.3.1　研究内容

由于现有专门研究信息规避行为过程和信息规避行为改变的成果甚少，本研究采用深度访谈法获取原始资料，通过扎根理论对访谈资料进行质性分析，并在数据收集与分析过程中不断丰富与完善研究内容。根据专家咨询、文献调研和访谈资料的分析，最终形成如下具体研究内容：

（1）公众健康信息需求规避行为研究。健康信息需求规避，泛指个体虽然知道自己的健康信息需要可以被满足，但仍然抑制或拒绝承认自己对健康信息需要的任何行为。公众健康信息需求规避行为的研究内容主要包括：需求规避行为过程的子过程要素及其关联，所采用的心理认知层面和实质行动层面的规避策略，需求规避给个体带来的动机目的以外的负性结果，影响公众健康信息需求规避行为的个体因素、外部客体因素和情境因素。

（2）公众健康信息获取规避行为研究。健康信息获取规避，泛指任何旨在避免或延迟获取自己需要且可以获得的健康信息的行为。公众健康信息获取规避行为的研究内容主要包括：获取规避行为过程的子过程要素及其关联，获取规避的行为策略，获取规避行为给个体带来的动机目的以外的负性结果与体验，驱使和维系公众健康信息获取规避行为的个体因素、外部客体因素和情境因素。

（3）公众健康信息吸收规避行为研究。健康信息吸收规避，泛指个体获得能够满足其需求的健康信息后，有意拒绝加工处理信息而表现出的任何行为，是认知层面实现健康信息规避的心智操作反应。公众健康信息吸收规避行为的研究内容主要包括：吸收规避行为子过程要素及其关联，吸收规避的行为策略，吸收规避行为给个体带来的动机目的以外的负性结果，影响公众健康信息吸收规避行为发生与维系的个体因素、外部客体因素和情境因素。

（4）公众健康信息利用规避行为研究。健康信息利用规避，泛指个体知道自己可利用健康信息却有意识地不利用这些信息而表现出的任何行为。公众健康信息利用规避行为的研究内容主要包括：利用规避行为过程的子过程要素及其关联，利用规避的行为策略，利用规避行为发生后给个体带来的动机目的以外的负性结果，影响公众健康信息利用规避行为发生与维系的个体因素、外部客体因素和情境因素。

（5）公众健康信息获取规避行为改变研究。公众短期或长时间保持健康信息规避行为方式和状态后，受到某些因素影响，会产生改变的动机，当改变的需求达到一定程度，就会从规避行为向积极健康信息行为转变。本书以公众健康信息获取规避行为改变为例，系统地归纳公众健康信息获取规避行为改变的过程与特征，深入地分析相关影响因素及其作用机制。

（6）应对建议。综合上述公众健康信息规避行为的发生过程、行为策略和影响因素及其关键责任主体指向，依据公众健康信息获取规避行为改变过程中正向促进性因素和负向阻碍性因素研究结论，从个人、健康信息服务机构、健康服务机构和政府 4 个维度提出公众健康信息规避行为的应对建议。

1.3.2　研究思路

本书的研究基本思路如图 1-1 所示。研究初始，主要通过文献调研、专家访谈明确研究主题"公众健康信息规避及改变"并细化研究问题；鉴于现有健康信息规避行为及改变研究成果匮乏的现实，根据研究问题的特性和目标，选择通过深度访谈法获取原始资料并展开质性分析，选取程序化扎根理论方法指导研究。

研究启动后，遵循扎根理论的方法学指导，开展研究方案设计，综合深

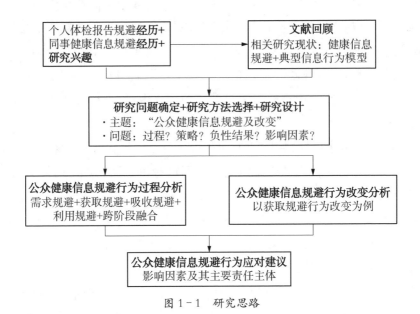

图 1-1　研究思路

度访谈和理论抽样等方法收集健康信息规避经历和获取规避行为改变的第一手研究资料,根据程序化扎根理论研究范式,对访谈资料进行编码分析,挖掘不同类属间的关系。在资料收集和分析过程中,结合专家咨询和典型信息行为理论文献回顾,将公众健康信息规避行为过程划分为需求规避、获取规避、吸收规避和利用规避 4 个阶段,分析公众在不同阶段的规避行为过程、策略、负性结果和影响因素,先分后总地开展公众健康信息规避行为过程理论模型构建;基于信息获取在信息行为中的基础地位,以健康信息获取规避行为改变为例,探析公众健康信息规避行为改变的过程与影响因素,构建公众健康信息获取规避行为改变模型。

最后,基于公众健康信息规避行为研究和公众健康信息获取规避行为改变研究的结果,从个体、信息服务机构、健康服务机构和政府 4 个维度,开展健康信息规避应对策略研究,提出相关建议。

1.3.3　研究方法

遵循扎根理论的方法学指导,将文献调查法、专家咨询法、深度访谈法和关键事件法融入其中。

（1）扎根理论研究方法。回顾相关文献，研究者发现鲜有研究从过程视角探索健康信息规避行为，公众健康信息规避行为研究缺少统一的理论模型指导。信息科学认知范式认为相同信息可能对不同个体的知识结构产生不同影响，信息研究领域的学者应当从用户而不是观察者的角度来看待信息行为，聚焦动态性的过程。在此思路的启发下，研究者希望从健康信息规避行为主体的视角，获得其规避健康信息的动态过程，触发、促进和阻碍该行为发生的因素，以及对信息规避行为结果的体验，从而构建一个普适性的公众健康信息规避行为理论模型。作为诠释主义方法学的一种，扎根理论研究方法强调通过对原始资料分析来发现新理论，而不是用已有的理论演绎可验证的假设，适用于理解任何尚未明朗的社会现象，或对已知现象进行新观点补充，与本研究的背景及目标契合。研究过程总体遵循格拉泽（Glaser）和施特劳斯（Strauss）为代表的经典理论流派扎根研究指导原则，具体分析过程遵循程序化扎根理论方法。

（2）文献调研法。文献调研贯穿于整个研究过程。开展研究前，广泛收集国内外健康信息规避行为方面的相关资料，从整体上把握健康信息规避方面的研究进展，指导本研究所探讨问题的提炼和研究视角的选择；研究过程中，通过文献阅读提高研究者理论敏感性，了解检验资料分析、编码过程中形成的范畴及其关系在现有研究中的定义、阐释及情境适用性，发现其中存在的差异，提供解释资料的方法，为理论抽样提供线索和启示；基本完成原始资料分析、编码并开始写作时，通过文献调研，吸收一般典型信息行为、健康信息行为和现有信息规避行为研究及其理论基础中的部分元素，对研究结果和理论模型进行验证和补充，对存在差异的地方进行分析并解释原因。

（3）专家咨询法。专家咨询法在本研究中的主要应用如下：研究问题提出阶段，在研究兴趣、文献调研和初始研究问题基础上，通过专家访谈凝练研究主题，界定研究范围，细化研究问题；研究设计阶段，根据专家建议优化和调整健康信息规避行为及健康信息获取规避行为访谈提纲；资料分析阶段，通过专家咨询控制概念语义粒度，避免理论构件与概念关联的遗漏。

（4）深度访谈法。访谈法是质性研究收集资料的重要方法，也是研究人员常用的数据收集方法。访谈法按访谈结构的控制程度可分为开放式访谈、结构化访谈和半结构化访谈;按受访者人数可分为个体访谈与团体访谈;按访谈的正式程度可分为正式访谈和非正式访谈。本研究主要采用了个体访谈和指向半结构式访谈的深度访谈。深度访谈具有既开放又有方向、既被形成又自然形成、既有步骤又很灵活的特征,特别适合扎根理论方法要求。研究者通过对具有健康信息规避和改变经历的公众进行深度访谈,获取公众健康信息规避研究真切的经验和一手资料。访谈提纲并非一成不变。初期,根据研究问题设计初始访谈提纲,将访谈范围限制在"为什么规避""如何规避""产生了怎样的结果""如何应对"和"什么情况下发生"的框架内。访谈开始后,根据受访者的描述,及时分析、提炼其想法和观点,一方面对相关线索进行追问和探索,收集更为丰富生动的事实和数据;另一方面对前一阶段初始访谈提纲进行调整。综合采用正式访谈和非正式访谈,受访者的第一次访谈采用正式访谈,资料分析阶段则采用非正式访谈对部分访谈者进行信息确认和澄清。

(5) 关键事件法。研究中,将关键事件法与上述深度访谈结合使用。在让受访者回答和描述其健康信息规避行为经历时,识别和关注访谈对象关键规避行为事件,并对此关键行为事件进行追问和探索性提问,帮助其回忆详细的健康信息规避行为过程与特征、规避过程中的心理和行为表现、规避行为产生的结果、健康信息获取规避行为改变详细经历和相关应对思考等,挖掘更多的原始信息和真实体验资料。

1.4 相关概念界定

就公开文献而言,当前健康信息规避研究主要在信息规避概念框架下展开,尚未形成概念化定义。本部分将在对现有信息规避行为概念或定义进行梳理、辨析的基础上,尝试对本研究的信息规避和健康信息规避概念进行界定。

1.4.1 信息规避

D.O. Case 等指出,信息规避是一种信息行为,与信息搜寻相对,但不等同于信息选择、信息忽视、信息不利用等,只是与之相关。虽然目前信息规避行为相关研究已经取得了一定的成果，但根据公开文献调研发现，关于信息规避概念的论述并不多，且还没有形成统一的定义。总体可分为三类：

第一类，对信息行为中规避现象或行为策略进行概念化描述。如Donohew 和 Tipton 认为，信息规避是人们面对信息源时信息行为决策集合的一种：人们面对不同信息源时可采取的信息行为反应集合包括保持、主动搜寻和主动规避 3 种，将规避与无响应、搜寻对应，强调人们的主观能动性，主动决定是否需要暴露于特定信息，并指出信息规避不等于信息搜寻失败。Miller 将信息规避者定义为那些积极并有目的地采取步骤避免了解或暴露于信息的人。关于主动性，R. Golman 等认为，"知道信息是存在、可用的"且"知道信息是可获取的甚至是免费的"两个行为前提可用于判断信息规避是否为主动行为。但 Howell 等认为，信息规避是感知自治（autonomy）受到威胁时的一种反应，并实验证明该反应不只是有意识的蓄意行为，也可能是下意识、自发性的行为。

第二类，尝试将行为主体心理、信息、任务及其关系等规避行为形成原因类的解释性要素，引入信息规避概念描述与辨析中，此类是目前主要的定义类。如 J. B. Barbour 等认为，信息规避是对不确定性的一种沟通反应，目标是为了增加、维持或减少不确定性。心理学家 K. Sweeny 将信息规避界定为"旨在阻止或延迟获取可获取但不想获取的有用信息的任何行为"，并在论述中指出：有用性可能指向行为主体自身，也可能指向他人（如配偶）；规避可能是长期行为，也可能是暂时性行为（只是现在不想了解）；信息规避可能是主动的，也可能是被动的。在此基础上，D. Melnyk 在其博士论文中强调信息规避不包括因时间、兴趣和精力原因导致的不搜寻行为，且认为将信息规避行为发生定位在接触信息前，认为信息规避不同于已处于信息情境中的信息忽视、信息曲解和推理规避等。但也有学者持不同观点，如文金书与邓小昭将信息规避定义为"用户由于时间、精力、知识背景及个人的兴趣与偏好等原因有意识地对某些信息进行忽视、回避，以达到提高信息活动效率、增强自我效能感目的的一种信息行为"，认为因时间、兴趣和精力原因导致的不搜寻行为也属于信息规避行为，并从行为主体、行为依据和行为主动性三个方面对信息规避和信息过滤概念进行了辨析，强调规避行为主体是用户自身,信息需求是行为依据,该行为具有主动性;Jonathan 和 Robert 等认为,信息忽视、否认、认知重构、抑制等均属于信息规避。此外,Narayan 强调信息规避与特定决策任务的相关性;姜婷婷等强调信息规避时人们并不涉及选择,对信息具体内容的认知是模糊的,只是主观认为包含自己不想要的内容。

第三类,尝试区分信息规避行为阶段。T. D. Wilson 信息行为理论将外化的信息行为分为搜寻、处理和利用阶段,目前概念化描述主要集中在与搜寻相对的"不暴露"阶段,如上述两类定义。只有极少数学者涉及吸收和利用阶段,如 T. Neben 认为规避可能发生在其中任何一个阶段,信息规避包括暴露规避(exposure avoidance)、吸收规避(absorption avoidance)和利用规避(use avoidance)3 个子范畴,并综合 K. Sweeny 和 Narayan 等人的定义,认为暴露规避指向主动或被动地拒绝搜寻决策相关信息,吸收规避指向对决策相关信息不进行或只进行低层次的认知处理,利用规避指向决策过程中有限使用或不使用相关信息。

由此可见,学者们立足不同研究领域和关注点,各自从行为驱动、行为策略、行为情境、行为阶段等维度给出了可理解的诠释或定义。就所关注的信息行为阶段而言,目前的概念化定义和辨析主要集中在与搜寻相对的暴露阶段,如表 1-1 所示,只有极少数学者涉及吸收处理和利用。归纳其内涵要素和关注点,可发现学者们的定义具有如下共性:①就动机而言,强调不想要(unwanted)而非不需要(undesirable);②就行为感知控制而言,规避可分为有意识的知觉性规避和无意识的自发性规避,虽然当前研究更关注有意识的主动规避而非被动规避;③就范围或程度而言,有完全规避和选择性规避之分,前者表现为规避所有信息源,后者表现为有选择地对某些信息源进行规避,与信息选择和选择性暴露相关;④就行为对象——信息的相关主体而言,或是行为主体自身,或是行为主体密切关系者;⑤就行为表现或策略而言,包括物理空间层面的不接触、逃离等,也包括认知心理层面的视而不见、曲解等,还包括更深层面的不利用;⑥就规避行为持续时间特征而言,可能是暂时的、一次性行为,也可能是反复出现的持续性行为或永久性行为。这些也构成了信息规避行为的主要特征。

表 1-1 部分信息规避概念论述分析

来源	要点	关注阶段
Donohew 和 Tipton	一种信息决策选择策略	暴露
Miller	主动行为、知觉行为	暴露、吸收
Case 等	一种信息行为,与信息搜寻相对	暴露
Sweeny 和 Melnyk	阻止或延迟获取,或主动或被动,或暂时或持续	暴露
Howell 等	威胁感知,自发性和知觉性	暴露
文金书和邓小昭	行为主体、主动性、知觉性	暴露
Golman 等	主动行为	暴露、吸收
Narayan	任务相关	暴露
Barbour	不确定性管理	暴露
Jonathan 和 Robert 等	一种防御性反应	暴露、吸收
Neben	拒绝搜寻,不进行或低层次认知处理,不使用或有限使用,任务相关	暴露、吸收和利用

综上分析,本研究尝试综合行为主体心理和信息行为一般过程,对信息规避做如下泛在描述：任何旨在阻止或延迟信息获取、处理和利用的行为。认为信息规避常交织于信息搜寻、处理和利用行为中,不简单同于信息不搜寻、信息过滤、信息选择、信息忽视、信息不利用等,只是相关,后者常常是前者的行为策略或表现。

1.4.2　健康信息规避

健康信息规避是健康信息情境下的规避行为,即人们在健康问题解决、健康决策、健康行为改变等任务情境下以健康信息为规避对象的信息规避行为,即任何旨在阻止或延迟健康信息获取、处理和利用的行为。这里的健康信息泛指与人们身心健康、疾病、营养、养生等相关的信息。行为对象、行为控制感知、行为主体、行为表现、行为阶段和持续时间等可以作为健康信息规避行为研究的细分维度。

2 健康信息规避行为研究相关理论基础与模型

健康信息规避研究涉及心理学、行为学、健康科学、传播学、社会学、管理学、经济学等多个学科领域。本章将对目前信息规避和健康信息规避研究文献中常用的基础理论进行简要介绍,对典型信息行为模型和健康信息行为模型中有关信息规避和健康信息规避的论述进行梳理。

2.1 相关理论基础

2.1.1 心理学与行为学相关常用理论

2.1.1.1 认知不协调理论

认知不协调理论(cognitive dissonance theory)由美国社会心理学家 L. Festinger 于 1957 年创立,是一个关于认知系统中各认知元素之间不协调关系形成和减弱的理论模型,也称为认知失调理论,用于解释和说明社会认知过程的动力问题和态度改变的心理机制问题,包括不协调的形成、不协调的减弱和不协调减弱的阻力 3 个主要内容。认知系统由许多认知元素构成,认知元素是指个体对其自身、行为和环境认识的观点、看法、意见等。个体认知系统元素间的关系可划分为无关、协调(即一致)和不协调(即不一致)3 种类型。L. Festinger 将认知系统中的不协调关系看作是一种动机因素,其假设是:认知系统内部存在一种固有的维持协调状态的倾向,若这种倾向受阻或者协调状态遭到破坏,会导致个体感到紧张和不安,因此个体就会力求排除阻力,缓解紧张。该理论指出,认知不协调产生于新旧认知元素之间的不一致和现实事物本身的不一致性,与个体逻辑不一致、文化习俗、认知对立和先期经验有关。不协调的程度越高，解除不协调的压力越大。不协调的程度与一致认知、不一致认知的重要性和数量有关。减弱或解除不协调的总原则是改变不协调认知元素的任何一个，方法包括改变行为、改变环境和增加新的认知元素。其中，增加新的认知元素是指通过增加与某一特定元素相协调的认知元素，提高认知系统中协调元素的比例，从而使不协调的程度得以减弱。相关方法包括：增加能够减弱不协调的新元素、规避可能提供不协调的信息、中和对立认知元素间的差异、否认和贬损可能产生不协调的信息。但是，减弱不协调会面临各种阻力，如行为改变阻力——行为改变可能带来心理痛苦或其他损失、不具备改变行为的条件等。认知不协调理论常被用于信息规避和健康信息规避动机研究。当感知信息与其先验知识、信念和观点存在矛盾与冲突时，个体倾向规避信息。

2.1.1.2 压力应对理论

压力应对理论（stress-coping theory）是在防御机制和应激理论的基础上，由心理学家 R. S. Lazarus 等创立和发展的。该理论重点关注个体在处理压力事件时所采取的某种特定方式的一般倾向，提出个体在面临困难情境时会经历 3 个应对阶段：初步评估，主要评估压力源的相关性和重要性，判断是良性的还是非良性（如有害、有危险、有挑战）的；二次评估，即评估处理压力源的策略和可能的控制程度；应对，即应用行动或认知的方法调节情境与个体内部之间的冲突。二次评估受个体以往经验、信念、可使用的能力和外部环境资源影响。应对是个体面对环境中发生的破坏性事件时所做出的适应性行为，包括问题指向应对和情绪指向应对。前者以解决问题为目标，解决威胁或压力；后者旨在调节情绪，减轻焦虑、恐惧等困扰，通过改变威胁或压力感知实现。具体选择取决于个体对特定情况的评估。当个体感知到威胁并认为对其有一定程度的控制能力时，他们会采用以问题及情绪为中心的应对方式进行处理；而当个体感知控制程度较低时，他们通常采用以情绪为中心的方式进行应对。应对理论还表明，当预期会受到不可克服或难以克服的严重威胁时，个体可能会退出情境并有意识地逃避。在健康信息行为情境下，当个体感知健康信息所带来的潜在威胁或压力控制程度较低时，常采用以情绪为中心的方式进行应对，倾向规避信息。

2.1.1.3　刺激-机体-反应理论

刺激-机体-反应（stimuli-organism-response，S-O-R）理论由学者 Mehrabian 和 Russell 在行为主义理论框架——刺激-反应（stimuli-response，S-R）模型的基础上创立。该理论将人放在中心位置，认为在从刺激到反应的过程中，机体的内化感知起着中介作用。理论的核心思想是：外部环境刺激变量通过对机体内在产生影响，从而使机体产生趋近（approach）或规避（avoidance）行为。刺激（S）是周边环境中激发人实施行为的因素，机体（O）是由刺激转换成最终行为过程中的内部处理过程，反应（R）是刺激对象最终做出的趋近或规避行为。趋近行为指代正向刺激，主要体现在一系列具体行动上，如停留、探索等；规避行为则代表负向刺激，包括一系列反作用力的行动，如抵触、放弃或逃离等。S-O-R 模型目前被广泛用于研究个体在内、外部因素的刺激下产生的行为结果，是一种有效的行为机理研究范式。在健康信息行为研究中，刺激指健康信息情境、个体认知等，机体指个体接受刺激后产生的内在情绪、认知不协调等，反应指个体做出的健康信息获取趋近或规避行为。在健康信息规避行为研究中，刺激常聚焦感知威胁、信息过载等，机体常指向负性情绪（如焦虑、悲伤）和认知失调，如新型冠状病毒肺炎信息规避机理研究。

2.1.1.4　认知负荷理论

认知负荷理论（cognitive load theory）由澳大利亚心理学家 J. Sweller 于 1988 年在资源有限理论和图式理论基础上首先提出。认知负荷是在学习或任务完成中进行信息加工所耗费的认知资源总量。该理论假设人的认知结构由工作记忆和长时记忆组成。工作记忆又称感觉记忆或短时记忆，是有穷的，一次只能够对 5～9 个信息元素进行处理，但又控制整个信息处理系统中的信息流。如果同时进行多种学习活动，其所需要的认知资源量超出个体的资源总量时，就会产生认知负荷过重现象。图式理论指出，知识能够在用户的长期记忆中以图式形式存在。图式能够帮助个体对信息进行归类，通过足够的练习可以使认知活动自动化。认知负荷过重已被证明是引发健康信息规避行为倾向和形成规避行为的重要影响因素。

2.1.1.5　情绪认知理论

情绪认知（emotional cognition）理论主张"情绪产生于对刺激情境或对

事物的评价",认为情绪的产生受到环境事件、生理状况和认知过程3种因素的影响,其中认知过程是决定情绪性质的关键因素。情绪认知理论存在不同流派,其中 R. S. Lazarus 的认知-评价理论认为,情绪是人和环境相互作用的产物,在情绪活动中,人不仅接受环境中的刺激事件对自己的影响,同时要调节自己对于刺激的反应。也就是说,机体从外界获取的信息进入知觉系统后,一方面会受到感知和知觉系统的组织和编译,另一方面该信息会引发机体积极或消极的情绪反应,进而引发一定的行为倾向。消极情绪通常会限制一个人瞬间的思想和行为序列,促使个体产生某一特定规避行为或倾向。在健康信息规避行为研究中,恐惧、紧张、焦虑、担忧、悲伤等负性情绪是引发规避行为的主要原因和内在刺激,追求愉悦是个体产生规避行为和倾向的主要情绪动机。

2.1.1.6 风险感知理论

风险感知(risk perception)是个体对于正在或可能存在的危险的主观评定和判断,以及由此引发的态度和决策倾向。风险感知很大程度上指导着人们的后续行为,高风险感知通过引发自我保护动机导致规避行为。相关理论包括心理测量理论、文化理论等。心理测量理论的假设前提是风险感知是主观的,是由个体主观判断和感受获得的;个体对恐惧风险因子(具有威胁性、致命性和恐惧性等特征)和未知风险因子(具有不可观测、不可知道、不可控制等特征)有着更强烈的风险感知。风险感知的文化理论认为个体的社会文化价值观与其风险感知高度相关,并基于网格和群体两个维度,按照不同的文化价值观将公众群体划分为四类:等级主义者、平等主义者、个体主义者、宿命论者。其中,宿命论者倾向于把一切事情看作是命运的安排,通常选择逆来顺受、听天由命。在健康信息规避行为研究中,宿命论常被作为个体差异的子变量。风险感知理论常被用于健康信息规避行为影响因素研究。健康信息规避来源于个体有关健康信息带来的金钱、情感、认知与行为风险感知。

2.1.1.7 隐私计算理论

隐私计算理论(privacy calculus theory)最先由 Culnan 和 Armstrong 于 1999 年首次提出,认为个体在进行信息披露决策时会进行成本-收益

(cost-benefit)分析,只有当收益大于或等于风险时个体才会进行信息披露。当用户感知个人隐私披露风险超出个人心理调控阈值范围时,会强烈关注隐私内容并对隐私披露产生强烈的抵触心理。该理论不仅着眼于促进信息披露的正向因素,同时也非常关注用户对于风险感知所表现出来的隐私忧虑,因此从开始的电子商务研究情境向技术采纳等研究情境扩散,并在此过程中获得发展,成为分析用户隐私问题最为有用的理论框架。模型发展的核心是计算方法,如 Dinev 和 Hart 在利用隐私计算判断用户是否愿意使用互联网时,将信任和利益作为感知收益输入,隐私关注作为风险成本输入;Krassonva 等在研究社交网站个体信息披露时,用愉悦性(enjoyment)和自我表达(self-presentation)来测量预期收益,用隐私关注(privacy concern)来测量隐私成本;袁金巧在移动医疗服务采纳研究中用个性化关注作为预期收益输入;彭丽徽等在社交媒体倦怠行为研究引入过程激励二次收益。

2.1.1.8　自我肯定理论

自我肯定理论(self-affirmation theory)由 Steele 等首先提出,其前提是人有维持"自我完整性(self-integrity)"的动机,核心思想是人可能会通过对与威胁不相关的自我价值进行肯定来应对自我威胁,以维护自我完整性。Steele 等将"自我"定义为"个体是适应社会且道德高尚的"。当自我概念受到威胁时,个体就会通过防御反应来直接降低威胁或自我肯定而保护自我。自我肯定,即思考与威胁无关的其他重要的自我价值,或从事与这些重要的自我价值有关的活动来维持自己在总体上是好的、适应社会的。自我肯定理论认为,通过自我肯定的个体可以更好地面对自我威胁的视角和资源,并且促进对威胁性信息的客观评价,促使个体在接受威胁性信息的同时使自我完整性得到修复,减少防御反应的产生,从而以一种更加宽阔和客观的视角看待威胁信息并且产生积极的行为改变。这在健康领域尤为重要,因为健康信息通常包含重要但容易令个体产生防御性反应的"威胁"信息。积极反馈(如积极评价)和肯定个人核心价值(如肯定特质法)是目前实验操纵的两种主要肯定方式。在健康信息规避行为研究中,已有学者通过自我肯定来提高个体应对威胁信息的自我效能,进而实现对健康信息规避行为的干预。

2.1.2 健康行为相关常用理论

2.1.2.1 健康信念模型

健康信念模型(health belief model，HBM)建立在需要与动机理论、认知理论和价值期望理论的基础上，由美国社会心理学家 Hochbaum、Rosenstock 和 Kegels 在 1952 年提出，最先用于解释人们的预防、保健行为，后经 Becker 和 Maiman 等修订完善，成为更为普适的健康行为解释和预测理论，常被用于健康行为干预。健康信息模型认为信念是人某种行为的基础，从健康信念形成角度解释了人们健康行为采纳的相关因素。如图 2-1 所示，人们是否采纳有利健康行为与感知易感性(perceived susceptibility)、感知严重性(perceived severity)、感知益处(perceived benefit)、感知障碍(perceived barrier)、自我效能(self-efficacy)、行为线索(cue to action)几个因素相关。感知易感性是个体对自身患某种疾病可能性的判断，感知严重性是对疾病后果的感知，感知易感性与感知严重性共同构成人们对疾病的威胁感知，直接影响人们产生行为动机。感知益处是人们对采纳行为可能带来好处(如缓解病情)的认知，感知障碍是人们对采纳行为所需付出代价(如开支增加)和遇到困难(如吃不饱)的认知，如果个体认为益处大于代价，则采纳行为的可能性高，反之，采纳行为的可能性降低。自我效能是个体对自己成功采纳健康行为能力的判断，以及取得期望结果的信念。高自我效

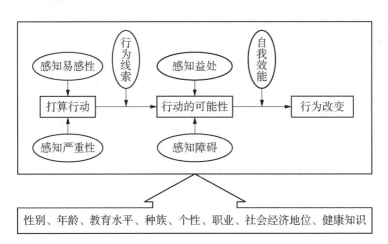

图 2-1 健康信念模型示意图

能者更容易采纳、发生并坚持健康信息行为。行为线索是指诱发健康行为发生的内、外因素,是导致个体行为改变的最后推力,指与健康问题有关的关键事件或暗示,包括内在线索(如身体出现不适的症状)和外在线索(如关于健康危害行为严重后果的报道、医生警告)。行为线索越多,权威性越高,个体采纳健康行为的可能性越高。此外,HBM 认为健康行为改变还受性别、年龄、教育水平、职业、社会经济地位、健康知识等个体特征影响。

2.1.2.2 知信行理论

知信行理论(knowledge,attitude,belief,and practice model,KABP 或 KAP)最早由美国哈佛大学教授 Mayo 于 20 世纪 60 年代提出,经英国健康教育学家 Gochmand 等予以发展,用以说明知识、信念态度、行为在促进个体健康行为改变方面的管理作用。该理论将人的行为分为获取知识、产生信念和形成行为 3 个连续的过程,如图 2 - 2 所示。"知"即知识、信息,通过学习获得;"信"即信念和态度,也就是个体对某种事物持有的观点和看法,形成于对知识的理解和思考;"行"是行动,即行为改变,将理解和掌握的知识付诸行动,形成有利于健康的行为。行为改变是目标,正确的信念和积极的态度是行为改变的动力和关键,知识是行为改变的基础和必要条件。影响信息传播和获取的因素包括信息的有效性与针对性、传播媒介的传播能力和方法、个体媒介接触习惯与信息素养。一般认为态度包括 3 个方面:认知,即对事物有关特性和意义的认识;情感,即对特定事物持有的好恶情感;意动,即做出某种行动的思想倾向。当认知、情感和意动不一致时,情感往往起到主要作用。态度受知识和信息的影响,尤其是权威信息。

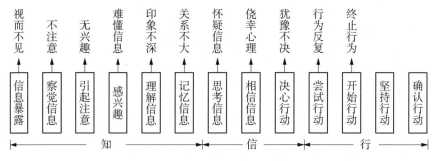

图 2-2　知信行转变心理过程

2.1.2.3 保护动机理论

保护动机理论(protection motivation theory,PMT)由 Rogers 于 1975年在健康信念理论基础上提出,后经修订完善,成为健康行为改变的主要理论。PMT 主要包括信息源、认知调节过程和应对模式 3 个部分。信息源启动认知调节过程;认知调节过程是核心,促进保护动机的形成,进而促进应对模式的发生或保持;应对模式既是归结,又可以反馈作为信息源再次影响认知调节过程,3 个部分构成循环的连续反应,相互间关系如图 2-3 所示。信息源包括个体(如个性与先前经验)和环境(如语言说服、观察学习)。认知调节过程包括威胁评估和应对评估。威胁评估主要包括易感性和严重性。应对评估主要包括个体的自我效能和反应效能。自我效能是个体对自己采取某种保护性行为能力的知觉,即个体对自己能够在多大程度上完成该行为的判断和自我感受。反应效能指个体对所采取的某种保护性行为是否有用的感知。应对模式包括适应性反应——行动(如改变不健康行为)或适应不良性反应——抑制行动(继续维持不健康)。PMT 认为威胁评估和应对评估不仅各自对行为意图和行为改变具有重要的预测作用,还存在交互作用:即高反应效能和自我效能感时,严重性和易感性认知的提高会对行为改变的意图起到积极的促进作用,反之则会没有效果或起到反作用。相较于健康信念理论,PMT 更注重认知调节过程,还认为健康行为改变除了受感知严重性、感知易感性、行为益处、自我效能和感知障碍影响外,还受个体感知到的内、外部奖励影响。内部奖励指个体对执行某种行为后内心获得的

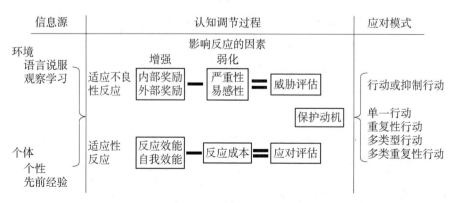

图 2-3 动机保护理论

满足感;外部奖励指个体对执行某种行为后来自同伴、家庭等外部环境的获益感。内、外部奖励对不良行为具有增强作用。

2.1.2.4 阶段变化理论

阶段变化理论是美国罗德岛大学心理学教授 J.O. Prochaska 在研究了18 种心理治疗和行为变化的主要理论基础上提出,也称为跨理论模型(transtheoretical model,TTM),随后经 J.O. Prochaska 和 W.F. Velicerd 等不断完善和发展,成为被健康行为研究与实践广泛接受的模型。跨理论模型将个体健康行为变化看作是一个复杂、渐变、动态的过程,行为变化阶段、行为改变过程是模型的核心部分,决策权衡和自我效能是对模型的强化。

TTM 综合时间、行为和心理特征,将一般行为变化分为前意向(pre-contemplation)、意向(contemplation)、准备(preparation)、行动(action)及维持(maintenance)5 个阶段,这 5 个阶段序列反映了行为变化过程的动态本质和发展顺序。对于成瘾行为改变还有第 6 个阶段——终止(termination)。前意向阶段指个体在未来(一般为 6 个月内)没有采取改变行为的意向;意向阶段指个体打算在未来(一般为 6 个月内)改变行为,但无行动或准备迹象;准备阶段指个体倾向在近期(一般为 1 个月内)采取行动,并且已经采取了一些准备措施;行动阶段指个体已经做出行为改变,但行为持续不超过 6 个月;维持阶段指个体行为改变发生的时间已经超过 6 个月;终止阶段是个体不再受到诱惑,对行为改变的维持具有高度自信心。

行为改变过程指个体在改变行为的过程中所经历的一系列心理活动和行为。TTM 共提出 10 个变化过程,包括认知和行为两个方面。其中,认知过程包括意识觉醒、情绪解脱或体验、自我再评价、环境再评价和社会解放。行为过程包括自我解放、寻求帮助、逆向制约、刺激控制以及强化管理。认知过程一般多发生于行为变化阶段的早期,即前意向阶段、意向阶段、准备阶段,而行为过程则一般多见于行为变化的后期阶段(行动阶段与维持阶段)。改变过程和变化阶段的整合最终解释了个体行为的改变。

2.1.2.5 预防采纳过程模型

预防采纳过程模型(precaution adoption process model,PAPM)是由

美国罗格斯大学的 Weinstein 和 Sandman 等于 20 世纪 90 年代初创立的健康行为改变阶段性理论。PAPM 将个体行为改变划分为 7 个阶段(见图 2 - 4)。第 1 阶段——无意识阶段(unaware of the issue),指人们完全没有意识到危险或潜在的健康问题。第 2 阶段——有意识但未参与阶段(aware of the issue but not personally engaged),人们意识到问题存在但从未考虑过采取健康的行动。第 3 阶段——参与和决定阶段(engaged and deciding what to do),人们已考虑过健康行为但尚未决定是否行动。从第 3 阶段开始,人们的行为改变有 3 个结果:犹豫不决地停留在第 3 阶段;不采取行动,进入第 4 阶段——决定不采取行动(having decided not to act);决定采取行动去解决问题,将进入第 5 阶段——准备行动阶段(planning to act but not yet having acted)。第 6 阶段——行动阶段(acting),指人们开始采取预防性行为。第 7 阶段——维持阶段(maintenance),指人们接受健康行为并随着时间的推移继续保持该行为。媒体报道、人际交流、个体经历、对易感性和严重性的感知、对受益和成本的感知、社会规范、所需要的时间、经历和资源成本等因素会影响阶段转变。

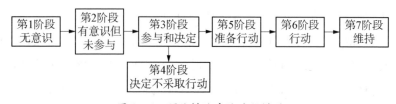

图 2 - 4　预防措施采纳过程模型

2.1.3　其他相关常用理论

2.1.3.1　不确定性管理理论

不确定性是一种认知现象,表现为人们无法预测未来某一结果。不确定性体验不仅表现为令人不安并导致人们努力减少不确定性,还表现为人们有时会通过寻求不确定性来维持内心舒适状态。不确定性管理理论常被用于健康信息规避动机研究。面对可能的不可治愈性疾病诊断,个体往往选择规避信息以保持健康状态的不确定性,甚至努力寻找信息用以增加诊断的不确定性。信息论的奠基人 C. Shannon 将信息界定为消除不确定性的东西。但后续许多学者的研究表明用户在吸收利用信息的过程中,"不确定性"可能会增加。信息传播过程中某些信息可能会引发焦虑和降低自信等心理症状,此时个体为了调节自己的认知和心理平衡,会主动选择规避某些信息。

2.1.3.2　社会认知理论

社会认知理论(social cognitive theory)由 A. B andura 在社会学习理论基础上提出,是关于人们怎样获得和应用知识,以及在此过程中人的一系列心理活动的理论,主要包括三元交互决定理论、观察学习理论和自我效能感理论。交互决定(reciprocal determinism)强调在社会学习过程中行为、认知和环境三者的交互作用。观察学习(observational learning)亦称替代学习,是指一个人通过观察他人的行为及其强化结果习得某些新的行为或矫正已有的行为。观察学习对象(即榜样)有 3 种形式:活生生的人、通过语音或影视图像呈现的符号榜样,以及具有典型特点的诫例性榜样。观察学习过程包括注意、保持、动作再现、动机等不同阶段。自我效能感是指个体在行动前对自己在一定水平上完成某一活动所具有能力的判断、信念或主体的自我把握与感受。个体自我效能感的形成主要受行为的成败经验、替代性经验、言语劝说、情绪的唤起以及情境条件 5 种因素影响。自我效能的幅度、普遍度和强度会影响行为表现。通过幅度可以了解个体在困难情境下的规避情形;通过普遍度可以知道个体效能的适应范围;通过强度可以了解个体面对障碍时的坚持程度。自我效能感理论常被用于健康信息规避行为影响因素和干预研究。如果个体积极健康信息行为自我效能感或健康行为自我效能感较低,个体倾向规避健康信息;增加个体自我效能感,可以减弱健康信息规避行为倾向。

2.1.3.3　社会支持理论

社会支持理论(social support theory)源于精神病学领域,有学者发现拥有良好社会支持的个体更容易保持身心健康,表现为社会支持能够帮助个体缓解压力和维持良好的情绪状态。社会支持理论最主要的内容是社会支持网络。个人的社会支持网络是指个人能从中获取资源(物质、情绪等)的社会网络。社会网络是指个体因为互动而形成相对稳定的关系体系。社会支持具有"资源"特性，包括物质支持（如金钱）、情绪性支持（如同情心、信任）、工具性支持（如提供实际指导和帮助）和资讯性支持（如提供与问题相关的信息）等。社区、社会网络和亲密伙伴等是社会支持的重要来源。与社会网络相比，社会支持还强调社会互动功能，个体通过与他人的互动、互换达到改变原有资源的目的。拥有良好的社会支持有利于个体应对各种挑战和威胁，发展积极行为；反之则不利于个体应对挑战和威胁，可能形成消极行为，甚至会带来伤害。在健康信息规避情境下，社会支持也是个体面对风险健康信息威胁时的重要应对资源，有研究发现，缺乏足够的社会支持会降低个体威胁应对感知，从而导致个体倾向规避风险健康信息。

2.1.3.4　印象管理理论

印象管理理论（impression management theory，IMT）是关于人们如何通过管理和控制展示自己的方式以满足自身需求和实现既定目标的理论，最早由社会学家 Goffman 提出，其核心思想是：人们为了达到某一目的，会试图管理或改变他人对自己形成的印象感知。为了清晰解释其理论，Goffman 把人在社会生活中的互动比为戏剧舞台上的"表演"，进行印象管理的人即为"表演者"，而接受形象展示的人即为"观众"。"表演者"根据不同社会情境下的角色需要，通过控制呈现自己的行为方式（包括语言的和非语言的），在"观众"面前展示不同的自我形象，从而达到向他人展现符合其自身利益的形象的目的。该理论的必要前提是：一个人的形象会影响他人对自己的看法，并且人们会经常考虑别人对他们的看法。在后来的发展中，学者们开始考虑印象管理中的个人心理因素，1971 年，Tedeschi 等在认知不协调理论基础提出，相较于内在一致性的需求，人们更倾向于外在一致性，即与他人保持一致，解释了人们会积极避免消极的认同。1990 年，Leary 和 Kowalski 提出印象管理双成分结构模型，将印象管理过程分为印象动机形成和印象构建。在印象动机形成过程中，人们会希望在他人心中建立特定的形象，印象构建的过程不仅包括考虑展现什么样的形象，还包括正确地选择构建自我形象的方式。印象管理理论在健康信息规避行为研究中主要用于规避动机研究。树立和维持个人健康形象，避免因健康信息使得他人对其印象发生改变并造成情感、经济或社会地位的威胁，是个体规避健康信息的主要外部动机。

2.1.3.5 双加工理论

双加工理论(dual process theory)最初由心理学家 Epstein 的自我认知经验理论(cognitive-experiential self-theory)演化而来,指出人们在信息加工的过程中会采用两种不同模式:浅层加工和深层加工。两种加工模式占用信息处理者不同的认知资源,具有不同的处理速度。浅层加工在不需要耗费信息处理者太多认知资源的情况下,凭借着以往的知识和经验就当下呈现的一些暗示信息(cue)做出判断或决策。深层次加工往往需要信息处理者花费较多的认知资源,在处理信息过程中需要对信息进行认真思考,并根据具体情况做出判断,需要对接收的信息做出认知转化并判断有用性以做出最终决策。经长期发展,已在心理领域形成一个理论群,如说服领域的启发-系统模型(heuristic-systematic model),处理系统领域的启发-分析型系统(heuristic-analytic system)等。相关理论目前主要用于健康信息规避干预实验研究。相关研究发现,在疾病可治愈条件下,沉思规避原因能够弱化个体健康信息规避动机。

此外,社会网络理论、期望理论、受众理论等在相关研究中也有所应用。

2.2　一般信息行为理论与信息规避

本部分通过回顾和分析 4 个典型信息行为模型和理论中关于信息规避的相关阐述与讨论,揭示信息规避在信息行为中的地位,分析信息规避与其他信息行为之间的关系,为本研究提供信息行为理论支撑。

2.2.1　Donohew 与 Tipton 模型

Donohew 和 Tipton 于 1973 年提出信息搜寻、规避和处理模型(见图 2-5),旨在揭示人们面临信息时的各种反应以及如何做出反应,认为人们面临信息时不仅仅表现为接受信息,还会表现为采取行动规避信息,规避应该纳入一般信息行为模型中。该模型被认为是信息行为建模领域的最早尝试,本质上是一个信息行为过程模型。Donohew 和 Tipton 将个体对现实的画像(image of reality)作为刺激个人信息反应的情境结合。刺激可分为促进寻求信息的刺激和不能促进寻求信息的刺激两类。个体对现实的画像由3个部分构成：①目标、信念和知识；②自我评估，表现为自身效能评估；③信息处理集合(information-handling "set")，表现为可采取信息行为反应集合，持续保持被动接受信息，还是主动寻求或规避信息。该模型指出，个体在信息行为反应过程中会不断产生新的画像，形成新的刺激，并影响着下一阶段的行为决策，因此这些信息反应动作顺序并非固定不变。不同个体对刺激的优先级感知与评估是不同的，面对相同信息做出的反应也有所不同，发现教条主义者更倾向认知闭合，因此更倾向规避信息。此外，个体信息行为决策受新旧现实画像的一致性影响：感知不一致时，会出现规避倾向，拒绝接受信息。此时，个体可能直接停止信息行为，也有可能采取行动，或直接修正画像，或在对信息和情境进行一系列评估后决定认知闭合，再修正画像。

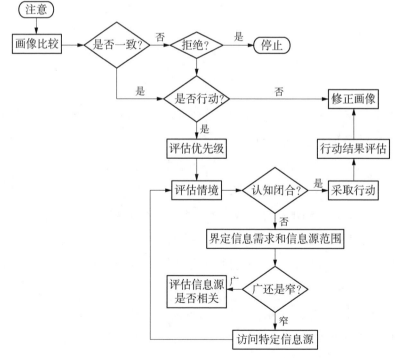

图 2-5 Donohew 和 Tipton 信息搜寻、规避和处理模型

2.2.2　Kuhlthau 模型

Kuhlthau 信息搜寻模型对用户感受、思想和行为 3 个体验维度进行了整合(见图 2-6),认为信息搜索过程是从模糊到具体、从不确定到理解的个体建构过程,用户行为与用户情感、认知密切相关。基于认知心理学家 Dewey、Kelly 和 Bruner 的个体建构理论,总结用户在初始、选择、探索、需求形式化、信息收集和表达 6 个不同信息搜索过程阶段的情感、认知和物理 3 个层面的特征。

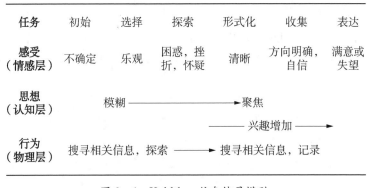

图 2-6　Kuhlthau 信息搜寻模型

(1) 初始阶段:识别信息需求。该阶段用户通常感到不确定情绪,关于信息需求任务的思想是模糊的。

(2) 选择阶段:识别和选择需要搜寻的主题和范围。用户思想集中在评估感知要收集的信息主题或范围与自己兴趣是否相关或一致,如果选择成功,用户感到乐观;如果延迟或失败,用户会感到焦虑,直到选择成功。

(3) 探索阶段:寻求信息用以拓展自己的认知和对需求的理解。思想认知的目标在于将需求形式化或形成自己的观点,该阶段是用户感知最困难的阶段,困惑、不确定性和怀疑激增。其中,不确定性集中在概念不确定和技术不确定两方面,前者表现为不知道需要搜索什么,后者表现为不知道如何搜索,如检索工具的使用。

(4) 需求形式化阶段:是整个搜寻过程的思想和情感转折阶段。用户在认知层面明确知道需要搜索什么,感到清晰明朗,不确定性减少,自信心开始增加。

（5）信息收集阶段：主要任务是收集和获取信息。用户方向感明确，知道需要收集什么、从哪里收集和如何收集，自信心常常随着任务深入不断增加。

（6）表达阶段：完成搜索任务，解决认知问题，对结果进行评估，或感到轻松和满意，或感到失望。

该模型指出不确定性在个体信息搜寻任务和过程中发挥着重要作用。在关于不确定性在信息搜寻概念框架中的地位和作用的论述里，Kuhlthau讨论到：这6个阶段并不是固定不变的，尤其在前3个阶段，常常充满不确定性，且不确定性会持续增加，而认知的不确定性会使人产生怀疑、困惑、沮丧等负面情绪；当新的信息与其认知冲突或不一致时，用户情绪表现为焦虑和挫折，甚至感受到威胁；此时，部分用户倾向选择回退（turnback）或放弃查询，直接点出规避信息行为的存在和原因。这些论述为Case等开展信息规避与信息搜寻比较研究、Sairanen和Savolainen开展健康信息规避行为研究等提供了理论依据。模型中关于情绪在个体信息行为过程中的变化与论述，与D. Nahl的情感负荷理论一致。D. Nahl的情感负荷理论将情感负荷界定为用户与信息交互过程中产生的、伴随时间压力变化的不确定性情绪，并发现刺激、焦虑、沮丧和愤怒是人们在信息搜寻过程中较为典型的4种不确定性情绪，这些不确定性情绪会影响用户对信息检索结果的评价、接纳，以及用户对信息利用的满足感。

2.2.3 Wilson 模型

Wilson将用户信息搜寻作为一个决策，引入心理学、消费者学等理论，对早期的信息行为模型进行修正，提出一个既能覆盖不同类型信息行为，又能解释信息行为选择动因的一般信息行为模型（见图2-7）。模型通过压力/应对理论、风险/回报理论、社会认知理论，解释信息需求和具体类型信息搜寻行为（被动注意、主动搜索、被动搜索、持续搜索）的发生受哪些因素影响，回答为什么有些信息需求（动机）并没有激起信息搜寻行为，为什么有些信息源常被某些个体选择和利用，并明确指出：信息搜寻行为的激活和选择受个体趋向规避威胁和压力心理影响；信息源选择行为受个体感知的风险和回报影响;信息搜寻行为的发生受个体自我效能感影响。人口学因素、社会角色/人际关系、环境和信息源特征因素是影响动机激活机制的主要变量,影响着用户压力应对策略选择、风险回报评估和自我效能感知。

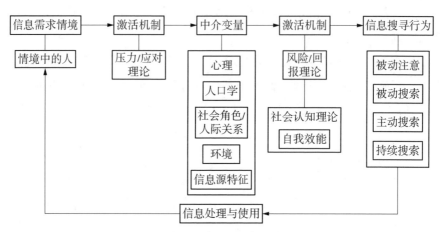

图 2-7　Wilson 信息行为模型

压力应对相关理论指出,个体应对行为的选择取决于一个人对特定情况的评估。当用户感知到威胁并认为其有一定程度的控制能力时,常混合采用以问题及情绪为中心的应对方式进行处理,前者以解决问题为目标,后者旨在调节个人情绪和紧张,恢复或保持内心平衡,减轻焦虑、紧张、痛苦和恐惧困扰;而当个体感知控制程度较低时,常以情绪为中心的方式进行应对;当个体感知信息所带来的情感、行为等威胁超出个体控制时,个体倾向规避信息,并可能付诸行动。风险回报相关理论指出,大多数人在面临获得时是风险规避的,不愿冒险;人们对损失比对获得更敏感,损失带来的痛苦感要大大超过获得时的快乐感——这综合指向个体趋向选择低风险高回报的信息源。自我效能理论揭示,个体自我效能感越低,其越倾向于采取消极的回避行为。由此可见,Wilson 虽然没有将信息规避作为信息行为模型组件体现,但其解释信息行为激活机制的理论基础已表明,当个人感知信息需求实现会带来严重威胁感,自己无法应对,或应对风险超出回报时,常会选择规避型防御策略,不去寻求、处理和利用信息。Wilson 信息行为模型中激活机制的解释是 Case 等信息规避概念研究的重要理论基础。

2.2.4 Chatman 日常生活信息行为理论

Chatman 长期借鉴传播学、心理学等社会学分支学科的理论从事低收入群体日常生活信息行为和女性书商群体网络社区信息行为的研究,先后提出了信息贫穷理论、圆周生活理论和规范行为理论,这 3 个理论在用户行为研究领域引起了很多学者的关注。

信息贫穷理论由"守秘""欺骗""冒险"和"情境的相关性"4 个组件构成。"守秘"行为是主动隐瞒自己的相关信息以防止他人侵犯自己的个人隐私;"欺骗"是使得别人对自己有一个不正确的印象而发生的一种"假装"行为;"冒险"指向他人尤其是局外人获取信息需要承担一定风险;"情境的相关性"指向某些信息虽然能够满足人们的信息需求,但如果满足这个信息需求需耗费大量的时间精力和财力,这样的信息就会被人们避开。信息贫穷理论指出,信息贫穷者需要承担一定风险才能向局外人获取信息;出于自我保护防御本能,人们(尤其是"守秘者""欺骗者")更加不愿意承担风险表露自己真实的想法,因为他们认为表露行为的后果弊大于利。该理论揭示信息贫穷者更容易倾向和发生信息规避行为。

圆周生活理论是指"人们在生活中对各类事物心照不宣地加以理解的公共形式"。"小世界""社会规范""世界观"和"社会角色"是 Chatman 圆周生活理论的 4 个基本概念。"小世界"指向具有相同思想、共有某一社会现实的特定社会群体;"社会规范"指向生活在这个小世界里面的成员的习惯模式和行为准则;"世界观"指向生活在这个小世界里面的人群的共同信仰体系;"社会角色"指向在这个小世界里区别于他人的具有某些特质的人。在圆周生活理论中,Chatman 指出社会规范会监督人们的行为,也会规范和约束人们的行为,人们一般不会跨越"小世界"去寻找信息;除非"小世界"外信息的相关性是非常确定的,或"小世界"已不能正常运行,人们才会选择跨越"小世界"去寻找信息。该理论揭示正常情况下人们倾向规避从特定生活圈外寻求信息。

规范行为理论的基本论点是:在特定社会群体中,规范行为是被人们视为特定环境下最为合适的行为。"社会规范""世界观""社会角色"和"信息行为"是规范行为理论的 4 个重要概念。在女性书商群体的日常网络社区信息行为研究中,"社会规范"是指在某一社会群体中可被广泛接受的规范和"常态",通常被用作判断标准。"世界观"指向某一群体中判断事物孰轻孰重和是非对错的共同感知。"社会角色"指向对个人在某一社会群体中的定位。"信息行为"指向个人对可获得或他人提供的信息采取的行为或者没有采取的行为。该理论中,Chatman 明确将没有采取任何行为也纳入信息行为中,指出人们获取信息的方式有主动积极获取,也有被动获取和不劳而获,后者对于研究信息行为也有指导意义。该理论揭示,特定环境下的规范行为可能促使人们表现出不采取获取信息的行为,等待被动获取和不劳而获,有时甚至抵制信息获取。

2.3 健康信息行为理论与健康信息规避

健康信息行为是指用户从事的与健康信息相关的一系列行为活动,包括开始认识健康信息需求到查询获取,进而评价利用的行为。健康是人类生存的基础,随着社会的进步和经济的发展,人们对健康越来越重视。众多研究表明,通过对不良健康行为进行信息干预实现健康促进的目标,具有很好的前景,居民的身体健康状况与健康信息行为息息相关。国内外已围绕健康信息需求、健康信息搜寻获取或健康信息评价利用等方面对健康信息行为进行了理论与实证研究,形成了系列理论与实践模型。本部分将分析1个重要假说和2个典型健康信息搜寻模型中关于规避行为的论述。

2.3.1 Miller 的监控和钝化假说

美国心理学家 Miller 于 1989 年在有关压力应对的系列实证研究基础上提出了监控和钝化假设(monitoring and blunting hypothesis)。他将人们应对威胁信息的行为分为监控(monitoring)和钝化(blunting),前者表现为注意、寻求和放大威胁线索,包含了个体对信息、负性信息、潜在痛苦和危险方面的警惕和敏感程度;后者表现为规避威胁线索,包含了个体转移威胁信息的程度。高监控/低钝化型人群(主动的信息寻求者)面对威胁情境时,往往会收集大量和当前情境相关的信息,如健康问题、自身健康状态、预防方法和药物不良反应。获取的相关信息会转换为高度的监测意识,他们往往能更快地接收有关自身健康状态的信息刺激。低监控/高钝化型人群（拒绝主动参与信息寻求者）则倾向于获取较少的信息,在接受大量信息时也容易遭受更多的刺激。因为在不可控的情境下,寻求信息可能会导致压力增加,而此时低监控/高钝化型人群可能会更受益。该假说虽然没有描述健康信息规避行为本身,但提供了区分健康信息搜寻者与规避者的特征,为健康信息规避行为动机和影响因素研究提供了假说。

2.3.2　Johnson 健康信息搜寻综合模型

Johnson 健康信息搜寻综合模型源于癌症信息搜寻研究（如图 2－8 所示）,从认知视角解释了健康信息搜寻行为的发生,包含前因、信息载体和信息寻求行为 3 类变量,提供了信息寻求行为的因果结构。前因指向激发信息寻求行为发生的 4 个影响因素：人口学、直接经验、显著性和信念。人口学因素包括年龄、性别、种族、受教育程度、职业和经济条件,Johnson 强调受教育程度可能是影响个体信息寻求最重要的人口学因素。直接经验指向知识和经历,与个体对目标领域信息的了解,以及可用的获取信息途径有关。与信息渠道相关的重要概念是社会关系网络,有癌症信息寻求研究发现,领域社会网络关系(如,有认识的医务专业人员)能够促使个体寻求信息。显著性是指个体感知信息与需求相关,且可用于填补知识鸿沟、解决其所面临的

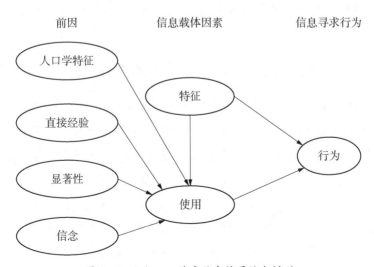

图 2－8　Johnson 健康信息搜寻综合模型

问题等,是寻求信息的重要动机。信念是指人们对自己的想法观念及其意识行为倾向,强调的不仅仅是认识的正确性,而是情感的倾向性和意志的坚定性,不仅与现实有关,还同个人与情境的关系感知有关——控制能力感和自我效能感。

控制能力感和自我效能感两个影响因素的引入,间接地指出当个体感知控制超出能力范围且自我效能感不足时,常常会倾向逃避健康问题和健康信息需求,出现规避行为。事实上,低效能感的个体更容易倾向规避健康信息这一假设也被后来的研究者们验证。Taber 等通过问卷调查参与美国国立卫生研究院基因测序研究的志愿者,研究了个体自我效能和人格特质两个应对资源对不同疾病类型(分为可预防性疾病和不可预防性疾病两类)基因测序结果规避的影响,发现人们倾向规避不可预防性疾病的测序结果;自我效能和乐观特质与规避行为有关,对可预防性疾病规避行为有负影响。So 发现个体拥有的应对资源直接影响其自我效能感和对信息负面结果的控制能力感知,与信息规避负相关;应对资源包括个体资源和社会关系网络资源,当个体缺乏应对资源时,更倾向选择规避。此外,Johnson 等指出个体对信息效用的显著性感知和健康信息行为信念与其知识和经历有关,如果个体认为健康信息与其健康问题显著相关,且能够通过寻求健康信息解决其问题,则有充分的动机付诸行动,反之则可能选择无视信息,这也间接地论述了健康信息规避现象的存在和个体健康信息规避行为的发生原因。

2.3.3 Longo 健康信息寻求和利用扩展模型

为识别影响患者利用健康信息进行健康保健决策的促进和阻碍因素,揭示患者个体复杂健康信息环境、医疗决策和满意度之间的关系,2001 年,美国学者 Longo 聚焦乳腺癌患者获取信息支持医疗决策的过程,基于大量的文献研究,提出了"患者利用健康照护信息做出健康照护决策"概念模型,描述了构成患者信息环境和不同信息类型利用阶段的个人和环境因素间的相互关系,核心变量组件包括个体及复杂健康信息环境、信息决策利用和结局。患者相关变量包括健康状态、健康保健结构、健康服务提供、信息环境、人口社会特征和个人信息偏好;信息利用指向"未意识到可获取的信息与健康医疗决策相关""知道相关,但并不试图获取""知道相关,但没有能力获取""获取信息,但不能利用信息""获取信息,但不打算用于健康医疗决策"和"将信息用于健康医疗决策";结局变量指向患者对健康的控制感知和满意度。该研究在信息利用变量组件中初步揭示了健康信息规避行为的存在。在后续研究过程中,Longo 发现概念模型不能反映患者在信息获取过程中"被动信息接收"这一现象,因此于 2005 年提出了健康信息寻求和利用扩展模型(expanded model of health information seeking behaviors),如图 2-9 所示。

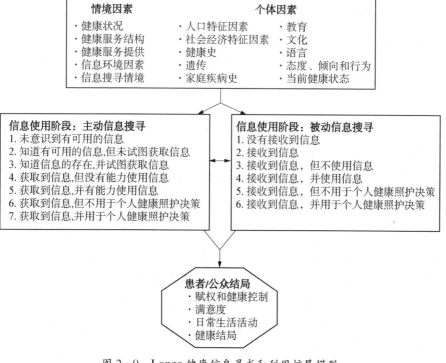

图 2-9 Longo 健康信息寻求和利用扩展模型

该扩展模型指出,患者/公众不仅是主动的信息寻求者,同时也是被动的信息接收者,患者的信息寻求行为受到环境和个人因素的影响。扩展模型明确揭示了健康信息规避行为存在于患者主动寻求信息和被动接受信息中:"知道信息,并不试图获取它""接受信息,但不使用它"和"接受信息,但不利用它做出个人健康照护决策",指出这些行为的出现与个体差异和情境因素有关。个体差异指向人口特征因素、社会经济因素、健康史、遗传、家庭疾病史、当前健康状态等,情境因素指向整体健康状况、健康服务结构、健康服务提供、信息环境因素和信息搜寻情境。2010 年,Longo 等以此扩展模型为指导开展了糖尿病自我管理中的健康信息搜寻、接收和使用行为实证研究,验证了健康信息规避行为的存在,提出疾病自我管理与信息类型、健康素养与健康信息利用、疾病自我管理与健康信息利用以及信息对患者健康结局影响等关系假设方向,并对扩展模型进行了修正,新增了社会支持等影响因素,揭示了结局对健康信息行为的反馈作用。

2.4　本章小结

健康信息规避行为已被多学科领域关注。本章聚焦于健康信息规避研究的基础理论和相关信息行为模型、健康信息行为模型介绍。

理论基础部分主要对国内外信息规避和健康信息规避研究相关文献中常用的基础理论进行梳理和概要介绍,包括心理学和行为科学领域的认知不协调理论、压力应对理论、刺激-机体-反应理论、认知负荷理论、情绪认知理论、风险感知理论、隐私计算理论、自我肯定理论,健康行为领域常用的健康信念模型、知信行理论、保护动机理论、阶段变化理论和预防采纳过程模型,以及社会学、管理科学、信息学相关的不确定性管理理论、社会认知理论、社会支持理论、印象管理理论、信息处理的双加工理论。除了本部分介绍的基础理论外,健康信息行为研究关注的理论和模型还包括理性行为理论、计划行为理论、技术接受模型、创新扩散模型、媒体丰富度理论、使用与满足理论、信任理论等,就其理论组成而言,对健康信息规避行为研究也有启发。

信息行为模型和健康信息行为模型部分,主要是对包含信息规避和健康信息规避论述的典型模型进行梳理,用以明晰健康信息规避行为在信息行为和健康信息行为研究框架中的定位。无论是 Donohew 和 Tipton、Kuhlthau、Wilson、Chatman 等学者提出的通用信息行为模型和理论,还是Johnson、Longo 等提出的健康信息行为模型,这些经典模型和理论或直接点出信息规避行为和健康信息规避行为的存在,或间接地通过影响因素的作用阐明健康信息规避行为的存在,不仅揭示了健康信息规避行为在信息行为和健康信息行为概念空间中的地位和研究价值,还为健康信息规避行为研究提供了理论依据和启发。

3 健康信息规避行为研究回顾

　　健康信息规避最早出现在心理学和传播学的相关研究中，在健康信息行为研究领域，相关理论论述较早出现于 J. D. Johnson 与 H. Meischke 提出的健康信息搜寻综合模型和 D. R. Longo 的健康信息搜寻和利用扩展模型。但在很长一段时间内，健康信息规避行为并没有被作为独立的课题受到研究者们关注，更多被作为信息搜寻或信息选择的子变量出现在相关研究中——这可能与"信息可以减少不确定性"和"求知是人类的本性"这类积极假设相关。2010 年前后，随着各国对健康信息战略愈加重视，健康信息规避行为开始作为独立课题受到心理学、传播学、医学和情报学等多个领域的关注，形成系列研究成果，研究人群和健康信息类型逐渐多样，研究主题从原因到影响、干预等均有涉及，代表性研究学者有 J. A. Shepperd 和 J. L. Howell 等人。在我国，随着健康中国信息服务被列为国家战略的重大任务，近几年国内学者也已开始重视健康信息规避现象，但相对落后。本章通过文献回顾，从研究主题和研究方法两个方面对国内外健康信息规避研究进展进行了内容分析，并讨论了相关不足与研究展望。

3.1　文献收集与基本特征分析

3.1.1　文献收集与筛选

　　通过文献检索和阅读发现，规避的英文表达主要为 avoidance 和 avoiding，也有少数聚焦特定行为阶段，表达为 non-seeker，non-use。据此，本文以 TS =（"information avoid*" OR "avoid* information" OR

"information non-seek*" OR "information non-use") AND TS = (health)
在 Web of Science 平台所有数据库进行主题检索并获取英文文献,文献类型限制为"Article",最新检索时间为 2020 年 9 月 11 日,获得初始数据 119 篇;经过阅读和筛选后,共获得 51 篇文献作为主要研究数据。分析过程中,通过参考文献、引证文献扩展检索获得相关文献 15 篇;最终 66 篇英文文献作为本研究分析的核心研究文献列表。文献筛选标准包括:①正式期刊、会议论文和学位论文的全文;②规避情境与健康信息相关(广告类除外),且符合信息规避行为界定;③以健康信息规避为主要研究主题,排除了仅简单揭示健康信息规避现象或将健康信息规避作为信息搜寻研究结果变量的文献。以"健康信息规避"或"健康信息回避"在知网和万方数据库进行主题检索和参考文献、引证文献扩展检索,并运用同样的筛选标准,仅获得 9 篇相关独立主题研究文献,并发现:研究人群涉及大学生、老年人、孕妇和残疾人;大部分研究内容泛化,仅个别研究聚焦特定主题;研究主要集中在近 3 年。

3.1.2　文献基本特征分析

就文献发表年份来看(见图 3 - 1),健康信息规避主题文献于 2012 年以后出现较大幅度增长,且总体呈持续增长趋势,2020 年(截至 9 月 11 日之前)发表文献量已达 11 篇。这表明近几年健康信息规避越来越受学者们的重视。

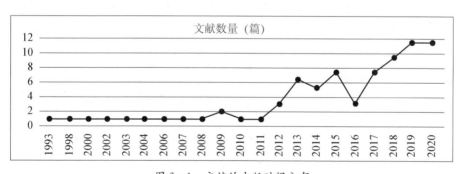

图 3 - 1　文献的出版时间分布

研究文献主要发表在健康传播、信息研究、行为医学、社会学与医学、健康信息学与图书馆学、健康心理、患者教育与咨询、预防医学、癌症护理等来源的 38 本期刊上(表 3 - 1 仅展示了发文量在 2 篇及以上的期刊名称),涉及医学、传播学、心理学、社会学、信息学、图书情报学、决策科学等多个领域,体现了健康信息规避研究的多学科交叉特征。

表 3-1 主要文献来源期刊

来源期刊名称	文献数 (篇)	来源期刊名称	文献数 (篇)
Health Communication	8	Information Research	4
Journal of Health Communication	4	Annals of Behavioral Medicine	4
Social Science and Medicine	3	图书情报工作	3
Psychological Science	2	Health Information and Libraries Journal	2
Health Psychology	2	Patient Education and Counseling	2
Journal of Behavioral Medicine	2	Preventive Medicine	2
Medical Clinics of North America	2	情报探索	2

　　健康信息规避研究对象主要围绕行为主体和健康信息内容展开设计。从行为主体年龄来看,主要集中在成年人,包括青年人(含大学生和社会青年)、中年人和老年人,可能与他们的认知交互能力相对较强,研究数据获取相对容易、可靠有关;在健康状态方面,大致可分为重大疾病患者、非重大疾病患者、疾病易感人群、健康人群4类,重大疾病患者主要集中在癌症患者,非重大疾病患者包括传染病、慢性病患者等。规避情境下的健康信息既有疾病、遗传、用药、体育锻炼等具体主题,也有泛化健康主题。表3-2分别列举了一些具有代表性的研究成果的相关信息。

表 3-2 健康信息规避行为主要研究对象

行为主体		健康信息内容
人群 (按年龄)	中、青年人	疾病(如皮肤癌、胃癌)、运动(体育锻炼)、饮食(如咖啡因)、泛化主题
	老年人	疾病(癌症)、运动(体育锻炼)
	不限	疾病、遗传(如基因测序)、预防(如疫苗)、饮食(如红肉)、环境健康及泛化主题
人群 (按健康状态)	重大疾病患者	癌症——乳腺癌、前列腺癌、结直肠癌及不限
	非重大疾病患者	慢性病——糖尿病、传染病——艾滋病
	疾病易感人群	同性恋/双性恋者、吸烟者
	健康人群	疾病、遗传、预防、饮食、运动、环境健康及泛化主题

3.2 研究主题

就纳入分析的文献来看,现有健康信息规避行为研究主要围绕原因、策略、结果和应对 4 类主题展开,分别回答如下具体研究问题:①规避原因,是什么导致了健康信息规避行为的出现? ②行为策略,即如何实施健康信息规避? ③行为结果,即规避行为会产生怎样的影响? ④行为应对,即如何有效干预规避行为? 其中规避原因构成当前研究热点,文献占比 80% 以上。因当前信息规避行为和健康信息规避行为研究尚缺少成熟的理论模型,本研究围绕上述 4 类研究问题和结论提出如图 3-2 所示的健康信息规避行为

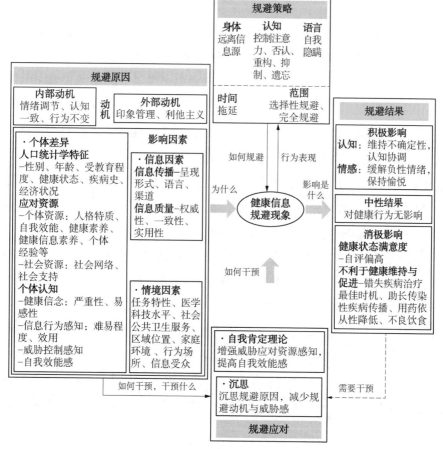

图 3-2　健康信息规避行为研究框架

研究内在逻辑框架,并据此对当前国内外信息规避研究成果进行归纳与分析。

3.2.1　规避原因

信息的认知改变、行为驱动与情感功能是可能诱发信息规避行为的根本原因。立足于此,学者们利用心理学、传播学、社会学等相关学科理论,对不同人群在不同规避情境下的规避原因展开探索与验证。

3.2.1.1　动机因素

健康信息规避情境下的个体行为动机研究包括内部动机和外部动机两个方面。

1) 内部动机

内部动机主要围绕情绪、认知和行为3个维度进行。虽然不同学者提炼出来的具体动机存在一定的差异,但总结起来可以分为3类。

(1) 情绪调节。主要表现为避免自己或亲密关系人产生焦虑、恐惧、失望、懊悔等负面情绪,维持愉悦与乐观。研究者普遍认为情绪调节是人们出现健康信息规避行为的重要动机,其中恐惧、焦虑是驱动人们在日常生活中规避健康信息的主要情绪,源于感知健康信息带来结果的不可控,如中年人拒绝接受阿尔茨海默病基因检测主要源于"没有好的治疗方案""担心自己情绪波动""担心亲密关系人情绪波动"威胁感知;癌症恐惧情绪与癌症信息使用与规避均正相关,与筛选意图负相关。

(2) 认知一致。主要表现为避免认知失调,维持自我的一致性。人们倾向寻求与其先验知识、信念和观点一致的信息,保持认知边界和自我一致;当感知信息与其先验知识、信念和观点存在矛盾和冲突时,即认知失调,倾向规避信息,回避失调状态,产生信息规避意愿。2014 年,Hayden 等发现当炎症性关节炎患者感知处方信息与自己服药体验不一致时,会感到恐惧和紧张不安,此时患者会同时通过信息寻求和信息规避解决不协调;王文韬等发现认知冲突和负面情绪、维持乐观共同构成大学生健康信息规避行为心理内在驱动因素。

(3) 行为不变。主要表现为逃避行为响应,避免不想要的行为改变,或有限行为改变。Barbour 等两次问卷调查研究均显示,"接受有限行为改变"
和"持续当前生活与行为习惯"构成大学生和成年人健康信息规避主要动
因。Sairanen 和 Savolainent 也发现人们会因为长时间未进行体育锻炼而
不愿意阅读健身类信息,糖尿病患者因为不想改变饮食习惯和增加锻炼而
不愿意了解和学习糖尿病治疗相关信息。2015 年,Dwyer 等以皮肤损伤紫
外线照片为例同时开展情绪、认知和行为动机实证实验,发现不想改变防晒
行为和避免产生不想要的负面情绪、挑战已有自我健康认知共同促使了大
学生不想看自己紫外线下皮肤损伤照片行为的发生。

2) 外部动机

外部动机直接表现为健康印象管理,本质上是保护个人健康隐私,避免
因健康信息使得他人对其印象发生改变并造成情感、经济或社会地位威胁,
如引发尴尬,失去健康保险或保费增加,受他人歧视,形成负面评价。2003
年,Culter 和 Hodgson 将"担心可能失去健康保险"和"担心受到雇主歧视"
引入中年人选择不接受阿尔茨海默病基因检测的动机研究中,发现外部"潜
在威胁"感知远高于"费用太高"感知。2004 年,Yaniv 和 Sagi 对人们拒绝将
自己疾病遗传信息告知配偶、新伙伴、兄弟、父母、好友、雇主和国家调查人
员的动因进行了分析,研究发现保护隐私、担心被遗弃或歧视是对非家人规
避的主要动机,感知隐私和信息失控是不愿响应国家健康调查的主要原因。
2013 年,Kirsten Niels 从印象管理理论出发,以虚构的 TAA 缺乏症为例,对
人们不愿意在其他受试者面前公开了解个人是否患有 TAA 缺乏症的规避
行为及动机进行了实验研究,发现 61.3% 的人不愿意在公开场合了解其个
人健康信息,尤其是会令人尴尬的信息(如不良卫生习惯相关),指出人们意
识到个人信息暴露会威胁其公共身份形象时,会选择不披露信息以保持自
我形象,避免造成不想要的负面影响或结果,如来自他人的负面评价和
歧视。

有时健康信息规避行为也受利他主义驱动,避免亲密关系者情绪波动
与经济负担,维护家庭和谐稳定。上述 Yaniv 和 Sagi 的研究发现担心增加
负担是对家人规避的主要动机。2018 年,公文通过对中国城市社区老人的
深度访谈发现,减轻子代压力、维持家庭整体和谐稳定的代际考量也是引发
老年人主动规避健康信息的驱动因素。部分健康信息规避情境下(如公开

场合),外部动机对规避行为的驱动作用更强。

3.2.1.2 主体因素

主体因素对健康信息规避行为的影响研究,主要涉及人口统计学特征、应对资源和个体认知几个方面。

1)人口统计学特征

性别、年龄、教育水平、种族、健康状态、疾病史、经济状况、健康保险等是众多健康信息规避行为特征分布统计研究常用基本变量。其中,除了疾病史对个体健康信息规避的调节作用有所区别,其他研究结论基本一致:男性比女性表现出更强的规避意愿,老年人健康信息规避意愿和行为更为显著,教育经历、经济状况和健康状态较好者往往表现出较强的信息威胁应对能力,稳定的健康保险可以弱化个体健康信息规避动机,种族与个体健康信息规避意愿无显著相关。如:1999 年,Lerman 等对拒绝接受遗传性非息肉病性结直肠癌基因检测的人员的社会人口学特征进行了统计分析,发现受教育程度和性别对人们拒绝行为有显著影响,教育经历较好者往往表现出较强的信息威胁应对能力,男性比女性表现出更强的规避意愿;2000 年,Kwadwo Bosompra 等对 18~75 岁的成年人癌症信息规避行为研究发现,男性比女性表现出更强的规避意愿,老年人健康信息规避意愿和行为更为显著,教育水平、经济状况较好者往往表现出较强的信息威胁应对能力;2006 年,Rutten 和 Emanuel 等发现健康状态较好的美国公众往往表现出较强的信息威胁应对能力,稳定的健康保险可减少个体健康信息规避动机,种族与个体健康信息规避意愿无显著相关。

2)应对资源

个体所拥有或可能获得的应对健康信息威胁的资源是引发健康信息行为差异的重要因素,直接影响其自我效能感和健康信息威胁控制感知,与健康信息规避负相关。已有研究主要围绕人格特质、个体经验、健康素养、健康信息素养、健康信息偏好等个体资源以及社会网络、社会支持等社会资源展开。

(1)人格特质。人格特质是一种个体持久保持某种行为倾向的内在心理结构,会使人们形成稳定的压力应对风格。相较于乐观型个体和自我监控型个体，特质性焦虑者和钝化者更倾向规避健康信息。如：2015 年，Taber 等通过问卷调查研究了个体人格特质对不同疾病类型（分为可预防性疾病和不可预防性疾病）基因测序结果规避的影响，发现人们倾向规避不可预防性疾病的测序结果，乐观特质与规避行为负相关；Jiali 等分析 2007 年美国国家癌症研究所的公众癌症信息行为调查数据时发现，具有严重心理困扰的人倾向规避医生。

（2）个体经验。个体经验包括直接经验和替代经验，会通过影响个体健康信息行为态度与信念对健康信息规避意愿产生作用：消极的健康信息搜寻经验、就医经历和信息披露经历均被证明对个体信息规避意愿产生了正向影响。

（3）社会网络与社会支持。社会网络指向个体实施积极健康信息行为所需要的人际关系，包括专业人际关系（如医护人员）和普通人际关系；社会支持为个体可以通过家庭和社会网络获得精神、资讯、工具等方面的帮助；两者表征着个体面对健康信息和潜在健康威胁时可以获得的外部应对资源，对个体威胁控制和应对感知有显著影响，缺失外部资源与信息规避意愿和行为显著相关。研究表明，人际关系中缺乏专业卫生人员的患者更倾向规避疾病信息，受到社会排斥、缺少社会支持的人更倾向于规避健康信息。如：高晨晨发现人际交往中缺乏专业卫生人员的糖尿病患者更倾向规避糖尿病相关健康信息；公文发现家庭内部的代际信息支持和技术支持是中国老年人的主要社会支持，代际支持缺乏会触发老年人健康信息规避行为；Howell 与 Shepperd 研究社会支持、自我肯定与健康信息规避之间的关系时发现，受到社会排斥、缺少社会支持的人更倾向于规避健康信息，自我肯定与健康信息规避负相关，但并不能缓和社会排斥对健康信息规避的影响。

（4）其他。健康素养包括健康知识和健康技能两个方面，通过影响个体健康信息搜寻、处理与利用能力影响规避行为。健康知识的缺乏使得患者无法正确了解遗传、基因测序等健康问题，更容易导致患者形成健康信息规避态度。健康信息素养与规避行为的相关性主要表现在健康信息素养对感知可获取性、感知易用性有调节作用，低水平健康信息素养会导致高概率健康信息规避。健康信息偏好通过影响个体信息源选择和注意力的投放引发健康信息规避行为的出现。

3）个体认知

个体认知对健康信息规避行为影响研究主要集中在健康信念态度、健康信息行为感知、威胁控制感知和自我效能4个方面。

（1）健康信念态度。个体对健康问题持有的观点、看法和判断能够有效地解释和预测健康行为。健康信念态度对健康信息规避的影响研究焦点集中在规避情境下的健康世界观和感知威胁。持有宿命论健康世界观的个体认为人无力逆转健康问题，倾向规避健康信息，尤其是癌症等重大疾病情境下。感知严重性和感知易感性是感知威胁的两个方面，感知严重性指向个体对健康信息带来威胁的严重程度的感知，感知易感性指向个体对健康信息带来威胁的可能性感知，威胁内容涉及健康、情绪、经济等多个方面，感知疾病严重性和感知疾病易感性属于其子范畴。现有研究结论中，感知严重性与健康信息规避行为倾向显著相关，但感知易感性与规避行为的相关性研究结论并不一致，这可能与研究情境下其他变量存在差异有关，在一定程度上表明感知威胁对健康信息规避行为的作用会受到特定健康信息规避情境下其他因素调节。

（2）健康信息行为感知。个体对健康信息获取、理解或利用等行为的难易程度的感知，会影响人们健康信息规避行为的选择，感知到难度越大，越倾向规避健康信息。感知可获取性、感知有用性、感知易用性、信息过载均已被不同程度证明与人们的健康信息规避行为显著相关，如健康信息规避者的癌症信息过载感知与癌症担忧程度明显高于其他行为群体。

（3）威胁控制感知。个体对健康信息潜在威胁的控制能力的感知，会影响其健康信息行为的选择。感知控制能力越弱，越倾向规避健康信息。威胁控制能力的感知往往与个体应对资源和健康问题性质相关。面对相同健康威胁，个体所拥有的内外部应对资源越少，感知控制越低；相同应对资源情况下，健康问题越严重，感知控制越低。

（4）自我效能。自我效能表征个体对自己应对健康信息威胁或风险的自信程度，一般与个体所拥有的应对资源正相关，正常情况下能够显著调节感知威胁控制和健康信息规避行为之间的关系。如2008年，Miles等对英国老年人（50～70岁之间）癌症信息规避心理影响因素的实证研究发现，反应效能信念和自我效能信念与英国老年人癌症信息规避行为显著相关。但高风险感知下，自我效能感的调节作用并不显著。

3.2.1.3　信息因素

信息因素属于影响个体健康信息规避行为的客体因素，主要通过影响个体健康信息信念、情绪和认知发挥作用。如果健康信息带来信息过载、信息疲劳、获取难、实用性差以及可靠性差等负面判断和感知，形成消极健康信息行为经历，个体倾向规避健康信息。如2016年，Jensen等以美国50～75岁之间的老年人为样本，研究了癌症信息过载、癌症担忧程度与人们不搜寻、不浏览癌症信息行为之间的关系，发现不搜寻-不浏览者的癌症信息过载感知与癌症担忧程度明显高于其他分组（高搜寻-高浏览者、高搜寻-低浏览者、低搜寻-高浏览者）。相关研究测量主要围绕健康信息传播和信息质量两个方面展开。

信息传播因素包括健康信息呈现形式、语言使用、传播途径等，通过引起认知、技术和经济障碍导致规避行为的出现。如同样是结直肠癌筛查信息，相较于大众语言和图形化呈现方式，专业语言和纯文字呈现方式更容易导致认知障碍，引发老年人规避健康回访和癌症筛查，尤其是健康素养水平较低的老人；相较于人际传播，网络健康信息被规避的可能性更高。

信息质量对健康信息规避的影响研究主要集中在信息内容的权威性和一致性方面。可疑信息来源、信息内容模糊、信息不一致等，会降低人们对健康信息可靠性和效用的感知，导致其无所适从，引发信息焦虑，使得人们形成消极经验，产生消极的信息信念与态度，进而规避意愿和行为起到负向强化作用。

3.2.1.4　情境因素

影响个体健康信息规避行为的出现与持续的情境因素既包括宏观层面的任务特性、医学科技水平和社会公共卫生服务，也包括中微观层面的家庭环境、行为场所、信息受众等。

1) 宏观情境

任务特性在现有研究中主要围绕健康问题性质（集中为疾病性质）展开，与当代医学科技水平共同影响着规避行为，本质上通过疾病的可治愈性和可预防性感知对规避行为发挥作用——难以预防和不可治愈特征显著影响着人们的规避行为。随着医学技术的发展,同一种疾病在不同时代的可治愈性和可预防性也可能发生变化,因此不同时空情境下的相同任务特性对规避行为的影响也有所不同。社会的公共卫生服务政策与水平一定程度决定着个体可以从社会获得的应对资源,拥有稳定的社会保险,能够享受持续的医疗保健服务,可以弱化人们的健康信息规避意愿和行为。

2) 中微观情境

家庭环境在很大程度上表征着个体面对威胁时可以从外部获得的应对资源,如家庭收入水平、负债状况等表征着获得经济类应对资源,通过影响个体的威胁控制感知发挥作用。行为场所通过引发隐私保护、印象管理和情绪调节动机导致规避行为的发生,61.3%的人不愿意在公开场合了解其个人健康信息,尤其不良卫生习惯这样令人尴尬的信息。邹丹和韩毅在探索孕妇信息规避行为影响因素时发现,除了家庭环境,工作环境、工作任务和工作压力也可能会导致孕妇信息规避行为。信息受众对规避行为影响与其可能带来的威胁相关,当感知健康信息受众有可能给其带来经济、就业等方面威胁时,个体倾向规避健康信息;规避意愿与信息受众所具备威胁能力正相关,如在研究人员与雇主、保险公司之间,人们倾向对后两者隐瞒健康信息,因为雇主和保险公司有能力影响其就业和医疗保险费用,造成其经济损失。此外,王文韬等在大学生健康规避行为研究中发现,社会规范和任务驱动也是影响个体信息规避的情境因素。

3.2.2　规避策略

信息规避并非简单的不去寻找信息,信息规避具有主动性的特征揭示人们往往会有意识地采用一定的规避策略和方法。部分学者们在研究健康信息规避动机和影响因素的同时,也关注人们是如何有意识地进行信息规避。整体来看,研究者们主要从身体、认知和语言三个层面开展健康信息规避策略研究和总结。

3.2.2.1　身体规避

身体规避的目标是远离健康信息来源,通过回避任何可能提供健康信息的人、机构、载体等方式来规避不想要的健康信息,避免在感觉层面感知和接收健康信息。现实中常表现为回避医务人员，拒绝检查、就医、获取健康报告，视线隔离（如将具有警示标识的烟盒放在看不见的地方），关闭健康类消息窗口，网络冲浪时关闭健康类弹出窗口，以及关闭电视或换台等。

3.2.2.2 认知规避

如果已经主动或被动地获得健康信息，或身处健康信息情境中，除了通过改变话题、退出对话情境等控制交流的方式避免他人的健康信息输出，人们还会采用选择性注意、否认、重构、抑制、遗忘等认知规避策略，拒绝在知觉和思维层面进行信息处理和吸收。具体而言，人们会控制注意力投放，有意识地忽视不想要的信息（如造成认知不协调的健康信息）；对已注意的信息不做任何思考与推理，进行认知抑制；通过认知重构使健康风险信息合理化，以维持情绪愉悦和自我一致，如吸烟者通过强化"每月抽几支不会危害健康"，形成"吸烟有害健康"与自己无关的认知。

3.2.2.3 语言规避

语言规避表现为人们有意识地在口头或书面交流中向他人隐瞒内心想法、行为经历、健康状态等个人信息，而不仅仅是被动地回避，属于自我隐瞒策略范畴。自我隐瞒是一种主动向他人隐瞒其认为是痛苦或负面的个体信息的心理倾向和行为，所隐瞒的信息不局限于既成事实性信息，还包括那些个体能够明显意识到具有潜在威胁或负面的真实信息。面对癌症健康信息调查问卷，很多人选择消极响应，选择"不知道（don't known）"可能也是一种表现。

特定健康信息规避情境下，人们会围绕信息范围和时间两个维度实施上述规避策略。就规避的信息范围而言，人们可能规避所有信息源，即完全规避；也可能规避部分信息源，即选择性规避，后者更为普遍，这在一定程度上可能与人性本质上的求知欲望有关；在行为时间方面，人们还会采用拖延策略，有意识推迟健康信息获取，多发生于人们因认知或情感原因无法立即处理信息，但理性上又知道所规避的健康信息对其有意义和价值的情境下。

3.2.3 规避结果

目前专门研究健康信息规避对行为主体影响的文献甚少，少数几篇分别聚焦于健康信息规避对患者健康状态满意度自评、健康信息服务满意度、健康问卷调查响应以及健康风险信息传播效果的影响，且结果不一：有积极的或中立的结论，如发现高度倾向规避健康信息的受试组的健康信息服务满意度高于搜寻组，规避"食用红肉会增加心血管疾病和癌症风险"信息并没有影响人们的健康行为；也有消极的发现，如具有规避特征的患者健康状态满意度自评偏高，健康信息规避特征与消极地响应健康问卷调查正相关，不利于健康促进和健康知识普及调查。此外，R. F. Mccloud 在对社会经济条件较差的吸烟人群进行"吸烟有害健康"警示图规避意图与相关健康信息搜寻意图、戒烟意图关系研究时发现，对于轻度烟瘾且被引发强烈负性情绪反应的吸烟者，规避意愿与搜寻意图、戒烟意图正相关。

更多的研究只是在背景和结果分析中，短篇幅地、直接或间接地探讨健康规避对人们健康行为和健康结局的影响。整体而言，相较于"可以避免认知失调和负性情绪调节"类的正面影响论述，更多的是对消极影响的担忧与发现。如：癌症信息规避研究指出，癌症信息规避者更倾向回避癌症筛查，规避癌症筛查指南会降低癌症筛查依从性，这会导致人们错过疾病最佳治疗时机，不利于疾病监测、预防和早期发现；传染病信息规避研究指出，健康信息规避可能会助长传染性疾病的传播；医生处方信息规避会影响患者的服药依从性；热量信息规避受试者明显摄入了更多的热量。这些消极影响的担忧和发现在一定程度上推动了健康信息规避研究。

3.2.4 规避干预

健康信息规避干预研究的目标在于减少规避行为发生，避免规避行为对人们产生负面影响。现有少数几项研究集中在认知心理学领域，围绕如何减少认知不协调，减轻信息威胁感知，增强个人内在应对资源感知和自我效能感，展开实验对照研究。

自我肯定理论构成现有信息规避应对研究的重要理论基础。该理论指出自我肯定能够抵御认知失调的负面作用，在个体自我价值和自我印象受到威胁时，通过回忆与威胁无关的其他自我，强化自我价值，可以提高压力应对能力，减少威胁感知，促进其对威胁信息的接受，因此，对个体进行自我肯定干预可以减少其防御反应。如"回忆积极的经历"可以调节每天都喝咖啡的人对"大量摄入咖啡因会导致纤维囊性乳腺病"这一健康风险信息的防御心理;强化自我价值可以弱化健康大学生人群对疾病的治愈性感知从而促进疾病风险筛查。

基于"信息规避更大程度受情绪驱动"假设与人类启发式信息加工与决策机制,J. L. Howell 和 J. A. Shepperd 引入跨理论行为模型的沉思期概念,提出"对不想要信息的原因进行沉思,可能会减轻个体健康信息威胁感知程度,减少健康信息规避动机驱力"假设,并在3组实验中予以验证。实验还发现,仅在疾病可治愈条件下,沉思规避原因才能弱化个体健康信息规避动机,表明沉思对规避动机和行为的作用受威胁控制感知影响。

此外,也有学者在健康信息规避动机和影响因素研究中,对信息规避干预策略进行了简单论述,如:A. Persoskie 等在研究美国公众的癌症担忧、癌症风险感知与规避医生行为关系时指出,改善医患信息沟通策略和患者预约方式可以减少癌症患者规避医生行为的发生;D. Melnyk 和 J. A. Shepperd 在女性乳腺癌患病风险信息规避影响因素研究中发现,让受试者阅读乳腺癌患病风险可控类信息有助于减少乳腺癌健康信息规避;公文在代际关系与中国老年人健康信息规避研究关系指出,子代向上支持的介入可以在不同程度上促进老年人中由技术鸿沟、信息焦虑主导的健康信息规避行为的改变。

3.3　研究方法

就本次研究收集到的文献数据而言,大部分健康信息规避行为研究属于通过数据采集与分析研究特定问题的原始实证研究,少数研究关注健康信息规避行为相关理论分析和量表开发。原始实证研究中大部分采用定量研究方法,少数采用质性研究方法。

3.3.1　定量研究方法

定量研究方法是现有健康信息规避行为的主要研究方法,在健康信息规避原因、策略、结果和应对4个主题均有应用,基本遵循"提出研究假设—收集定量数据—统计检验"流程。

　　定量研究主要通过问卷调查法和实验法收集研究数据,其中应对研究主要通过实验法采集数据。问卷调查法因可获得相对较大规模的样本数据,在现有研究中使用最为广泛,调查对象从数百名到数千名不等。调研对象选取和所采用的量表与规避情境下的健康信息主题相关:泛化健康主题情境下的规避研究,量表内容往往也不涉及具体主题,凸显的是人们的调查意愿、倾向、方式、动机和影响因素,调研对象主要以大学生为主;特定主题下的规避研究,量表设计会体现出特定信息主题(如癌症、艾滋病、臭虫、体育锻炼、基因测序等)和变量(如年龄、性别等人口统计变量,恐惧等情绪变量,威胁感知、宿命论等认知变量,以及受众等情境变量),调查对象身份多样,包括患者、大学生、社会成年人、老年人、青年军人、在职人员等;调查方式有现场调查、邮件调查和网络调查。除了根据研究需要自行设计量表、收集数据,也有部分学者直接采用了权威机构(如美国国家癌症研究所)已发布的调查数据。

　　实验法在健康信息规避定量研究中主要是根据研究需要,通过访谈、引导受试者填写量表(主要为稳定的个体差异因素)和参加特定实验任务(如了解咖啡因摄入风险、观看自己紫外线下的皮肤损伤照片、虚拟疾病患病风险评估)以获得客观事实数据。实验过程中,研究者会有组织、有计划地控制和变化条件(如是否喝咖啡和增强自我肯定、告知疾病是否可治愈),观察不同条件下不同属性受试者的认知、情感状态以及信息行为或意愿选择,或相同属性受试者在不同条件下的区别。现有健康信息规避实验研究纳入的受试者数量从几人到几百人不等。

　　定量数据的分析主要采用传统的统计分析方法。除了描述性统计,学者常用积差相关分析检验各变量与健康信息规避意愿和选择是否存在关联,通过 F 检验和方差分析等统计不同属性研究对象规避意愿差异的显著性。层次回归、多元逻辑回归、序数回归等回归分析常被用于确定单个自变量或多个自变量与健康信息规避意愿之间的相关性,测量相关动机和影响因素对健康信息规避行为的预测能力。仅个别研究采用了结构方程。

3.3.2　定性研究方法

　　质性研究主要集中在规避原因和规避策略两方面,研究情境主要以疾病信息规避为主,研究数据既有癌症、糖尿病、遗传类等具体主题,也有泛化主题。

访谈法、观察法和日记法构成现有健康信息规避质性研究采集数据的主要方法。其中,半结构化访谈使用最为广泛,访谈样本量从不足10人到几十人不等;具体疾病信息规避质性研究的受访者主要为患者,泛化主题信息规避研究的受访者主要为大学生;访谈方式主要为面对面访谈,一般采用个人访谈,也有混用个人访谈和小组访谈;访谈问题主要由受访者基本信息、规避动机、影响因素和行为策略组成,积极鼓励研究对象回忆或记录重要规避经历,报告自己的想法、感受和行为等。为了尽可能通过小样本获得大样本才会表现出来的解释机制和行为策略,也有研究者将观察法、日记法、关键事件法与访谈法组合使用。

内容分析法、主题分析法和扎根理论是现有健康信息规避质性研究主要使用的定性数据分析方法。内容分析法常将分析范围设定在既有理论框架(如不确定性管理理论)或研究者自己通过抽样数据提出的分类体系中,然后根据既定框架或分类体系对经验数据进行编码,再进行描述性统计分析,并对健康信息规避行为动机、影响因素和规避策略进行报告与解释。主题分析遵循"整体—部分—整体—部分—整体"螺旋分析过程,从经验数据中寻找、反思和定义共同主题,并利用提炼出来的共同主题来解释健康信息规避发生原因。扎根理论则是以理论发现为目的的自下而上的归纳分析法,通过持续比较分析和程序化编码,从原始数据中提炼、检验和发展出健康信息规避相关概念、范畴以及范畴间关系,最终形成健康信息规避影响因素理论。

3.4　研究现状讨论与展望

3.4.1　研究主题讨论与展望

纵观现有研究,相对于健康信息搜寻、采纳等行为,健康信息规避虽已引起学者重视,但仍然处于初级阶段,相关研究成果显著偏少,且主要集中在规避动机和影响因素方面,致力于解释健康信息规避行为出现的原因和形成机制,关于行为策略、影响结果和应对方面的研究严重缺乏。规避原因研究普遍侧重于与信息搜寻相对的获取规避,主要围绕是否需要启动信息搜寻阶段,甚少涉及信息搜寻过程和信息获取后的认知与利用阶段,而后者最终决定信息价值是否能够发挥;与行为策略、规避结果和应对之间缺乏关联;侧重于对单一影响因素的验证,不利于健康信息行为理论发展。此外,一般信息行为模型揭示,信息行为具有阶段性和过程性特征,但现有健康信息规避行为原因和应对研究未区分规避行为的发生阶段,难以准确地为健康信息规避行为干预提供参考。

对此,后续可围绕如下方面展开深入研究。①深化规避原因研究。研究不同动机、影响因素之间的关联与作用机制;将规避原因探索从聚焦获取规避延伸至健康信息行为全周期的其他阶段,如健康信息需求规避、健康信息吸收规避、健康信息利用规避等。②加强行为策略、规避结果和行为应对研究。行为策略层面需打破现有零星列举特征,从心理、语言、行为等多方面系统展开,辅助健康信息服务实践中识别规避行为;规避结果研究除了关注对规避主体自身健康问题解决与健康行为决策的影响,还可关注规避过程中对他人(如亲密关系人)产生的影响;行为应对研究区分实施主体、应对策略、应对效果;关注这三方面与规避原因的关联。③健康信息规避行为理论模型构建。基于健康信息规避的定义和特点,借鉴现有信息行为理论,利用信息学、心理学、教育学、传播学等相关交叉学科理论,从统一抽象的角度去合理描述普遍或针对特定用户对象和使用环境的规避类型、规避过程、影响要素、规避结果和应对策略,揭示用户在不同健康信息环境下的规避行为规律、本质特征和各种要素之间的关系。④关注规避行为过程。开展面向健康信息行为全过程的规避研究,对健康信息规避变化动态进行归纳与抽象,挖掘规避行为发生的阶段性序列和所有过程环节,区分行为能动性(有意识行为和无意识行为,主动行为、被动行为和偶发行为等),划分不同信息行为阶段的规避行为类型,归纳不同情境和行为主体的规模行为特征与模式。

3.4.2 规避情境讨论与展望

信息行为理论早已指出并证明,人们的信息行为受其所处的情境影响,不同情境可能会引发不同信息行为并导致不同信息行为结果。相较于国内健康信息规避研究主要围绕情境人展开，国外以往健康信息规避行为研究关于情境的考虑相对多样，但主要围绕信息和情境人要素展开研究设计，且前者主要集中在重大疾病和遗传性疾病方面，后者主要集中在年龄、性别等基本统计属性方面，缺乏对时间和先行状态的考虑，这可能是导致部分影响因素研究结论不一致的原因。

后续研究建议：①综合考虑不同情境要素，这不仅可以提高研究结论的一致性和实用性，还有助于将结论直接用于指导特定情境下的健康信息规避行为干预。②拓展信息主题范围，关注慢性病、普通疾病、药物、饮食、运动等与人们日常健康维持与促进密切相关的健康信息主题。③以其他组成要素为主线拓宽健康信息规避研究情境，如：物理环境要素指导下的医疗场所、日常生活环境、学习场所、工作场所等；任务要素指导下的满足好奇心、增长知识、疾病预防、疾病治疗等；情境人要素指导下的健康信息受益人或相关人的密切相关者视角，如替代搜寻者、家人、朋友、医疗服务提供者等。

3.4.3 研究方法讨论与展望

整体来看，目前健康信息规避行为研究以实证研究为主，问卷调查因具有不受人数限制、格式统一便于计算机处理和分析、可以避免调查者因隐私保护不愿意表达真实意愿和经验数据、方便操作等优势，被研究者们广泛使用，但现有问卷调查法在应用过程存在如下不足：缺乏信度和效度分析，降低了研究的信效度；样本类型单一，大学生群体构成泛化健康主题规避情境研究的主要调查对象，影响了结论的普适性；部分研究采用二手调查数据，因原始数据收集立意不同，数据支撑力度不足，导致这些研究分析相对简单，缺乏足够的解释力。另外，问卷设计缺乏纵向考虑，难以收集纵向数据，而探究人们健康信息规避现象本质规律的理性方法是进行长期纵向追踪与观察。

未来研究建议，多样化获取研究数据，将问卷调查与访谈法、日记法、观察法等质性数据收集方法相结合；实验法可引入新兴的眼动、脑电、情绪等实验范式收集真实数据的方法；利用信息技术打破时空限制，实现非介入性纵向数据收集。在数据分析模型构建方面，除了回归分析，可引入结构方程、神经网络等分析模型，深入揭示各行为要素之间的复杂关联和作用路径。

此外，鉴于健康信息规避现象的复杂性和相关研究正处于初级阶段，质性研究的理论探索性优势还需持续发挥，但需控制研究过程的科学性和规范性，例如：采用理论抽样而非便利抽样选择研究对象，数据分析与分析交叉进行，避免研究者自身观点影响到研究对象或数据解释，提高研究的信度与效度。

3.5　本章小结

本章主要通过文献内容分析法对国内外健康信息规避研究现状与趋势进行分析。内容分析主要涉及既往健康信息规避行为研究主题和采用的研究方法。分析研究主题时，对相关研究结论也进行了归纳和梳理，希望能够为我国健康信息规避行为及相关健康信息行为研究提供参考。

在研究主题方面，规避行为原因与形成机理构成当前健康信息规避行为研究热点。学者们发现，健康信息规避情境下的个体行为动机研究包括内部动机和外部动机两个方面，内部动机包括情绪调节、维持自我一致、行为不变或有限改变等，外部动机直接表现为健康印象管理；健康信息规避倾向与行为的形成还与个体的人口统计学特征、应对资源（包括个体资源和社会资源）和个体认知（包括健康信念态度、健康信息行为感知、威胁控制感知、自我效能感等）相关，也与健康信息特征（包括健康信息传播和信息质量）和情境因素（既包括宏观层面的任务特性、医学科技水平和社会公共卫生服务，也包括中微观层面的家庭环境、行为场所、信息受众等）相关。规避策略和规避结果尚未成为健康信息规避行为的研究焦点，部分学者们在研究健康信息规避动机和影响因素的同时，从身体、认知和语言三个层面对健康信息规避策略进行了调查和总结，对消极影响的担忧和发现在一定程度上推动了健康信息规避研究。健康信息规避行为干预研究也不多，主要围绕如何减少认知不协调，减轻信息威胁感知，增强个人内在应对资源感知和自我效能感，展开实验对照研究。在研究方法方面，目前健康信息规避原因、规避策略和规避结果研究主要以问卷调查类实证研究为主，规避干预主要以实验为主。

　　整体而言,健康信息规避行为研究还处于初级阶段,待形成权威理论模型。未来在引进新的基础理论同时,建议:在研究主题方面,深化规避原因研究的同时,加强行为策略、规避结果和行为应对研究;关注规避行为过程,将规避原因、策略、结果和干预探索从聚焦获取规避延伸至健康信息行为全周期的其他阶段;在研究情境方面,综合考虑不同情境要素,拓宽健康信息规避研究情境,关注重大疾病和遗传性疾病类信息规避行为的同时,也要关注慢性病、饮食、运动等与人们日常健康维持与促进密切相关的健康信息主题;在研究方法方面,维持现有量化研究方法优势的同时,未来关注多样化的研究数据获取与分析方法,实现复杂数据的采集与要素间复杂关系分析;鉴于健康信息规避现象的复杂性和相关研究正处于初级阶段,质性研究的理论探索性优势还需持续发挥。

4 研究设计与过程

扎根理论方法,作为质性研究的典型方法,能够在没有理论假设的前提下有效揭示研究对象行为背后的深层原因,创造性地构建或发展新的理论,已成为用户行为研究的主要方法之一。第 3 章健康信息规避行为研究回顾发现,目前较少有学者从过程视角研究健康信息规避行为,进行公众健康信息规避行为过程建构。基于此,本研究采用扎根理论方法探索公众的健康信息规避行为,对公众健康信息规避行为过程要素进行挖掘,对不同过程要素的动态关系进行剖析,最终形成一个公众健康信息规避行为过程模型,揭示公众健康信息规避行为轨迹与特征,解释影响公众健康信息规避行为的因素及其之间的逻辑关系。

4.1 扎根研究过程

扎根理论研究方法是由哥伦比亚大学 Barney Glaser 和 Anselm Strauss 共同提出的一种质性分析方法,强调发现理论而非验证理论,其核心思想是通过规范的操作流程,从资料中归纳分析形成概念框架和理论,形成的理论是建议性的,可作为假说演绎研究的起点。

目前扎根理论方法已形成经典扎根理论、程序化扎根理论和建构扎根理论 3 个流派。不同流派在研究过程和理论形成方面的本质特征是相同的,都强调从资料中发展理论,而非实现预定问题和假设的验证。差异在于资料分析过程:经典扎根理论的编码分析包括实质性编码和理论性编码两个环节;程序化扎根理论具有固定范式,编码分析包括开放编码、主轴编码和选择性编码 3 个规范化环节;建构扎根理论没有固定编码过程,分析编码过程完全依赖于研究者的抽象化与概念化。相较于经典扎根理论和建构扎根理论,程序化扎根理论的 3 阶段编码划分对各阶段任务的总结和相关范式的提炼,能够更好地引导研究人员遵循规范化程序展开研究,在现实研究中具有更强的操作性。因此,本研究选择程序化扎根理论来指导和展开本研究资料分析。

整个研究过程借鉴了被广泛认可的由 Pandit 所提出的扎根理论基本流程,将研究分为研究设计、数据收集与整理、数据分析和理论讨论 4 个阶段,如图 4-1 所示。

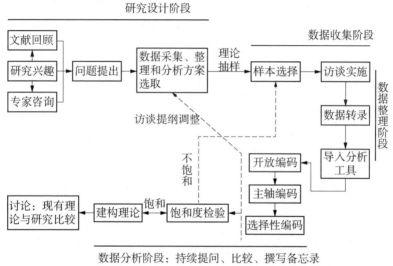

图 4-1 扎根研究过程

第 1 阶段为研究设计阶段,提出研究问题,设计研究范畴(详见 4.2 研究问题的提出与形成),选取数据采集、整理和分析方案。本研究的数据采集方案选取了与扎根理论方法学契合的深度访谈法,半结构化访谈提纲的设计采用了主题式和分阶段迭代式(详见 4.3 访谈提纲设计)。访谈样本抽样以理论抽样为主,综合采用了面对面访谈、微信访谈和电话访谈方式;资料整理本着可用、方便使用、保护隐私等原则,进行资料筛选、资料转录誊本、导入专业分析工具(详见 4.4 资料收集与整理)。资料分析遵循程序化扎根理论研究,采取开放编码、主轴编码、选择性编码的程序,借助编码典范与故事线的指导来生成类属及关系,并最终形成理论(详见 4.5 资料分析)。

第 2～4 阶段为研究实施阶段。根据研究设计,选择样本,预约受访者进行访谈,进行资料收集、整理和分析,这 3 个阶段并非线性进行,而是遵循扎根理论方法学指导原则,同时循环进行:每次访谈结束后,及时整理和分析访谈资料,根据访谈资料分析结果,确定下阶段数据收集方向和样本选择,修改与设计访谈提纲,如此循环,直至类目饱和形成新的理论。分析结束和理论饱和度检验通过时,理论建构完成,进行理论阐释和讨论,与现有研究成果进行对比。

遵循扎根研究的原则,后一阶段的数据收集与分析应在前一阶段的数据分析结果引导下进行。因此,中间两个阶段并非线性进行,不是在所有资料收集完才开始分析,而是迭代进行,边收集资料边分析资料。

4.2　研究问题的提出与形成

本文研究问题是公众健康信息规避行为,主要从两个方面展开:公众健康信息规避行为过程研究和公众健康信息规避行为改变研究,源于研究者对健康信息规避的关注和相关经验,包括自身体检报告规避经历和周边同事类似经历,形成于专家咨询和信息规避行为文献调研结果。进一步调研相关基础理论和咨询信息行为、健康信息行为、健康行为研究领域专家后,公众健康信息规避行为过程研究和公众健康信息规避行为改变研究分别形成了不同的具体问题。

4.2.1　公众健康信息规避行为过程

著名情报学家 Case 明确指出,信息规避是信息行为的重要范畴,不等于"选择性暴露"等概念而只是相关,因此需要进一步深入。目前信息规避行为相关研究已经取得了一定的成果,但主要集中在动机和影响因素维度,对规避方式的研究尚停留在零散列举层面,信息规避结果和信息规避应对的研究还非常少,更多是在论文的背景、讨论和建议等章节部分所做的泛泛论述。Ellis 以及 Kuhlthau 的信息行为模型提示信息行为具有阶段性和过程性特征,但现有信息规避行为动机、影响因素和应对研究未区分规避行为的发生阶段,难以准确地为健康信息规避行为干预提供参考。

信息科学认知范式认为,相同信息可能对不同个体的知识结构具有不同意义,信息研究领域的学者应当从用户而不是观察者的角度来看待信息行为,需聚焦动态性的过程。在此范式启发下,研究者希望从健康信息规避行为主体自己的视角,分析获知其规避健康信息的动态过程,触发、促进和阻碍该行为发生的因素,以及对信息规避行为结果的体验,从而尝试进行普适性公众健康信息规避行为理论模型构建。经过多次专家咨询,形成如下具体研究问题:

（1）在整个健康信息行为过程中,人们的规避行为过程轨迹和形态是怎样的?

（2）信息规避的主动性特征决定人们的健康信息规避行为往往具有策略性,那么人们会采用怎样的规避策略?

（3）除了动机目的,健康信息规避行为会产生怎样的负性结果?

（4）哪些因素促使人们出现和维持健康信息规避行为? 是如何影响的?

4.2.2　公众健康信息获取规避行为改变

目前已有少量研究从自我肯定理论和信息加工理论出发,开展了规避行为干预实验研究,提出了有价值的自我肯定干预策略和建议。但主要从单一的健康信息规避影响因素维度展开,采用一次性实验进行验证,未考虑规避者自身的思维与体验,且一定程度上忽略了行为改变的过程性与长期性特征,也未考虑信息行为的阶段性特征。

在开始几例受访者的健康信息规避行为访谈和分析中,研究者发现人们会因为某种原因主动改变健康信息规避状态,因此本研究期待从行为主体视角,系统地理解公众健康信息规避行为的改变过程和意义建构,挖掘触发、促进和阻碍改变发生的影响因素,为公众健康信息规避问题应对提供补充和参考。

进一步专家咨询后,鉴于信息获取能够为信息吸收与利用等行为提供信息,信息获取过程往往也伴随着信息理解利用过程,是吸收、评价、分享与利用等行为的先导,在整个信息行为空间中具有重要地位和较好的研究示范价值,因此本研究将健康信息规避行为改变研究主题聚焦于"公众健康信息获取规避行为改变",以系统完整地归纳公众健康信息获取规避行为改变的模式。具体围绕：

（1）公众健康信息获取规避行为改变过程的轨迹和形态是怎样的？

（2）公众健康信息获取规避行为改变是否具有策略性？如果有，是怎样的行为策略？

（3）公众健康信息获取规避行为改变受到哪些因素影响？是如何影响的？

相应地，健康信息获取规避行为改变的探讨界定在如下框架内：公众保持一段健康信息获取规避行为状态后，有意识地向健康信息获取行为转变。

4.3 访谈提纲设计

鉴于健康信息规避行为研究尚未形成统一的理论模型，尚无成熟的变量、范畴及量表可参考，因此，本文采用与扎根理论研究相匹配的半结构化访谈方式采集数据。研究内容和目标构成访谈提纲设计的基础和依据，文献调研和专家咨询是初始访谈问题的来源。但是问题并不是开始就完全准备好，许多问题是在研究过程和访谈过程中浮现，根据访谈对象的陈述，在前一阶段的分析结果基础上，调整和补充提问内容。

4.3.1 设计依据

（1）研究内容和目标。只有提前预见资料的用途，才能确保在调查中获取到想要的资料；只有在主题范围内形成研究问题进行提问，才能获得准确的研究资料和令人信服的结论。结合现有信息规避行为研究现状，本文将研究范围界定为有意识的规避，围绕规避行为过程、行为策略、行为结果（负性结果）和影响因素 4 个预见理论模型的主要构件，展开公众健康信息规避行为及其行为改变理论模型研究。根据研究内容和目标，结合关键事件分析的 STAR(situation, target, action, result)法，初始访谈提纲主要从情境、目标、行为、结果 4 个特征维度进行。

情境指向受访者出现健康信息规避行为时所处的场所、环境、信息世界和信息场等背景信息，包括在医院、学校、家和工作场所等，以及个体特征情况（如人格特征、经济基础、人际网络、家庭关系等）、健康信息任务、健康信息可获取情况、健康信息提供形式、健康信息提供者等。访谈问题中设计"什么时候"和"什么情况下"类问题。

目标指向受访者为什么要规避对其有用且能够自由获取的健康信息，后来出于怎样的考虑，规避行为发生了改变。访谈问题中设计"为什么"类问题。

行为指向受访者规避健康信息的方式，用以获得健康信息规避者是如何实现规避目标和规避行为改变目标的，有着怎样的行为表现。访谈问题中设计"怎么样"类问题。

结果指向受访者采取健康信息规避行为后的后续影响或阶段状态，包括各种心理现象、所采取的健康行为改变相关的行动等。访谈问题中设计"接下来发生了什么"类问题。

（2）经典信息行为理论和信息规避行为研究文献。信息规避行为是信息行为的主要范畴，虽然目前还没有成熟的信息规避行为理论模型，但学界已从需求认知、信息搜寻、意义建构、通信等不同理论视角，聚焦不同研究对象、场景和信息主题领域，形成了系列典型信息行为理论模型。这些模型，尤其是以普通大众为研究对象，与医疗健康领域相关，揭示信息行为过程和影响因素类的模型，为本研究访谈问题的设计与分析提供了理论参考和借鉴。其中，本研究重点参考了：Donohew 和 Tipton 信息搜寻、规避和处理模型，该模型较早地明确揭示了规避是人们信息行为选择集合之一，并进行了原因探讨；Kuhlthau 信息搜寻模型，该模型整合情绪、思维和行动 3 个体验维度，揭示了信息搜寻行为变化阶段及不同行为阶段用户情绪、思维和行动特征；Wilson 一般信息行为模型，该模型引入压力/应对理论、社会认知理论和风险/回报理论用以解释不同信息行为选择动因，并揭示了一般信息行为主要行为阶段构件——激发、搜寻、处理和利用；Chatman 日常生活信息行为理论，其先后提出的信息贫穷理论、圆周生活理论和规范行为理论不同程度地揭示了信息规避行为的存在及其原因；Johnson 信息搜寻综合模型，该模型的提出源于癌症信息搜寻研究，从认知视角解释健康信息搜寻行为的发生，提供了健康信息寻求行为的因果结构；Longo 根据健康信息获取与利用扩展行为模型，明确揭示了健康信息规避行为存在于患者主动寻求信息和被动接受信息中，包括"知道信息，但不试图获取它""接受信息，但不使用它"和"接受信息,但不利用它做出个人健康照护决策"。

健康信息规避行为研究是信息规避行为研究在健康领域信息行为的具化,具有一般信息规避行为研究的特征。第3章文献回顾中关于健康信息规避影响因素、规避行为策略、规避行为结果和规避行为干预研究成果的梳理,可为公众健康信息规避行为过程及改变研究提供依据和启发。初始访谈提纲的设计重点参考了 Case、Savolainen、Sweeny 和 Howell 等人的研究工作。

(3) 专家咨询。针对研究问题和内容,咨询了用户信息行为、健康信息行为、健康行为和行为心理学领域专家,专家提醒注意将信息规避和信息选择、信息过滤等概念进行区分,行为过程的研究可在一般信息行为过程框架指导下开展,要注意健康这一情景特性,健康行为研究相关理论也需重点关注。

4.3.2 设计过程

在整个研究过程中,资料收集与分析同时进行,访谈提纲非一成不变。整个设计过程基本分为3个阶段:①以研究问题和信息规避行为相关研究文献为主要启发的初始阶段;②以原始研究资料及其分析为主要启发的中间阶段;③以寻找概念类属在其属性和维度上的变化形式,及其可能与其他概念的关系为主的结束阶段。

初始阶段,遵循探索原则和目标,避免受访者的回答和讲述受研究者提问所限制,访谈提纲非常宽泛,意图通过开放性问题让受访者尽可能多地讲述和提供自身经验和实例,了解研究对象在健康信息规避过程中的信念、经历、情感、意图和实际行动。在研究问题和信息规避相关研究文献指导下,如表4-1所示,形成完全开放的初始访谈提纲。

表4-1　初始开放访谈提纲

研究问题	访谈提纲
行为过程	• 您能够和我详细说说您的经历吗? 随便说,像讲故事那样。如果您讲完故事,我还有疑问或者不清楚的,我会问您的。 • 可以详细说说您的改变经历吗? 请谈谈改变过程中发生的一切。 • 之后发生了什么? 比如心理感受,做了什么事情。 • 还有其他例子吗? 能否请您详细地展开谈谈?

（续表）

研究问题	访谈提纲
影响因素	• 您当时是出于怎样的考虑和感受？ • 当时还有什么因素导致您有这样的想法，或者说促使您做出这样的决定？ • 当时的情况是怎样的？或者说是什么原因让您产生改变的想法，做出改变的决定？ • 改变过程中，您觉得哪些情况影响到了您的选择？ • 您觉得在整个改变过程中，影响您决定的因素有没有什么变化，或者不同？有的话，请具体说说有哪些不同。
规避/改变策略	• 您是怎么避开想要回避的健康信息的？越详细越好。 • 您是怎么改变的？或者说决定改变后是怎样获得您想要的信息的？
规避结果	• 回避后，对您产生了怎样的影响？或者说给您带来了哪些好的结果或者不好的结果？

中间阶段，随着数据收集和分析工作的深入，初始概念和范畴的提取，以及现有一般信息行为过程模型和健康信息行为过程理论框架经典文献的回顾与比较，研究者获得一系列有价值的提问方向。例如，关于信息规避行为过程，研究者发现 Wilson 一般信息行为模型将信息行为分为搜寻前、搜寻、处理和利用阶段。但初始收集的原始资料显示，大家都集中于搜寻前——即未启动搜寻，研究者于是反思："是不是开始搜寻了，就不会规避了？在信息吸收处理和利用阶段人们是否也会规避？为什么？如何规避的？"随后即在访谈提纲中考虑了信息规避的阶段特征，增加了信息获取、处理和利用等不同阶段的规避提问。研究者通过文献阅读，发现学者们和规避者对"信息利用"概念的阐释不完全一致，如有些研究中将信息的下载、保存看作是利用信息，有些研究则指向健康决策、健康认知改变、健康维持与促进等。那么，本研究对健康信息利用的界定是什么？人们在日常生活中是如何理解健康信息利用的？关于信息规避应对，本研究开始试图基于公众健康信息规避动机和影响因素扎根研究结果，借助现有理论框架和文献调研提出应对建议，但访谈中发现，公众有时候会主动地通过抑制规避意图、克服导致其出现健康信息规避行为的障碍，积极应对信息规避。如受访者 C09 提到"有时候又觉得不能一直这样……不好，就会努力克服一下……"。对此，访谈提纲中增加了"为什么产生改变的想法和做出改变的

决定"？"是如何实现健康信息获取规避行为改变的？"等问题。总之，研究者遵循概念驱动数据收集和研究分析原则，在研究过程中逐渐增加了如下访谈问题（部分）：

● 还能回想一下在哪个阶段放弃的吗？是开始就不想了解，还是了解获取过程中，还是获取以后？这个过程是怎样的？（研究内容与目标：规避行为过程）

● 平时看到、了解到或者获取到健康信息时，您做过哪些行动以对它进行阅读、理解、吸收和利用的？（研究内容与目标：吸收和利用规避行为）

● 人们有时候看到一条健康信息，而且也理解了这条健康信息，但不愿意按照它的要求去做。您有这样的经历吗？能够具体讲讲吗？（研究内容与目标：利用规避行为）

● 您说的这个行为是暂时的、短暂的，还是经常如此？为什么会这样？（研究内容与目标：影响因素）

● 回避的健康信息有没有对您的健康行为产生影响？怎样的影响？（研究内容与目标：规避结果）

● 您是如何看待和评价健康信息规避的？（研究内容与目标：规避结果）

● 有访谈者提到他会主动避免健康信息规避行为发生，比如当出现规避念头时，努力消除念头，或者说当时规避了，但不久又改变了。您有没有这样的经历？如何做的？（研究内容与目标：获取规避行为改变）

● 当规避念头产生或者行为出现时，您有期待获得外界帮助来改变这个状态的经历吗？期待获得怎样的帮助？哪些人或者机构的帮助？（研究内容与目标：获取规避行为改变）

结束阶段，即理论抽样进入差异抽样和区别抽样为主的阶段。随着概念类属的不断丰富并趋近饱和，研究者不断将新概念指向的具体问题补充到已有开放的访谈提纲中，以获得更多细节，检验现有类属概念和关系的同时，发展不饱和类属。因此增加如下具体问题（部分）：

● 您通常出于怎样的目的或者原因才选择避开健康信息？面对您所回避的健康信息,您一般会想到什么？

● 您是如何评价您所回避的健康信息的？选择是否回避的标准是什么？

● 后来您有通过其他途径获取信息吗？出于怎样的考虑？

● 您会和哪些人了解或者谈论与您自己健康相关的信息？您的考虑是什么？

● 当您看到或者听到一条健康信息和自己以前的了解不同时,您的心理反应是什么？会怎么做？麻烦举个例子。

● 当您无法获取或者理解某条健康信息时,您是怎么做的？是出于怎样的考虑才那么做的？

● 避开了您想要避开的健康信息让您获得了哪些好处？有哪些坏处？

● 您做过哪些举动不去获取、理解或使用一条健康信息？

● 对应您所回避的健康信息,是所有相同或者类似的信息都回避,还是有选择地回避？出于怎样的考虑？

● 哪些健康信息是您不希望获得或者分享的？您的考虑是什么？

● 您每次出现回避健康信息念头都会付出行动吗？为什么会/不会？如何考虑的？什么因素影响到了您？

4.4　资料收集与整理

本研究采用理论抽样方法选取样本,进行访谈和收集数据。边收集资料,边整理、分析资料;分阶段开展访谈,根据阶段访谈任务与目标需要,实时调整访谈形式、访谈提纲和焦点访谈问题。访谈前与受访者通过电话、微信和QQ进行初步接触,发送知情同意书,预约访谈形式、时间和地点。

4.4.1　样本选择

4.4.1.1　样本纳入标准

本研究旨在发现人们在日常生活中健康信息规避行为的一般规律,构建一个普适性理论模型,因此并未对访谈对象的健康状态、规避对象、规避行为发生场所等情境进行限制,主要考虑是否可以无障碍地获取真实的健康信息规避经历和健康信息获取规避行为改变经历的资料。因此,纳入标准为:①具有健康信息规避行为和健康信息获取规避行为改变经历,而非仅仅具有健康信息规避和行为改变意图,规避的健康信息与自身相关;②年龄不小于18周岁;③无认知和交流障碍(由研究者和推荐者共同判断);④自愿参与本研究。样本数的确定遵从理论饱和原则,详见4.5.4 理论饱和度检验。

4.4.1.2 理论抽样

本研究以理论建构为目的进行抽样,而不是为了人口的代表性进行抽样,因此采用理论抽样选择访谈对象。理论抽样是一种建立在概念/主题基础上的数据收集方法,要求根据概念的属性和维度进行思考和研究对象抽样,目标不在于对有关概念的假设进行验证和检测,而是最大化地从属性和维度上形成概念、揭示变量和寻找概念之间的关系,发现概念在不同条件和情境下是如何变化和发展的,是扎根理论研究数据的主要抽样方法。具体按照理论抽样的开放抽样、关系与变异抽样以及区别抽样3个阶段实施。

1) 第一阶段:开放抽样

初始阶段样本的选择主要来源于研究问题指引下的研究理论方向的预期和信息规避行为相关文献阅读中获得的概念类属及其维度和特征,选择那些可能能够提供最丰富信息的受访者,即开放抽样。强调根据资料的丰富性决定访谈样本,所考虑的是哪一些研究对象最能够提供完整且足够的研究资料。在研究问题提出阶段,研究者首先通过健康信息搜寻、健康信息采纳和健康信息规避行为文献阅读,获得健康信息规避行为主体个体特征和影响因素,总结哪些对象最能提供丰富的研究内容,对研究帮助最大。然后,据此针对性地邀请同事、朋友、同学和家人协助联系和引荐研究对象,邀请他们优先在中青年人、目前身体健康、有过重大疾病史、健康信息规避显著等特征范围内推荐样本。

2) 第二阶段:关系与变异抽样

中间阶段的样本抽样主要是选择最大可能性能够引起类属变异的受访

者,即关系与变异抽样。关系和变异建立在对原始资料的分析、持续比较基础上,根据前一阶段数据收集、分析后的结果来指导下一阶段研究方向与数据收集方向。研究过程中,随着资料分析的开始,研究者发现不同研究对象在部分概念类属及其维度上存有差异。于是,基于"研究对象的某些特征在一定程度上可能与这些差异有关"的假设,研究者在新浮现的概念和概念关系基础上寻找和选择访谈对象,如慢性病患者、退休人员和医务人员。类似"这一行为有哪些特征? 什么条件导致这一行为发生? 其他条件下会如何?"等指导性问题,贯穿访谈资料收集与分析过程,一旦问题无法从现有资料中得以回答,则将其转化为后续样本的访谈问题。如鉴于 C03 多次提到因为小时候拔牙的疼痛经历和害怕疼痛而不愿意遵循医生建议采取治疗方案,研究者分析得出健康信息利用规避行为策略可能有"知而不行",并由"个体消极经历"和"感知生理威胁"导致;C05 提到过往经历导致她对医生的处方不够信任,不愿意完全遵循处方信息用药,于是研究者分析得出健康信息利用规避行为策略还有"有限遵循",但同样由"个体消极经历"导致。对此,研究者会反思:是否还有其他策略和原因? 没有消极利用经历的受访者会有怎样的不同? 并且,在中间阶段针对上述问题重点进行样本选择和资料收集,如样本 C12 符合没有个体消极经历的要求,并发现"他人消极经历"也对其健康信息利用规避行为产生了影响。

3) 第三阶段:区别抽样

后续阶段的样本选择和数据收集主要服务于不饱和类属、特征及维度,以使得已有类属饱和且无新的类目产生,直至形成新的理论。区别抽样,是不饱和类属的发展过程,也是对已经分析生成的理论框架的检验过程。指导研究者开展区别抽样的主要依据是人口社会特征因素,包括年龄、性别、经济状况、健康状态和健康史、文化教育程度、职业、生活地域(城市/农村)、家庭/婚姻状况等。如:①初始访谈的几个研究对象主要是年轻人、文化层次较高的个体,大致已体现了这类人群的观点和行为特征。因此,研究者后续纳入了文化层次略低、年龄略高的个体,以获得更多观点和行为方式的差异。②访谈发现前几个案例都是身体健康的个体,较少涉及慢性病患者和重大疾病患者概念,于是研究者又进一步纳入目前患有慢性病、患有重大疾病和正在接受治疗的案例,希望考虑不同健康状态与健康史视角上的多样性和异质性。③完成上述访谈后,研究者反思:现有访谈的个体大多生活在省会城市,生活在不同经济发展水平和医疗资源配置地区的个体在资源和获得社会支持方面可能存有差异,而这些差异因素可能是引起健康信息规避行为差异的影响因素,因此,研究者开始增补生活在中小城市和农村的访谈样本,以期能够获得更多的差异性类属。

最终访谈样本信息见表4-2。研究者共访谈46次(有11名访谈对象接受了2次及以上访谈),最长访谈时间145分钟,最短访谈时间22分钟(回访)。受访者年龄最大为66周岁,最小为23周岁;7位受访者患有慢性病,4位曾/正患重大疾病;受教育跨度从文盲(未接受正规学习教育)到博士研究生;地域包括北京、河北、江苏、浙江、山西、山东、四川、甘肃的城镇和农村地区;职业分布包括科研人员、政府机关人员、医务人员、公司职员、学生、退休人员和农民。

表4-2 访谈对象基本信息及访谈情况

访谈对象	性别	年龄	学历	地域	当前健康状态	职业	第1次访谈方式	是否进行回访
C01	女	27	专科	山东-城镇	良好	公司职员	面对面	是
C02	女	23	研究生	北京-市区	良好	学生	面对面	否
C03	女	36	本科	江苏-城镇	良好	公司职员	微信语音	是
C04	女	29	本科	北京-市区	良好	医务人员	面对面	是
C05	女	38	本科	北京-市区	良好	科研人员	面对面	否
C06	男	39	本科	北京-市区	良好	公司职员	电话	否
C07	女	66	专科	北京-市区	慢性病患者	退休人员	面对面	否
C08	女	28	研究生	河北-城镇	良好	医务人员	电话	是
C09	女	64	专科	北京-城郊	慢性病患者	退休人员	面对面	是
C10	男	38	本科	浙江-城镇	良好	公司职员	电话	否
C11	女	24	本科	河北-城镇	患者-未治疗	公司职员	微信语音	是
C12	男	39	本科	甘肃-城镇	慢性病患者	科研人员	微信语音	是
C13	女	35	研究生	北京-市区	曾患重大疾病	科研人员	面对面	是
C14	女	33	本科	山东-城镇	良好	政府机构人员	电话	否

（续表）

访谈对象	性别	年龄	学历	地域	当前健康状态	职业	第1次访谈方式	是否进行回访
C15	男	46	专科	山西-城镇	良好	公司职员	电话	否
C16	女	58	初中	四川-城镇	慢性病患者	退休人员	电话	否
C17	男	62	本科	山西-城镇	患者-治疗中	退休人员	电话	是
C18	男	31	专科	江苏-城镇	良好	公司职员	电话	否
C19	男	53	高中	四川-城镇	良好	公司职员	电话	否
C20	女	49	初中	北京-农村	慢性病患者	农民	电话	否
C21	女	27	研究生	甘肃-城镇	良好	学生	微信语音	是
C22	女	52	文盲	江苏-农村	慢性病患者	农民	微信语音	是
C23	女	53	初中	山西-农村	重大疾病患者	农民	面对面	否
C24	男	58	初中	江苏-城镇	慢性病患者	其他	电话	否
C25	女	52	高中	江苏-城镇	重大疾病患者	退休	电话	否
C26	女	39	研究生	北京-市区	患者-未治疗	政府机构人员	面对面	否
C27	男	26	研究生	北京-市区	良好	学生	面对面	否
C28	女	56	专科	北京-市区	重大疾病患者	退休人员	电话	否
C29	女	42	研究生	河北-城镇	患者-未治疗	银行职员	微信语音	否
C30	女	37	本科	江苏-城镇	良好	公司职员	微信语音	否

4.4.2 访谈实施

访谈形式包括现场面对面访谈、微信语音访谈和电话访谈3种形式。因受研究经费限制，与研究者不在同一个城市的参与者，主要采用微信语音或电话的访谈方式。访谈场所和时间的选择综合考虑以下方面：舒适性，保证受访者能够在轻松的环境下讲述自身的经历；私密性，无其他人在场，能够保障受访者的隐私；便利性，受访者能够方便地到达访问场所。

每一次访谈开始之前，研究者首先会明确本次访谈的目的与任务，制订访谈实施计划，确定访谈需要做哪些工作以及有哪些注意事项，准备访谈工具,包括录音笔、访谈提纲等。研究者提前通过介绍人了解受访者的基本背景信息,包括年龄、性别、健康状态、受教育水平、所从事的工作、是否有宗教信仰、家庭情况等,为访谈中的用词、沟通方式、可能需要暴露的自身经历的选择等提供参考。整个研究的访谈并非连续完成,中间有停顿期,供研究者对原始资料、分析记录和结果进行对比和反思,查阅文献进行比较,寻找可能一致和不一致之处,完善下一阶段的访谈提纲和问题焦点。

单个研究对象的访谈过程主要包括 5 个环节:访谈知情、解释相关概念、深度访谈问题、收集受访者基本信息和邀请受访者推荐访谈样本。

4.4.2.1 访谈知情

提前将《访谈知情同意书》电子版发送给受访者。知情同意书中含有研究者身份、所进行的研究课题、数据收集使用方式等说明信息和允许中途退出、隐私保护的相关承诺,目标是获取访谈者的信任,避免访谈中信息不披露。

开始正式访谈前,与受访者进行沟通,再次介绍《访谈知情同意书》内容,在被允许的情况下,对访谈的全过程进行录音,并获得对模糊信息等内容的回访权。

4.4.2.2 相关概念解释

符号互动论非常重视对受访者观点、所经历的事件和行动的了解。为了帮助访谈对象更好地了解访谈中可能涉及的专业术语和概念,保证访谈的顺利进行,进入访谈主题前,先询问受访者对相关术语和概念的理解,并根据情况对健康信息、健康信息行为、健康信息规避 3 个概念的内涵和外延进行简单解释。尽可能用受访者能够接受的语言和例子进行介绍,方便其理解。详见《访谈概念解释》(附录 1)。

4.4.2.3 访谈问题

在深度访谈过程中,访问者不局限于访谈提纲中的访谈顺序,在松散的引导性探究和半结构化主题聚焦相结合的原则指导下,依据实际情况参考访谈提纲对访谈问题进行弹性处理,鼓励受访者积极参与、回忆、思考、解释并进行相似描述,尊重受访者的话语权,建立伙伴关系。

每个受访者的访谈过程基本分为切入访谈主题、访谈、结束访谈 3 个阶段。在阶段访谈提纲的指引下，开始的切入尽可能采用开放问题，不局限具体情境、目标和方式，主要目标在于激活访谈，引导受访者讲述自己的经历；访谈过程中尽量从受访者的角度理解受访者的故事，与其进行充分交流，识别和关注关键规避行为事件，现场记录关键词和疑问点，通过追问和探索性提问，帮助其回忆详细的行为过程与特征，如心理活动、行为表现、行为结果以及后续的应对思考和反应等，鼓励受访者提供已述及事件的更多细节，挖掘更多的原始信息和真实体验资料；如果相关话题在受访者的故事中没有覆盖到，就及时提问；当发现受访者对访谈问题感到困惑时，研究者立即寻求其疑问所在，并结合研究者自身的经历进行举例说明；确保访谈尽可能在一种积极的状态和反应下结束。对单个受访者的访谈，部分具体访谈问题详见《单个受访者初始访谈结构与部分问题》（附录 2）。

访谈问题顺序并不是固定的，也不要求所有人对所有问题都覆盖到，取决于受访者的经历和对本次访谈的开放态度与愿意分享的内容。实际访谈中，部分访谈者通过多个故事描述，完成了不同规避行为阶段经历的讲述，研究者在此过程中针对受访者的回答和经历，有意识地引导和启发其进行回忆。为确保正确理解受访者的语言表达，最大效度接近受访者心声，当研究者对受访者所表达的想法和意见有疑问或不确定时，会以受访者能够接受的方法进行重复提问和交流。为了保证研究效果，当受访者对本研究关键问题没有涉及时，研究者会尝试以受访者能够接受的方式进行重点提问和交流。为了获得受访者的信任和建立伙伴关系，鼓励受访者打开话题，研究者会暴露自身体检报告规避等相关经历。

为了保证访谈达到预期效果，在正式访谈资料收集前，选择了 2 名健康状态良好的受访者（40 岁以下，男性、女性各 1 名）、1 名女性慢性病患者（40～60 岁之间）和 1 名女性癌症患者（50 岁以上，正在治疗期）进行了预深度访谈，征求受访者是否能够理解访谈问题，问题是否会让受访者不舒服，并根据受访者实际体验和反馈，对访谈结构、访谈问题设置、访谈语言表达进行修改和完善。

资料誊写和分析过程中，对于不清晰的回答或者回答不完善的访谈内容，及时与受访者取得联系并进行回访，回访主要采取微信、QQ 和电话形式。此外，随着研究的深入，在发现更多差异的基础上，研究者也会根据新形成的概念类属和新产生的问题,邀请先前阶段接受过访谈的受访者接受回访。

4.4.2.4　参与者基本信息收集

采用问卷形式收集,涉及教育经历、健康状态、健康史、经济收入、职业等,详见《受访者基本信息调查表》(附录3)。为了避免基本信息收集影响受访者的真实心声表达,《受访者基本信息调查表》填写环节放在访谈完成后。对于问卷中的疑问或者困惑,予以现场或远程实时解答。

4.4.2.5　邀请受访者推荐访谈样本

研究者向受访者寻求帮助,邀请其推荐新的访谈样本。访谈初期对研究者的样本推荐没有提出限制要求,只要符合纳入标准即可。后期邀请受访者推荐年龄、性别、健康状态、受教育水平、所从事的工作、信仰、家庭情况等背景与之不同的异质样本。

4.4.3　资料整理

研究对象原始录音文件以"受访者姓名_访谈年月日"的形式命名和保存。研究者将受访者基本信息录入 Microsoft Excel,对原始资料进行编号、归档整理。为了对研究对象进行隐私保护,受访者基本信息调查表采用参与者编码进行标识。所有受访者采用英文字母 C(cooperator 表示合作者)加上数字 n(表示参与访谈顺序排序,两位数)编码命名。实际研究中,因资料分析需要,对部分参与者进行了追踪访谈,就部分问题进行确认和深度挖掘。如果一个研究对象被多次访谈,取值第一次参与访谈的顺序排序,但资料文档分开存储,标注 Vi(表示访谈次序)。Excel 文档中还会记录每次访谈的具体时间、访谈地点、访谈时长、访谈形式、个体访谈次序。

研究者一般在访谈后的 3 天内完成音频文件的文字转录工作,形成 Microsoft Word 文档进行存档。部分资料的转录有偿邀请硕士研究生进行,研究者对转录誊写结果进行校对;为进一步保证访谈记录的真实有效性,还会联系访谈者并经同意后,由其对整理好的 Word 文档予以再次核对。经联系,8 位受访者同意核对,研究者通过邮件和微信的方式发送访谈转录文档;3位受访者进行了少许资料的补充,未存在推翻否认的反馈;研究者在 Excel 中记录受访者的资料核对和反馈情况。

原始访谈资料的 Word 文档以 Excel 中的受访者编码进行命名和标识,命名形式为"Cn_Vi_org",供下一步分析使用。对于每一份访谈资料,研究人员对 Word 文档中的内容进行阅读、筛选和预处理,剔除不符合健康信息规避行为的访谈内容,如开场的放松闲聊、调节访谈紧张氛围的部分,形成新的供导入编码工具分析的 Word 文档,命名形式为"Cn_Vi_pre"。预处理后的文档导入到质性研究常用的 NVivo 分析工具中,本研究采用的是 NVivo 12 版本。

4.5 资料分析

资料分析是扎根理论研究的核心环节,最终使得理论模型跨越特定时间与地点的限制,对不同情境下的行动和事件产生一般化的阐释能力。

4.5.1 编码过程

扎根理论研究中,资料分析是通过对资料的编码来实现,编码过程是思考资料意义的过程,也是不断追问问题、指导后续资料收集及形成理论类属的过程。根据抽象程度,程序化扎根理论把编码分为三个层次和步骤:开放编码、主轴编码和选择性编码,在主轴编码阶段提出"编码范式"(coding paradigm)为类属提炼提供理论指导;在选择性编码阶段提出并借助"故事线"(story line)来梳理范畴之间的关系并形成理论。研究者在公众健康信息规避行为和公众健康信息获取规避行为改变扎根分析过程中遵循其三级编码程序,借助编码范式与故事线的指导来生成类属及关系,并最终形成理论。

4.5.1.1 开放编码

开放编码的主要任务是概念化和范畴化。概念是人们认识世界的基本单元,概念化是对原始材料进行提炼和抽象,形成能够进行理论研究的概念,要求能够代表资料所反映的思想观念。研究参考靳代平等提出的开放编码策略,通过原始标签提取、初级代码形成和概念抽象 3 个阶段实现原始访谈资料的概念化。原始标签主要来源于访谈记录片段,初级代码是对原始标签的初步规范化,概念是对初级代码的抽象提炼。范畴是反映事物本质属性的基本概念,范畴化是通过概念比较和聚类,将具有相同本质属性的概念归纳为同一个类别。

为了尽可能避免遗漏信息点,概念化建立在对原始材料逐行编码的基础上。尽管并非每行都可能有意义,但逐行编码方式能够促使研究者提问、思考和联想:这是关于什么的过程? 这一过程中有哪些行为? 为什么会发生? 产生了怎样的结果? 这些提问和思考有助于提高研究者对原始资料的敏感性。

4.5.1.2 主轴编码

主轴编码的主要任务是发现和建立范畴间的各种联系,体现资料中各独立组成部分之间的关联,生成清晰可控的主范畴。研究遵循 Strauss 和 Corbin 的编码范式,通过情境(context)、条件(condition)、过程(process)和结果(consequence)解释矩阵,分别回答"什么情境下?""哪些因素促使了行为的发生?""行为呈现了怎样的过程,采用了哪些策略?""带来了什么结果?"等问题。情境是指形成情景、环境或问题本质的结构条件,个体通过行动/互动/情感对其做出反应;条件指向促进或阻碍某些现象发生的因素;过程是对情境做出反应时出现的行动/互动/情感流程,由条件驱动;结果是指特定的行动或互动结局。

研究者每次只对一个范畴进行深度分析,即围绕该范畴类属进行集中编码,挖掘可能的关系,形成对相关现象和事实的解释。例如本研究通过前期开放编码分析出"主动设阻""消极获取""拒绝接收"等编码,这些都属于信息获取情境中层级相对更高的"事中控制"的规避行为表现形态,因此编码上位概念类属"事中控制"。针对"事中控制"这一现象,借助上述编码范式(见表 4-3),研究者进一步思考:研究对象在哪些情况下会实施事中控制规避信息获取(因果条件)? 发生这一现象的社会情境是怎样的(情境)? 这一现象的产生受哪些因素影响(中介条件)? 如何发生(策略)? 产生了怎样的结局(结果)?

表 4-3 编码范式应用示例

解释矩阵	类属和属性(维度和特征)
因果条件	调节情绪(如保持愉悦),隐私保护(如个人信息保护),精神享受(如舒适之意),感知威胁(如隐私泄露),信息信念态度(如信息无用),等等
现象	事中控制(主类属)
社会情境	家庭环境(如家庭结构、经济情况),工作环境(如健康氛围),社区环境(如卫生资源),等等
中介条件	社会支持,自我效能感,健康信息素养,信息质量(如存在虚假信息),服务质量(如更新不及时),等等
行动/互动策略	完全规避(如规避全部信息源),选择性规避(如规避部分信息源、仅规避专业医务人员),等等
结果	不良情绪(如后悔),信息缺乏(如信息失去),不良健康行为(如消极放松),等等

某一次要类属在不同主类属的理论模型中可能发挥着不同作用,即该类属在分析主类属 A 时可能是原因条件,而在分析另一主类属 B 时则可能成为结果。据此,研究者在分析其他主类属内涵和关系时,会将同一类属置于不同主类属理论模型的不同位置,用以理解和解释主类属的内涵,体现类属间的关系。

4.5.1.3 选择性编码

选择性编码阶段的主要任务包括:①识别能够统领其他所有类属的核心范畴,核心范畴要能够代表研究主题的核心现象,最大限度实现理论精简的同时又能解释一系列差别;②明确资料的故事线,使用资料和类属分析结果对核心现象进行描述,检验初步假设,建立核心范畴类属与其他范畴类属之间的关联。与主轴编码原理类似,目的在于通过特定的逻辑关系将资料重新组织与关联起来,但选择性编码的基础是主范畴类属,层次更为抽象。

4.5.2 分析原则

为了尽可能地确保最终研究模型突破描述性研究,进入解释性理论框架,具备理论模型的严谨性和可信度,本书的资料分析遵循扎根理论创始人 Glaser 和 Strauss 对扎根理论实践的要求:

（1）沉浸在研究对象的世界中，以研究对象的视角看待其行为，理解事物、现象和客观世界。鉴于此，数据收集和分析期间研究者尽可能保持敏感性，沉浸在资料中，承担起研究对象的角色，抓住原始资料所呈现出来的主题、事件和意外情况；持续通过自我反思来审视自己的立场、视角和现场的影响，反思自己的经历和情感对数据的情绪反应，并将此反思写到备忘录中；提醒自己"最重要的不是研究者对事件的看法，研究对象所想所做的才是最重要的"，在研究过程中保持理性的敏感，将知、行、思辩证统一起来，在态度和情感方面保持中立。

（2）资料收集和资料分析同时进行。在此原则指导下，本研究对资料的分析从第一份访谈数据获得开始，而非最后阶段才开始；每一份原始数据获得后，研究者按照既定的整理方案，在3天内完成对原始音频数据的编码、存储、转录、校对，并导入 NVivo 工具中，进行开放编码、主轴编码和选择性编码三阶段编码分析，尝试进行概念关联；分析中，关注研究对象的语言行动和变化，行动发生的背景和情境，用"过程"的视角来分析公众健康信息规避行为发生的动机、条件、过程和结果；研究者经常从现阶段原始数据分析中获得下一次资料收集的启发点、关注点、确认点，指引对访谈提纲的调整和完善，对追问式和探索式访谈问题的设计。

（3）从资料中而不是从预想的逻辑演绎的假设中建构分析代码和属性，并且可以借用已有理论中的类属。对此，研究者在研究过程中谨记：虽然可以从现有的信息行为、健康信息行为和信息规避行为研究理论模型中找到一系列有用的初始概念，但绝对不要忽视资料本身对这些概念的检验和阐述。在做分析的过程中，研究者不时对资料提问：公众的健康信息规避行为是什么时候、什么地点、在什么情况下发生的，为什么会发生，产生了什么结果；发生的频率如何，持续时间如何，随着时间的变化发生了哪些变化；事后是什么反应；等等。研究中的资料包括已有文献、研究者本身的经验和知识、研究对象的描述、备忘录等，如果无法从现有资料中获得答案，则继续收集资料，从而尽可能避免研究者的主观意识影响研究过程和研究结果。

（4）反复回顾研究资料，持续比较研究资料和分析结果。质性分析是一个产生、发展概念和检验概念的过程，一个在资料获取中建构的过程，其本质特征之一就是持续比较。持续比较是指对扎根理论研究中的范畴、范畴属性、事件(资料)进行比较分析,进而确定范畴与范畴之间、范畴与属性之间的关系并最终形成理论的过程。在整个公众健康信息规避行为研究过程中,每一份资料的编码结果并非一成不变,伴随着后续资料的分析和专业文献的阅读,研究者经常需要将前一阶段提取的概念与后续资料进行比较,比较其相似性和差异性,通过增加信息的属性和维度来拓展概念,对表征概念和范畴的术语进行修改,有时候还会发现新的构念;对先前编码的审视,也会促进研究者对后续编码进行科学、客观地思考;研究过程中,研究者借助备忘录完善类属,详细说明他们的属性,定义类属之间的关系,记录对比结果和修改日志。

(5)研究过程中通过文献阅读提高理论敏感性,选择解释资料的方法,寻找二手资料,激发研究者的疑问,为理论抽样提供线索。一切皆为数据,数据可以是已有文献、研究者自身、研究对象的观点、备忘录等。研究过程中,研究者除了关注从研究对象获得的访谈数据、分析过程中形成的备忘录,也关注现有健康信息规避行为及其相关研究的资料,借助自身知识、经验和从资料中提取到的概念,进行相关主题文献检索,然后通过研读文献,帮助研究者理解晦涩、模糊的事件,更快地从描述层次推进到理论抽象层次,发现可能的变量和疑问,甚至不一致的冲突等,帮助研究者提炼和诠释概念的同时,指引研究者进行新的样本选择。

4.5.3　主要分析策略

在扎根理论方法学原则指导下,提问、持续比较和备忘录撰写贯穿分析过程始终。

4.5.3.1　提问

整个分析过程也是研究者不断提问的过程。当研究者阅读一份原始访谈资料和文献时,能够提出很多问题,加深对资料的理解和对概念、理论的认识。提问的问题类型有如下 4 种:①敏感化问题,用于提升研究者对资料内容的敏感性,引导研究者更加深入理解资料可能指向的内容。如:这个行动是什么? 怎样的情景下发生的? 该情景对他们意味着什么? 行动涉及了哪些人和物? 这些行动的时间特性和结果如何? ②理论问题,旨在帮助研究者看清过程,在维度和属性上建立概念间联系。如:这个概念可能与哪些概念存在关联? 如研究者分析"感知疼痛""感知不良反应""感知掉发"之间的关联后提炼出"感知生理威胁"范畴。③更具实践性的问题,旨在为理论抽样提供方向,针对概念、理论本身。如:哪些概念提炼得还不够? 表述是否有问题? 下一步应该收集怎样的资料? 提出来的理论框架是否具有逻辑性? 没有的话,哪里出现了问题? 怎样的问题? 理论饱和了吗? 等等。④引导性问题,主要用于资料收集,引导访谈和收集文献。如访谈对象 C08 提到"我现在还年轻,心血管什么的重大疾病风险也不太大"是调节健康信息规避的一个主要障碍,于是引导研究者建立新的提问:患有重大疾病的个体是否存在健康信息规避行为? 怎么规避的? 是什么引发了他们的规避行为? 哪些条件和因素会调节这个行为? 如何调节的? 等等。这些问题引导着下一步对曾经患有重大疾病、慢性病患者和正在接受治疗的重大疾病患者 3 类访谈对象资料的收集以及相关问题答案的寻找。

4.5.3.2 持续比较

研究者常往返于资料与分析之间,不断地进行比较。①事件-事件比较:寻找事件之间的相似与差异之处,用以判别事件及其发生条件是否一致,并从中发展概念和关系。如受访者 C4 和 C12 都提到规避体检报告,但比较后发现其发生的行为阶段不同,C4 的规避发生于获取到健康信息后的"健康信息吸收阶段",C12 的规避发生于"健康信息利用阶段"。②概念-事件比较:将已形成的概念与更多的事件进行比较,发展概念的同时,验证、强化概念,使得理论内的概念更加饱和与详尽。如研究者前期已析出"行为不变"概念,指向个体不想按健康信息指示改变其相关健康行为。后续访谈中,C14 提到规避胆结石饮食科普宣传海报行为事件,比较 C14 所描述的事件和概念"行为不变",发现该事件符合"行为不变"概念内涵。③概念-概念比较:比较概念间可能存在的关系,发展更为抽象的概念。如通过比较"规避专业医务人员""切换网页""关闭网页"等健康信息获取规避方法相关概念,根据行为对象和目标特征,发展出上位概念"远离信息源"。④外部文献比较:与本领域既有相关理论进行比较,提高概念的一致性和理论的可靠性。如在资料收集和分析的基础上,研究者析出"健康信息吸收规避"概念类属的下位概念包括"感觉规避""注意规避""记忆规避"和"思维规避"。后经查阅信息加工理论相关文献发现,人脑的信息加工过程包括感觉、注意、记忆、思维等心智活动,这在很大程度上证明了本研究分析结果的可靠性。

4.5.3.3　撰写备忘录

在质性资料分析中,备忘录是建构意义最有力的工具之一,包括访谈备忘录、编码备忘录和理论备忘录,是对访谈资料的一种补充。撰写备忘录的目标是记录研究者对资料收集和分析过程的相关思考,包含样本抽样方法、访谈提纲的修改、访谈过程中的注意事项、研究对象比较、编码的分析、提炼过程、相关编码及其冲突的考量、理论模型等;记录下哪些概念和想法有资料支撑、哪些还需要收集资料加以检验,能够帮助研究者捕捉资料中反映的观点,提炼类属并确定不同类属间的关系,更好地进行持续性比较分析,并对概念方面进行阐述。

在资料收集、分析和理论构建过程中,研究者撰写的备忘录有时是一个句子,如关于访谈提纲的关键词的使用:"规避的学术味道太重,部分访谈者可能不能接受和理解,使用类似'回避''避开'这样的词代替应该会更好些";关于样本对象的考虑:"目前的很多访谈对象都是健康的,健康状态不怎么好的人会不会有不同的想法和体验",等等。有时是一个段落,如关于资料真实性的思考:"C05关于不看药物说明书的说法好像前后不一致,开始的时候说一般不看药物说明书,后面又提到当有怀疑的时候,会找医生核对。是口误,还是我错过了什么? 有怀疑的时候是指什么时候? C05对什么产生了怀疑,怀疑的是什么。后面需要核实一下。"有时候是几个段落,如关于编码中"认知闭合"概念的提炼,详见《备忘录示例:认知闭合编码》(附录4);还有些时候是一些图表。这些备忘录更像一个研究笔记,记录了研究者关于方法、数据、编码、理论的一些想法,很多时候并不成熟,甚至紊乱,主要是将想法随时记录下来,供自己阅读和参考。

4.5.4　理论饱和度检验

理论饱和是指通过增加样本数据已不再能获得新的概念或类属。当每一个类属都达到理论饱和,理论抽样结束。饱和度是抽样停止与否的唯一标准。

理论饱和度检验可分为 2 种方式：①使用一定数量访谈样本资料建立初始理论模型，使用其余样本进行理论饱和度检验；②每次访谈获得的资料均用于模型的建立、填充和修正，直到没有新概念或类属出现。

本研究的理论饱和度检验在一定程度上是对上述 2 种方法的综合：研究在获得第一份资料后即着手进行资料分析，尝试模型建立，后续每一次访谈都用于填充修正模型，直到没有新的概念或范畴出现，生成最终的理论模型，达成理论饱和（受访者数量到达第 28 位时达到理论饱和状态）；此后继续访谈 2 位样本验证理论框架，发现资料均可被解释。

4.5.5 信度和效度

研究过程是否可靠，研究结果是否可信，是扎根理论方法面临的最大挑战之一，也是存有争议的地方。虽然很多质性研究者都强调读者的判断，反对使用量化研究"信度"和"效度"评价质性研究，但质性研究者为解决这一问题，一直致力于保障质性研究的质量。研究过程中，通过如下措施提高研究质量。

4.5.5.1 研究信度

质性研究中，信度是指研究者记录的数据与自然环境中实际发生事物的吻合程度。本研究主要通过以下方法提高研究信度：①考虑不同背景的研究对象，提高资料的多元性；②获得研究对象许可后辅以科学仪器，通过录音设备精准收集原始研究资料；③访谈过程中，当受访者表述内容模糊时，进行重复提问；④访谈提纲中设置重复性或类似性问题，当发现不一致时，进行重复提问和确认，有时借助推荐人进行信息核验；⑤将原始资料整理后，请研究对象加以检验与核对，与研究对象反复确认转录誊写的内容。

4.5.5.2 研究效度

质性研究中的效度包括内部效度和外部效度，前者指向结论对现实的建构程度，即是否可对现实进行准确解释，后者指向结论与事实相符合的程度，即结论的普遍性。为此，理论抽样主导整个研究过程样本的选择，最大程度保证研究结论的外部效度；通过严格遵循上述扎根理论方法学指导原则,保证建构理论的内部效度。在分析过程中,还采取如下措施:①借助专业力量弥补部分概念提取能力的不足。当感知概念提取障碍时,不定期和健康信息行为研究专家进行交流与讨论;邀请1位情报学博士和1位公共卫生健康促进与社会行为学博士参与对困惑部分的概念类属的提炼与诠释。②邀请外部校验。随机抽取4个样本资料邀请2位博士进行编码结果检查,检验是否遗漏构念;邀请4位认知层次较高的研究对象对最终构建的理论模型进行校验。③及时撰写备忘录,保证研究可跟踪审查。

4.5.6 分析结果报告

本研究在对公众健康信息规避行为相关原始资料进行程序化扎根分析时,探索了以公众因健康维持或改进任务刺激产生健康信息需求为起点的健康信息规避行为轨迹与特征。首先识别并形成"健康信息需求规避""健康信息获取规避""健康信息吸收规避"和"健康信息利用规避"4个核心过程要素,然后:①先分析出这4个核心过程要素发生的情境和影响因素、所实施或采取的行为策略以及产生的负性结果,并围绕上述这4个核心过程将识别出来的范畴类属进行概念关联,形成4个分阶段行为理论模型——"健康信息需求规避行为模型""健康信息获取规避行为模型""健康信息吸收规避行为模型"和"健康信息利用规避行为模型";②再对分阶段理论模型进行比较和整合,实现基于过程的公众健康信息规避行为理论模型的构建。本书第5~8章将围绕行为过程、行为策略、行为结果和影响因素4类预见理论构件,依次报告上述4个分阶段行为模型形成过程,并对4个分阶段行为理论模型进行机理阐释和讨论;第9章将报告4个分阶段行为理论模型的比较和整合结果,并对整合而成的多阶段公众健康信息规避行为模型进行阐释和讨论。

本研究在对公众健康信息规避行为改变相关原始资料进行程序化扎根分析时,完成了健康信息获取规避行为改变发展阶段与相关影响因素的范畴类属的提取与关联,形成了公众健康信息获取规避行为改变过程理论模型。本书第10章将报告公众健康信息规避行为改变程序化扎根分析过程与结果,并对形成的公众健康信息获取规避行为改变模型进行阐释和讨论。

4.6 本章小结

扎根理论强调通过对原始资料分析来发现新理论,而不是从已有的理论演绎可验证的假设,更加重视互动性,注重探究行动过程以及行动过程中的情境、方式和结果,适用于理解尚未明朗的社会现象,或对已知现象进行新观点补充,弥补了定量研究在探索性方面的不足,与本研究问题取向契合,因此被作为本研究的主要研究方法。本章主要介绍了扎根理论在本研究中的应用思路与过程,对研究相关环节和步骤设计进行了详细说明,包括访谈提纲设计,研究资料收集过程中的样本选择与具体访谈实施,研究资料的整理,研究资料分析过程、策略、理论饱和度检验方法,以及研究信度与效度提高方法。

5 公众健康信息需求规避研究

清晰地表达健康信息需求是积极健康信息行为的关键,也是健康信息规避行为干预的关键。本章将在界定健康信息需求规避概念的基础上,围绕公众健康信息需求规避过程、策略、原因和产生的负性影响,介绍公众日常健康信息需求规避行为程序化扎根分析过程与结果,阐释和讨论建构的健康信息需求规避行为模型,揭示公众健康信息需求规避模式与发生机理。

5.1 研究界定

信息需求是用户信息行为研究的重要概念之一,是指人们在实践活动中为了解决实际问题而对信息产生的不满足感和必要感,发生于个体认识到其知识不足以满足问题解决目标时。信息需求包括现实需求和潜在需求。现实需求指向能够表达出来的需求,Taylor 将其分为本能的信息需求、意识的信息需求、正式的信息需求和妥协的信息需求 4 个水平,指出现实需求受特定情境影响。库恩将信息需求状态划分为客观状态、认识状态和表达状态 3 个状态层次,并认为层次会发生动态变化。客观状态不以人的意志为转移,指向客观信息需求;认识状态和表达状态具有主观性和认知性特征,指向主观信息需求。个体的客观信息需求和主观信息需求之间存在完全吻合、部分吻合和未产生实质性反应 3 种关系。完全吻合指向客观需求被主体充分认识,并可准确无误地表达;部分吻合指向个体认识或表达的需求与客观需求有差异,用户只是准确地认识到部分客观信息需求并得以表达,其他为与客观信息需求不符的主观认识或表达;未产生实质反应指向客观信息需求未能被用户认识、激活和表达,以潜在形式出现。

本研究所讨论的健康信息需求是人们根据实际健康状况与理想状态之间的差距而表达出来的用于解决健康问题所需要的健康信息要求。相应地,本研究中的健康信息需求规避泛指个体旨在抑制或拒绝承认自己对健康信息的需要的任何行为,虽然知道自己的健康信息需要可以被满足。健康信息需求规避是个体实现健康信息规避的第一行为反应和阶段。该阶段的健康信息规避行为表现出以下特征:个体意识到自己有健康信息需求,并能够模糊或清晰地表达需求;个体知道自己的健康信息是可以满足的,但由于"没时间想这事""知道了又能怎样""还不如不知道""更严重了怎么办""知道了可能还挺干扰人""不想家里人知道""医生可能会告诉班主任""糖尿病是看不好的"等原因,经过一番心理博弈后决定"等等再说""先不想了""算了吧""就瞒着""不告诉医生""不和孩子说",等等,主动规避需求。

5.2 扎根分析过程与结果

5.2.1 开放编码

开放编码的主要任务是概念化和范畴化。概念是构成理论的基本单元,概念化是原始数据形成理论的第一步,建立在研究者对研究资料进行分解、审视和比较异同的基础上。范畴是反映事物本质属性的基本概念。范畴化是通过概念比较和聚类,将具有相同本质属性的概念归纳为同一个类别。

5.2.1.1 概念化

本研究通过原始标签提取、初级代码形成和概念抽象3个阶段实现原始访谈资料的概念化。原始标签主要来源于访谈记录原文,初级代码是对原始标签的初步规范化处理,概念是对初级代码的进一步比较和抽象,有时与初级代码命名一致。表5-1以研究对象C10访谈资料转录稿节选为例,展示了需求规避行为过程类属相关资料的开放编码过程及概念化处理结果。为避免遗漏,更好地理解语境,赋予原始标签实质意义,通过逐句分析完成开放编码,如根据语境将"就这样"原始标签初步规范为"形成信息需求";将

"一直未体检"原始标签初步规范为"持续规避体检",并抽象为"持续规避需求"概念。对所有的健康信息需求规避相关原始资料进行分析,共获得221个概念。

表 5-1　开放编码概念化示例

C10访谈转录资料节选	序号	原始标签	初级代码	初始概念
	1	不愿意体检	拒绝体检需求	拒绝需求
……就慢慢有了一些像颈椎痛、失眠、血压偏高……这样的症状。其实自己也知道身体处于一种亚健康状态,需要好检查一下,看看到底怎样了,应该怎么调理,但还是不愿意到医院去做个全面体检[1],因为担心会查出严重问题,所以宁愿不知道[2]……会安慰自己,应该没什么事,都是坐班族的正常问题[3],没那么着急,急也没有用[4]……有时候自己想,自己是不是太敏感了,不忙的时候休息一下就好了[5],然后就这样[6]一直没去医院[7]……前段时间感到自己的听力下降了,想着应该找个时间去医院看看……想了想[8]:去医院还要早早起来[9]去挂号,排队什么的[10],太麻烦了[11],也一直没去[12]。	2	宁愿不知道	倾向不知道	倾向规避
	3	认为是正常问题	重新认识任务	重新认识需求
	4	认为不着急	感知不着急	弱化紧迫性
	5	反思是否太敏感	反思需求反应	反思需求反应
	6	就这样	形成信息需求	形成信息需求
	7	一直未体检	持续规避体检	持续规避需求
	8	想了想	反复感知需求	反复感知需求
	9	感知要早起	感知作息变化	感知作息变化
	10	感知要排队	感知时间成本	感知时间成本
	11	认为太麻烦	感知检查麻烦	感知行动麻烦
	12	一直未检查	持续规避检查	持续规避需求

5.2.1.2　范畴化

在范畴化中,研究者通过比较概念间的关联和差异,将具有相同本质属性的概念聚类为一个类别,形成上位概念。范畴化的过程也是概念与概念、概念与上位概念持续比较、分类和聚类的过程。以"感知情绪威胁"范畴形成过程为例,"感知恐惧""感知害怕""预期后悔""预期失望"4个概念具有相同属性,即感知到"恐惧""害怕""后悔""失望"等不想要的情绪威胁,因此将这 4 个概念进一步提炼为"感知情绪威胁"。按照同样的方法,共获得感知行动付出、否认需求、感知情绪威胁、感知生理威胁等 65 个范畴,表 5-2 是部分范畴提炼过程、结果和原始文本示例。全部范畴及其包含的概念、含义说明详见《公众健康信息需求规避开放编码范畴化结果》(附录 5)。

表 5-2　需求规避阶段开放编码范畴化过程与结果示例

序号	范畴	包含的概念	含义	原始文本示例
1	感知付出	感知作息变化,感知时间成本,感知经济成本,感知努力需要	感知满足信息需求在时间、经济、心理等方面所需付出。本研究提炼	C13:每次去医院都要早起不说,还要排队等,一下子半天就没了,很浪费时间
2	否认需求	认为没必要	否认需要健康信息的事实。本研究提炼	C08:觉得自己还年轻,没有必要太注意
3	隐瞒需求	拒绝告知,错误表达需求	通过行动或者语言隐瞒真实健康信息需要	C01:……医生问平时都吃什么,我不会什么都说的,也不想问我应该注意什么
4	表达需求	保持沉默,告知不需要,有限表达	通过行动或语言表达接受的信息需要。本研究提炼	C21:……我不想让指导员知道怎么回事,就和心理医生说我挺好的,压力少了很多
5	消极习惯	逐渐习惯,消极适应	逐渐习惯和接受"不健康"身份。本研究提炼	C10:后来好像习惯了(听力下降),也没什么影响
6	结构转移	渠道需求转移,内容需求转移,呈现形式需求转移,传播媒介需求转移,工具需求转移	个体在信息内容、渠道、呈现形式等方面形成其他新的需求,满足和替代了之前的需求	C07:想着是再不行就问问我女婿,他也有糖尿病,不想去医院
7	需求潜化	注意不到,既成习惯	个体主观上意识不到信息需求的存在	C10:也没什么影响,就觉得不是什么问题了……
8	态度转移	偶遇信息,被动获取	个体满足信息需求的态度发生了改变	C26:不会特意去查的,碰到了再说
9	生活秩序	工作为重,学业为主,忙于家务,忙于农活	个体日常生活中各方面的重要性排序、维持与管理	C02:平时学习任务也挺重,每天都安排得满满的

（续表）

序号	范畴	包含的概念	含义	原始文本示例
10	感知情绪威胁	感知恐惧，感知害怕，预期后悔，预期失望	个体感知健康信息或健康信息行为可能会带来不良情绪	C11：去了，查出什么问题怎么办
11	社会规范	期望规范，主观规范，从众心理	个体所在特定群体的成员共同遵守的习惯模式或行为准则	C17：我们几个都是这样，不舒服的时候就吃点药，都觉得去医院也查不出来，没有必要去医院
12	社会网络	专业人际关系，普通人际关系	个体实施健康信息行为所需要的人际关系	C16：医院里没有认识的熟人，也不好问……
13	健康信息素养	专业知识，信息技术能力，信息知识，情绪控制能力，沟通技能，需求表达技能	意识到健康信息需求，并能够获取、评价、分析、理解健康信息，用于合理健康决策的系列能力	C26：自己不知道怎么弄（医用自助打印机），看着挺"高大上"的

5.2.2 主轴编码

主轴编码是通过范畴关系的梳理以形成主范畴的过程，主要任务是发现开放编码阶段形成的各独立范畴之间的逻辑关系，在相关范畴之间建立关联。Strauss 和 Corbin 认为主轴编码应该能够回答关于"谁，什么条件下，为什么，怎样以及结果如何"等问题，并提出了编码范式工具用于尽可能地规范主轴编码过程，提高主轴编码效率。本部分探讨的是公众健康信息需求规避过程（包含的行动/互动/情感流程）、规避策略（采用了哪些策略）、影响因素（什么情境下，为什么）和行为结果，与 Strauss 和 Corbin 的编码范式背后的行为认知模式一致。因此，遵循此范式展开主轴编码，具体采用解释矩阵工具，分别回答"什么情境下？""哪些因素促使了行为的发生？""行为呈现了怎样的过程，采用了哪些策略？""带来了什么结果？"等问题。分析时，每次只对一个范畴进行深度分析。遵循上述范式和原则，本研究完成了所有资料的主轴编码，共形成感知初始信息需求、规避信息需求等23个主范畴。

在此基础上，根据范畴和主范畴间的内在特征和类似关系，将主范畴进一步划分为行为过程、行为策略、影响因素和行为结果 4 个维度：描述需求规避发展的为行为过程，回答如何行动问题的为行为策略，回答情境和条件的为影响因素，揭示最后稳定需求状态的为行为结果。最后"感知初始信息需求"等 6 个主范畴入行为过程类，"否认健康问题"等 5 个主范畴入行为策略类，"需求弱化""需求消失"和"需求转移"3 个主范畴入行为结果类，"行为动机""感知威胁"等 9 个主范畴入影响因素类。具体形成的主范畴、所包含的范畴及关系内涵如表 5-3 所示。

表 5-3 需求规避阶段主轴编码结果

维度	主范畴	范畴	主范畴与范畴关系内涵
行为过程	感知初始信息需求	感知行动付出	行动付出多少、行动障碍大小、预期可获得的行动支持多少和预期行动结果的显著性共同构成初始信息需求感知内容
		感知行动障碍	
		感知行动支持	
		感知行动结果	
	规避需求	否认需求	否认、忽视、弱化、重构和隐瞒是公众规避信息需求的不同行为表现，前 4 个是心理认知层面的表现，隐瞒属于需求表达行为层面的表现
		忽视需求	
		弱化需求	
		重构需求	
		隐瞒需求	
	进一步感知	多次感知	个体对健康信息需求的感知非一次行为
	持续规避	保持规避	持续规避指向新一轮信息需求感知后，规避决策保持不变
	终止规避	接受需求	接受需求意味信息需求规避终止，会进一步通过表达需求将确定的信息需求现实化
		表达需求	
行为策略	否认健康问题	否认健康问题	个体通过主动否认健康信息需求刺激的存在，拒绝接受健康信息需求
	弱化健康问题	轻视健康问题	轻视健康问题严重程度和消极习惯不健康状态是弱化健康问题的具体方式
		消极习惯	
	忽视健康问题	搁置健康问题	搁置和遗忘是忽视健康问题存在的具体方式
		遗忘健康问题	
	重构健康问题	反思健康问题	反思是重构健康问题认知的具体方式
	隐瞒健康问题	隐瞒健康问题	隐瞒健康问题是隐瞒需求的行为特征

（续表）

维度	主范畴	范畴	主范畴与范畴关系内涵
行为结果	需求弱化	内容减少	内容需求减少、动力减弱是信息需求弱化的特征
		需求减弱	
	需求改变	结构转移	信息需求的内容结构、满足态度与方式等共同构成健康信息需求转移的可能方面
		态度转移	
	需求消失	需求潜化	信息需求消失指向个体主观意识不到客观健康信息需求或激发初始需求的任务消失
		任务消失	
影响因素	行为动机	调节情绪	调节情绪、精神享受、维护自尊、保护他人、认知闭合和秩序维持是促使个体实施健康信息需求规避的多方面动机
		精神享受	
		维护自尊	
		保护他人	
		认知闭合	
		秩序维持	
	感知威胁	感知情绪威胁	个体感知到的健康信息和健康信息行为可能带来的威胁，包括情绪、生理、行为、经济、时间等不同方面
		感知生理威胁	
		感知行为威胁	
		感知经济威胁	
		感知时间威胁	
	信念态度	健康信念态度	个体信念态度包括健康、健康信息和健康信息行为等不同方面
		信息信念态度	
		行为信念态度	
	内在资源	自我效能	自我效能、经验知识、健康信息素养是个体内在资源的不同方面
		经验知识	
		健康信息素养	
	外在资源	社会网络	社会网络、社会支持和基础条件是个体外在资源的不同方面
		社会支持	
		基础条件	
	个体特征	基本特征	个体特征包括基本人口统计学特征、健康状态、人格特质、生活秩序和习惯偏向
		健康状态	

（续表）

维度	主范畴	范畴	主范畴与范畴关系内涵
影响因素		人格特质	
		生活秩序	
		习惯偏向	
	任务特性	任务动机	任务动机、领域特征、行为成本是对健康信息行为任务特性的多维视角揭示
		领域特征	
		行为成本	
	信息特征	信息质量	信息质量、信息构建与服务质量是信息特征不同维度的揭示
		信息构建	
		服务质量	
	外部情境	家庭环境	外部情境因素包括家庭、社区、工作、健康政策、技术、地理等不同环境因素，以及社会规范与正在发生的关键事件
		社区环境	
		工作环境	
		区域位置	
		技术现状	
		健康政策	
		社会规范	
		关键事件	

5.2.3 选择性编码

选择性编码的主要任务是提炼出能够关联和概括其他所有概念的范畴概念，作为整个分析框架体系的核心范畴，并明确揭示研究问题的故事线，对行为现象进行描述，形成理论框架。

本研究通过梳理和比较已经提炼出来的主范畴，最终提出健康信息需求规避行为这一核心概念。回归原始材料，进一步梳理原始资料中的标签指向，总结主范畴与主范畴之间的逻辑关系（关系产生过程如表5-4所示），得到如下故事线：公众健康信息需求规避始于对健康任务刺激产生的初始信息需求的感知和评估，结束于对最终健康信息需求的接受和确定，且该过程并不是一次性完成的，而是会反复进行；在一定时间范围内，对健康信息需求的规避并非无止境,最终会终止信息需求规避行为,选择接受信息需要,并确定信息需求,但此时的信息需求已不一定等同于初始形成的信息需求,没有任何健康信息需求也是确定信息需求;公众会通过否认、忽视、弱化、重构和隐瞒健康问题等策略来规避健康信息需求,减弱信息需求动力,直至消失或改变;公众对健康信息需求的感知和评估受到公众主观的个体特征、行为动机、内在资源、外在资源、客观的信息特征和任务特性,以及规避情境下的家庭环境、健康政策、医学与信息技术现状、关键事件等外部情境多方面因素影响。

表5-4 需求规避阶段主范畴关系形成过程示例

原始访谈转录文本	原始代码	代码指向性	主范畴	关系类型与内涵
C01:我家人的意思是不管吃什么,只要少吃点就没事……自己再想想,也是,觉得没必要了解那么多	家人的意思	家人的意思→觉得没有必要	外部情境	因果关系,外部情境影响着个体健康信息需求规避行为
	觉得没必要		规避需求	
C05:是想去医院的,但一直没去……想到要排队,这跑那跑的……就还是不愿去,还不如问其他得糖尿病的朋友或者亲戚	去医院麻烦	去医院麻烦→还是不愿去	进一步感知	转归关系,进一步感知需求后持续规避健康信息需求
	还是不愿意去		持续规避	
	问其他糖尿病患者	还是不愿意去→问其他糖尿病患者	需求转移	因果关系,持续规避需求后,导致初始需求发生转移
C10:有时候自己想,自己是不是太敏感了,不忙的时候休息一下就好了,然后就这样一直没去医院	反思是否太敏感	反思是否太敏感→一直未体检	重构健康问题	策略关系,通过重构健康问题实现持续规避健康信息需求
	一直未体检		持续规避	
C28:估计就要花很多钱……家里的积蓄也差不多了……自己也不想向别人借钱……还不如就这样,也不去想这个事(癌症靶向用药)了	估计花钱很多,积蓄少,不想借钱	估计花钱很多,积蓄少,不想借钱→不如就这样	感知威胁	因果关系,感知威胁(感知经济威胁)影响着健康信息需求规避行为
	不如就这样	不如就这样→不去想了	终止规避	因果关系,规避需求行为导致初始信息需求消失
	不去想了		需求消失	

依据上述故事线,基于上述行为过程、行为策略、行为结果和影响因素扎根分析结果所呈现出来的类属结构及其关系,构建了公众健康信息需求规避行为模型(见图5-1)。该模型通过纵向的行为过程转归关系,揭示了公众健康信息需求规避的行为轨迹与非单一线性的循环过程特征;通过行为策略与行为过程的策略关系,反映了公众如何围绕健康问题实施需求规避;通过行为结果与行为过程的因果关系,揭示经历系列需求规避行为之后的公众健康信息需求状态;通过影响因素与行为过程因果关系分析,揭示促使公众规避健康信息需求规避行为出现和维持的原因。

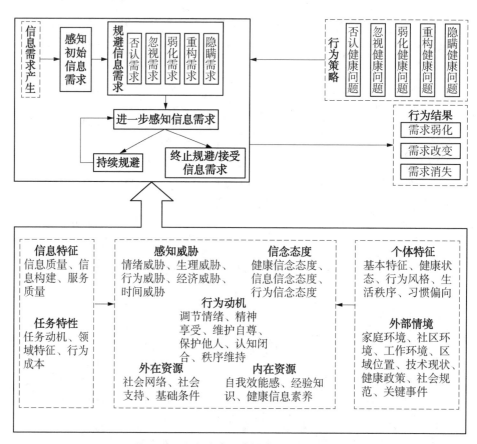

图5-1 公众健康信息需求规避行为模型

5.3　机理阐释与讨论

5.3.1　健康信息需求规避过程

Kandens 认为用户信息需求结构由不明确的需求、形成的需求和要满足的需求组成,表明了信息需求形成的动态性和过程性特征。本研究分析结果表明,健康信息需求规避同样也不是静态的,而是由多个子过程构成。公众健康信息需求规避行为过程整体涉及 5 个程序要素:感知初始信息需求、规避信息需求、进一步感知信息需求、持续规避和终止规避。以上述 C10 为例:已经产生了初始健康信息需求,知道"需要好好检查一下"(产生初始信息需求)→但是通过安慰自己"应该没什么事","没那么急",反思自己"是不是太敏感"(感知信息需求)→然后决定"就这样"(接受需求)→"一直没有去医院检查"(规避信息需求);听力下降后,知道"想着应该找个时间去医院看看"(产生初始信息需求)→但是感知去医院太麻烦"想了想,去医院……太麻烦了"(反复感知需求)→然后决定"一直没有去(医院检查)"(规避需求)。

感知初始信息需求,即对初步形成的信息需求的行动付出和障碍、能够获得的支持和效果进行感觉和知觉评估。受健康任务刺激,个体产生规避健康信息需求,但受到内、外部复杂因素影响,个体会产生"忽视需要"和"不想要"的想法,当个体意识到自己"不想要"的想法达到较强的程度,就会转化为健康信息规避动机。出于实际健康任务需要和信息人的理性特征,个体会在"需要"和"不需要"、"满足需求"和"不满足需求"之间进行博弈,对为满足和实现信息需求所需开展的信息获取、吸收和利用行动成本,可能存在的障碍,能够获得的支持性资源,健康维持或者促进任务完成的效果等方面进行感觉和知觉层面的评估和判断,决定是否规避信息需求。

规避需求是感知初始信息需求后的选择。当感知行动付出过高、行动资源有限或者缺乏、行动障碍难以克服,且最后健康维持或者促进效果不显著,甚至需要承担风险时,公众实施信息需求规避,采取相关信息需求规避策略,通过一系列心理活动和行为活动来实现信息需求规避目标。相关的分析和结论，可以与穆斯（Mooers）定律更广范围内关于用户信息需求心理行为规律的阐述相印证。

完成初始信息需求规避后，个体会再次评估和感知规避后形成的需求，"进一步感知"信息需求，并进行规避决策选择："持续规避"或"终止规避"。

如果选择"持续规避"，将"进一步感知"新的信息需求，并进行规避决策；如果选择"持续规避"，将重复此过程。

如果选择"终止规避"，认可和接受当前信息需要，结束信息需求规避行为。进一步地，个体会通过语言或行动表达新形成的健康信息需求，将确定的信息需求现实化。需要说明的是，没有任何信息需要和需求，也是一种信息需求确定。

5.3.2 健康信息需求规避行为策略

规避健康问题是实现健康信息需求规避的策略核心。编码结果显示，公众健康信息需求规避策略主要围绕个体对客观信息需求的认识和表达展开。客观信息需求指向任何与健康相关的问题的解决，包括生理、心理、情绪等多个方面。公众主观健康信息需求规避策略包括否认健康问题、弱化健康问题、忽视健康问题、重构健康问题和隐瞒健康问题5种。

以往研究证明，否认、隐瞒、重构是人们常采用的防御策略。如 Barbour 等发现，大学生和成年人会通过隐瞒健康实情规避健康信息需求，Jonathan 等发现，人们通过认知上的否认和重构来规避对健康促进信息的需求。这些阐述对本研究给予了启发和印证，如 C14 隐瞒细节："每次医生了解在家康复情况的时候，我就大概说说"。但除此之外，本研究还发现人们会通过对健康问题的弱化和忽视来实现健康信息需求规避。弱化健康问题包括不重视健康问题和消极习惯两种方式。不重视健康问题是指通过不认真对待健康问题、认为是小问题等方式减弱主观上对健康的关注度。如 C12："想着自己年轻，应该没什么事"。消极习惯指个体逐渐习惯和接受"不健康"状态。如 C10："后来好像习惯了（听力下降），也没什么影响"。忽视健康问题包括搁置健康问题和遗忘健康问题两种方式。个体即使认可和接受健康问题的存在，也会有意搁置和主动遗忘健康问题，努力忽视健康需求的存在，不加理会。如 C18："有时候哪儿不舒服了，也想着上网查，看看是什么毛病，但怕自己看了会多心,就算了";C28(癌症患者):"平时自己也尽量不去想(患病事实)"。

整体而言,否认、弱化、忽视和重构属于心理认知层面规避客观信息需求;隐瞒需求属于在现实表达层面规避客观信息需求,受情绪和规避心理认知支配,常发生于个体已经身处特定信息场中。

5.3.3 健康信息需求规避行为结果

过程是事物发展所经过的程序、阶段,结果是在某一接段内事物达到最后的状态。需求规避行为会直接导致初始信息需求弱化、改变和消失。经过系列信息需求规避行为后,最终确定的信息需求与初始的信息需求相比,会呈现出 3 种稳定状态:信息需求弱化、信息需求改变和信息需求消失。

需求弱化表现为初始信息需求内容减少或动力减弱。个体信息需求类型结构多样,既包括围绕信息获取产生的信息客体需求,以及为满足这一需求而产生的信息检索工具、系统的需求和信息服务的需求,也包括围绕信息吸收、信息交流、信息利用等存在形式所产生的相关需求,具有集成性和高效性等特征。内容减少指向个体认识到的或表达出来的客观信息需求所包含的信息内容(C16:"知道要吃什么药就够了")、信息渠道(C16:"买药的时候问问药房大夫就行了,还费其他事")、表达形式、承载媒介、信息服务、信息活动等需求的实质内涵减少;动力减弱指向感到获取、吸收和利用信息的需求的紧迫性不再像开始那样强烈和紧迫了,"就无所谓了""也没那么强烈了"多次出现在访谈资料中。

需求改变指信息需求内容或个体对信息需求的态度发生了改变,前者指向个体的客观信息需求所包含的信息内容、信息渠道、表达形式、承载媒介等实质内涵发生了变化,后者对应于编码中从初始的主动积极态度向消极等待态度转变,主要体现为从初始的主动满足向等待被满足转变,形成一种特殊的信息需求——等待偶遇,对需要怎样的信息和怎样获取信息没有预期,如访谈资料中的"碰到再说"(C26:"不会特意去查的,碰到了再说")。

需求消失包括两个层次或状态:一是需求潜化,个体主观意识不到客观健康信息需求的存在,客观的健康信息需求未能被用户认识、激活和表达,以潜在形式出现,在访谈资料中表现为"注意不到""想不起来""已习惯"等。

如 C10："后来好像习惯了（听力下降），也没什么影响，就觉得不是什么问题了……"。另一个是个体因习惯某种健康状态或决定放弃某种健康认知需求，导致个体满足客观信息需求的欲望消失，明确认为自己没有健康信息需求，对应于访谈资料中的"不需要""没有必要""算了"等。如 C11："不疼的时候就会想（胃病）也不是什么大问题，现在年轻人一般都有，没有必要去医院检查……"。

5.3.4 健康信息需求规避行为影响因素

编码结果显示，驱使公众出现健康信息需求规避行为和维持健康信息需求规避行为的因素同样复杂多面。除了与公众自身相关的个体内外部因素，还有超过个体控制能力但又广泛存在的客体因素，即任务特性、信息特征和特定时刻或特定时期的情境因素。个体因素是影响公众选择健康信息需求规避行为的主观主导因素。个体因素包括行为动机、感知威胁、信念态度、内在资源、外在资源和个体特征。

5.3.4.1 行为动机

动机是驱使个体规避健康信息需求的根本动力。公众健康信息需求规避行为的动机因素包括调节情绪、精神享受、维护自尊、保护他人、认知闭合和秩序维持等多方面。调节情绪是个体情绪需求和目的，避免恐惧和烦躁等负性情绪，保持乐观和愉悦等积极情绪，作为信息规避行为的内部驱动因素之一，已经被很多理论与实证研究证实。积极、愉悦的情绪是人最基本的心理需求。避免焦虑、紧张、失望等负性情绪，保持内心愉悦和情绪稳定是个体实施健康信息规避行为的核心行为动机，贯穿所有健康信息规避行为过程和阶段。精神享受是指个体本我享受的需求和目的，指向人格三重结构中原始"本我"的基本欲望、冲动和本能，其目标是不受约束、求得舒适、避免痛苦。这与用户信息需求理论中的齐普夫最小努力原则一致。访谈中多位受访者提到怕麻烦（"特别怕麻烦"）、怕折腾（"不想折腾了"）。维护自尊指向人格三重结构中自我的尊重需要，自我尊重包括潜在自我尊重、社会自我尊重与元自我尊重 3 个层次，访谈资料中指向社会自我尊重的维护健康"自我"形象（C25："不想别人把我当作一个得了癌症的人看待，自己也不需想这个事"),这与一般信息规避行为研究中自我形象维护动机一致。保护他人指向避免给朋友、孩子、家庭等增加经济负担,心理负担等,这是一种利他主义的表现。认知闭合是个体认知需求或目的,指向个体拒绝新的信息卷入,尤其是不确定的或者有冲突的,以坚持初始或先前的想法、信念、态度等。如多位受访者提到的信息干扰(C09:"还挺干扰人的"),不想探究(C02:"也不想探究到底是什么原因"),避免认知冲突(C16:"我自己本身也开过药店,有时候就自己直接买药……之前就有医生说我吃的药不对什么的,但我自己觉得挺好的,小病小痛的都看好了")。秩序维持指向时间、经济、行为、社会关系等日常秩序维持需求或目的,避免因为健康信息行为的发生,使得日常生活、学习和工作等秩序发生改变或失去控制,如 C29:"……那样就没法照顾孩子了"。动机是公众规避健康信息需求的根本原因,当上述行为动机达到一定程度,公众便会出现健康信息需求规避行为以满足其目的。

5.3.4.2 感知威胁

感知威胁会直接导致健康信息需求规避,也会通过强化动机促使需求规避行为出现。感知威胁包括感知情绪威胁、感知生理威胁、感知行为威胁、感知经济威胁和感知时间威胁等,指向个体感知健康信息或健康信息行为可能会带来负面情绪(如害怕、恐惧、后悔等)、不良生理反应(如会疼痛、会掉头发等)、经济压力(如保费增加、预期负债)、时间压力或者可能的行为改变(如需要改变作息时间)或响应(如放弃打篮球)等。已有实验和问卷调查研究证明,当个体内、外在应对资源缺失或不足时,会感知威胁产生,直接导致信息规避行为发生,其他压力会加速情绪威胁对规避行为的作用。在访谈过程和分析过程中,威胁感频繁地被受访者提及,直接影响着健康信息需求规避意愿和行为的出现,可以用来直接预测公众健康信息需求规避行为的发生。如 C03 因为怕疼,所以一直规避智齿病情信息:"我是真的很怕疼,所以一直不敢去(看智齿)到底怎么样了,发炎了也不去……",C25 因为经济威胁感知规避癌症靶向用药信息需求:"如果去问了,到时是治还是不治呢……想想就要花很多钱……家里的积蓄也差不多了……自己也不想向别人借钱……还不如就这样,也不去想这个事(癌症靶向用药)了"。

5.3.4.3 信念态度

信念态度会影响内心产生需求规避的心理倾向。信念态度包括健康信念态度、信息信念态度和行为信念态度,即个体对规避情境下健康问题、健康信息和健康信息行为的消极认知、判断和看法。如果个体不关注健康问题,感知健康问题普遍性,认为健康信息对健康维持和促进无用,或感知到健康信息可能无法满足自身需求,认为健康信息需求的满足或健康问题的解决紧迫性低、不重要等,会直接导致个体产生健康信息需求规避倾向。如C02不认为牙疼属于严重的健康问题,规避就医检查需求:"也是觉得牙疼是小问题,没什么影响(消极的健康信念态度),所以就一直拖着(忽视需求——规避信息需求)";C07对健康书籍持有无效用评价,规避购书需求:"有时也觉得应该买些书、订些报纸什么的……但总觉得那些书上都是一套一套的大道理,谁都知道,没什么用(消极的信息信念态度),所以想想还是算了(否认需求——规避信息需求)";C26认为网上的信息不可靠,去网上查询也没用,规避网络健康信息需求:"刚怀上的时候,好多问题都不懂,有事的时候特别着急,同事们推荐我没事网上查查,很多东西都有,但是我总觉得网上不靠谱(消极的信息行为信念态度),真有事的时候也不去网上查(忽视需求——规避信息需求)"。消极信念态度的形成与个体消极经验知识密切相关,会直接导致个体产生健康信息需求规避倾向,如C22:"村里就经常有人被看错病(替代的消极经验知识)……去看也没用(消极行为信念态度)"。有研究资料显示,公众健康信息的消极信念态度的形成很大程度上与先前的消极经验知识有关,也与健康信息质量低等客观事实直接相关,会直接促成健康信息需求规避行为的出现。

5.3.4.4 内在资源

内在资源是影响健康信息需求规避行为出现的重要个体内在主观条件。个体的内在资源包括经验知识、自我效能感和健康信息素养。访谈资料显示,访谈者内在资源缺乏,尤其是积极性内在资源的缺乏,是其健康信息需求规避的重要促成因素。

经验知识对公众健康信息需求规避的影响是间接的,主要通过形成消极的健康、信息、行为信念和态度来影响公众对健康信息的感知,从而发挥作用。如果个体持有消极经验知识,更容易规避健康信息需求,如C13因为先期健康信息获取不良经历,规避身体健康指标信息需求:"孕前检查很重要的……但每次去医院都要提前很久,怕错过号,然后就排队等着(消极的经验知识——内在资源缺乏),就一直没去,想着人们没提前检查怀孕的不也挺好的(重构需求——规避信息需求)"。

自我效能会直接影响信息获取、吸收和利用行为动机的强度,从而决定着积极信息行为是否能够被激活,并通过影响主体的情绪和认知过程,控制着信息行为过程中的努力程度以及面对困难的持久性与耐力。如果个体对健康信息需求满足的自我效能感较低,即对解决健康问题、满足健康信息需求行为能力和结果缺乏足够自信,感知健康信息行为不可控、困难程度较高、结果预期低,则会倾向规避健康信息需求。如 C18 因为觉得可能看不懂健康信息而规避健康信息需求:"就是觉得(体检报告)太专业了,看了也不懂(自我效能感低——内在资源缺乏),就不看了,想着不看也没事,要是真有问题了,医生会说的(弱化需求——规避信息需求)"。

健康信息素养影响着个体健康信息获取行为的积极性,如果健康信息素养较低,会导致个体面对复杂信息任务时更容易产生健康信息规避态度和意愿,倾向规避健康信息需求。健康信息素养包括两个方面:一是无法意识到需求,与个体健康和健康信息相关知识缺乏或不合理有关,如缺乏疾病等医学专业知识,缺少医学信息资源知识,不知道除了医院和医生还有哪些其他专业渠道可以获取信息——而个体知识背景是个体信息需求形成和现实化的重要因素;二是个体不具备满足健康信息需求的信息获取、分析、评价、利用等技能,如 C26 因为不会操作医用自助打印机,忽视了想要保留数码影像的需求:"自己不知道怎么弄(低健康信息素养——内在资源缺乏),看着挺'高大上'的,也不好意思让别人帮忙,怕被人笑话,就走了,没打印"(忽视需求——规避信息需求)。类似"想也没用,我也不会"指向低水平健康信息素养的相关表述,频繁出现在原始访谈资料中。

5.3.4.5 外在资源

外在资源是影响健康信息需求规避行为出现的重要外在因素,通过增加个体的威胁感知导致需求规避行为的出现。外在资源包括社会网络、社会支持和时间、经济等基本条件。外在资源的缺乏(包括社会网络缺乏、社会支持缺乏和基本条件受限)会通过增加威胁感知导致公众规避健康信息需求。社会网络在社会学理论中是指由多个社会行动者及它们间的关系组成的集合,包括特定群体、组织内部的维系类关系,也包括群体、组织间纽带联系作用类关系。社会网络缺乏指向受访者不具备健康信息行为所要求的人际网络,尤其是医疗卫生服务背景的专业人际关系。如 C16:"医院里没有认识的熟人,也不好问……,想想就算了,一直拖着"。社会支持是个人解决问题的潜在资源,通过社会网络可互换获得的有形或无形资源,包含表达同情心、信任与关心的情感性支持,提供适当实际帮助和服务的工具性支持,针对问题提供忠告、建议和知识的资讯性支持和提供自我评价有效反馈(如有用的回馈和肯定)的评价性支持。社会支持缺乏表现为公众缺乏来自社会各方面的情感、工具、资讯、评价等实质支持和精神支持以帮助其完成或实施健康信息获取、吸收和利用。如 C20 自己不会上网查找信息,也没有他人帮助,即使萌发上网念头也会被打消:"有时想上网查个信息……但我们自己是真的不会上网什么的……孩子挺忙的,平时也没时间帮忙……就算了"。

5.3.4.6　个体特征

个体特征包括基本人口社会学特征、健康状态、人格特质、生活秩序和习惯偏向。人口社会学特征指向公众性别、年龄、教育程度、经济收入、居住方式、职业、婚姻和有无健康保险等。受访者经常在讲述中不经意地提到上述因素,如"觉得自己还年轻""都这个岁数了""农村人,没有保险""不识字"等。健康状态指向特定规避情境下个体的生理和心理健康状况。人格特质是一种能使人的行为倾向表现出一种持久性、稳定性、一致性的心理结构。当感知到在满足健康信息需求、解决健康问题的过程中可能面临某种或某些压力时,不同人格特质的个体会产出不同的行为方式。内倾人格和神经质特征人格较多表现出消极应对方式,如否认、回避、暂时搁置等;外倾人格较多表现为积极应对方式,包括寻求支持、解决问题和改变自我等。C04 认为自己平时比较神经敏感,容易焦虑,有压力就喜欢逃避,面对健康问题同样如此:"可能和我自己性格有关吧,遇到事不怎么喜好直接面对,能放就放……想到要这样那样检查复查什么的,就烦得不行"。关于生活秩序,Savolainen 在日常生活信息查询行为模型中指出,生活方式(way of life)和生活支配(mastery of life)是人们日常生活信息查询的基本情境架构,会影响个体信息查询行为。其中生活方式代表生存心态的实际表现,实质上是事物的次序,即人们在日常生活中对各种活动的喜好程度,主要包括时间预算、消费模式及嗜好;生活支配指向主观因素对事物次序的控制与影响,即对日常生活中活动次序的维持与管理。本研究资料中的生活秩序是指个体日常生活中各方面活动的重要性排序及其维持与管理。访谈资料显示,很多受访者将健康问题置于工作、学业、家务等其他日常生活活动之后,如C10将耳鸣检查置于工作之后:"工作太忙了,就想着等等再说"。习惯偏向指向个体与健康及信息相关的习惯、爱好类型及程度。访谈资料显示,个体的习惯偏向会影响公众的下意识反应,触发需求规避行为产生,如C14:"不知道怎么回事,那段时间想到要去医院……就烦躁得不行……还不如在家自己康复。"同时也会通过影响其信念和态度促使个体倾向规避需求。如C18每到春季鼻子过敏,之前一直想知道是什么引起的过敏,但是"后来想想都习惯了,每年春天(过敏)都会发作,还去检查什么……自己吃点药过去了,然后也就不想这个事了"。

5.3.4.7　任务特性

任务特性是影响公众出现和维持健康信息需求规避行为的客体因素。客体因素主要通过影响主体的威胁感知、健康信念态度、自我效能感等对需求规避行为发挥作用。信息需求由任务激发,任务是影响信息行为的主要因素之一,任务的差异性往往会导致信息行为的差异性。任务特性主要指向促使公众产生健康信息需求的健康信息行为任务的主客观特性,包括任务动机、任务的领域特征和行为成本。任务动机是指个体健康信息需求的行为目的,即公众为什么产生健康信息需求,是为了解决健康问题,验证信息,还是为了满足好奇心等。任务领域特征是指促使个体产生健康信息需求的健康问题任务的专业特征,包括健康问题出现原因、性质(如是否可预防,是否可治愈)、严重性、发展阶段和治疗阶段等。访谈资料显示上述任务动机和任务的领域特征会在客观上影响公众对健康信息需求的态度,进而影响健康信息需求规避行为倾向,对健康信息需求规避起到间接作用。如C11提到为了满足好奇心去花费金钱不值:"不是都说每人情况都不一样嘛,就像我这样的适合什么方法(任务动机——任务特性),一直想着请一个私人教练看看,但私人教练很贵,又觉得有点不值(行为信念态度——信念态度)……后来就算了(忽视需求——规避需求)",C07 因为糖尿病无法逆转,认为就医检查治疗没有意义:"都说糖尿病是看不好的,能控制住就不错了(领域特征——任务特性)……去(医院)也没用,看不好(行为信念态度——信念态度)"。任务的领域特性对健康信息选择行为和规避行为的影响也已经被 Yaniv 和 Sagi、Howell 等的前期研究所证实。本研究还发现任务的行为成本会通过强化公众的内、外部资源缺乏程度,促成健康信息需求规避行为的出现。任务的行为成本包括完成健康信息行为任务所需的时间、金钱、认知努力等所有支出。如 C28 因为就医已花光了家里积蓄且靶向用药成本较高而规避基因测序需求:"家里已经花了二十几万了,后面还有定期复查,费用(行为成本——任务特性)……没有能力再去测序看看到底怎么治疗了,觉得承受不起了(基本条件受限——外在资源缺乏)"。

5.3.4.8 信息特征

信息特征也是影响公众出现和维持健康信息需求规避行为的客体因素,通过影响主体的威胁感知、健康信息信念态度、自我效能感等对需求规避行为发挥作用。信息特征包括信息本身的信息质量和信息来源的信息构建与服务质量。

信息质量是对信息系统的产出物"信息"的测量,一般指向信息内容的准确性、一致性、客观性、及时性、权威性、可靠性等方面。如果信息质量低,即健康信息源提供的健康信息内容不能为用户所认可,包括信息不权威、信息不准确、信息笼统、广告投放比例大、存在虚假信息等,会导致公众产生消极信息信念态度,带来消极经验知识,进而引发规避行为。如 C26 因为信息来源不知名,觉得信息无用:"那些 APP 上的医生都没听说过,医院也是(信息质量低——信息特征),谁敢信(消极的信息信念态度——信念态度)";C09 因为信息不准确,产生了不良健康信息获取体验:"网上那些药的解释真的不靠谱(消极的信息信念态度——信念态度),很多一看就是错的,连药的名字都写错了(信息质量——信息特征)"。

信息构建和信息服务质量的作用机理同信息质量。信息构建水平低是指健康信息源所呈现的信息组织、导航、标引等结构化水平较低，表现为导航混乱、标签模糊、存在信息分类错误等。信源影响力低指向健康信息源在社会或行业中的地位和声誉较低，表现为口碑差、知名度不高、具有历史过失等。信息服务质量低是指健康信息源提供的健康信息服务水平较低，表现为互动少、回复简单、无回复、态度不友好、专业技能缺乏和信息更新不及时等。访谈资料显示，上述信息不良因素会客观地直接导致公众消极信息经验知识的形成与累积，并通过影响公众对健康信息的信念态度和消极信息感知对健康信息需求规避起到间接作用。如 C12 因为如下原因不信任百度和抗拒使用百度："之前用过几次（百度），那会总头疼头晕什么的，想看看是怎么回事，结果都是广告……找不到有用的信息……每次都很费劲……好不容易找到了，也不知道真假……都不知道是谁写的……"；C22 提到因医生和护士态度不好而抗拒去医院："我们不认识字，什么都要问他们（医生和护士），他们就挺不耐烦的，一个个还挺凶的……现在不是什么大毛病就算了"。

5.3.4.9　外部情境

外部情境因素对健康信息需求规避行为的作用是间接的。外部情境因素包括家庭环境、社区环境、工作环境、区域位置、技术现状、健康政策等不同环境因素和社会规范与关键事件，主要通过影响主体的威胁感知、健康信念态度、信息信念态度和健康信息行为的信念态度，对公众健康信息需求规避行为的出现起到间接促成作用。

家庭环境指向个体家庭所呈现的健康信息行为相关氛围或具备的健康条件，包括家庭成员结构、亲戚情况、家庭成员关系、父母婚姻状态、家庭经济状况等方面。社区环境指向个体生活所在社区所呈现的健康信息行为相关氛围或具备的健康条件，包括卫生状况、健康氛围、人员结构、健身设备和卫生资源配置等方面。工作环境指向个体工作所在环境所呈现的健康信息行为相关氛围或具备的健康条件，包括同事关系、健康氛围、所在行业和健康信息环境等。区域位置是指个体日常生活、学习、工作等所在的地域，"小城市""农村""县城""郊区"被受访者频繁提及。技术现状主要指向当前医学技术、信息技术等发展水平，现代医学水平直接导致部分健康问题无法诊断和治疗,客观上会影响公众对健康问题的信念和态度,产生消极影响。健康政策的影响本质上指向当前医疗卫生相关政策、制度、法律法规制定和实施情况。社会规范包括个体对周围群体中其他人健康信息行为的认识和群体中的重要成员如何看待自己健康信息行为的心理预期,包括期望规范和主观规范,最终形成从众心理,表现为"随大流"。关键事件通过影响个体时间、注意力等内、外部资源分配对需求规避产生影响,如访谈中提到的"课题验收""孩子高考""准备考试"和"农忙"。如C02因忙于期末考试规避智齿诊疗相关信息需求:"那会赶上学期结束,很多论文要写,有些还是闭卷考试,没时间……就想着忍忍吧"。

5.4 本章小结

本章扎根分析了公众日常生活中健康信息需求规避过程、策略、负性结果和影响因素。研究发现,需求规避是公众健康信息规避行为的初始环节,构成公众健康信息获取规避、吸收规避和利用规避的行为动力,与信息需求在一般信息行为模型中的位置一致。公众健康信息需求规避行为涉及感知初始信息需求、规避信息需求、进一步感知、持续规避和终止规避5个子过程要素。"进一步感知"和"持续规避"过程要素表明公众健康信息需求规避非一蹴而就的单向过程,而是会重复循环,直至最终确定。

健康信息需求规避行为更是一种主观能动行为,个体会围绕健康问题同时在心理和现实行为层面采用否认、弱化、忽视、重构和隐瞒5种规避策略。需求规避结束时所确定和接受的需求与初始信息需求在实质内容、时间特性等方面已弱化或发生改变,最后没有任何健康信息需求也属于确定信息需求,即信息需求消失或改变为潜在形式出现。

信息规避需求本质上也是一种信息需求。整体来看,促成和维持公众健康信息需求规避行为的个体因素非常复杂。行为动机是驱使个体产生健康信息需求规避行为倾向和实质发生的根本因素;感知威胁是公众对健康信息行为的主观感知,强化动机意图的同时,直接影响健康信息规避需求的发生;消极信念态度源于消极经验知识,两者共同促使公众倾向规避健康信息需求;内、外部资源的缺乏会直接导致个体产生威胁感知,在客观上促成健康信息需求规避行为的发生，也强化和维系了健康信息需求规避行为；个体特定的健康状态和稳定的人格特质、生活秩序和习惯偏向等特征也共同促使公众忽视健康问题，规避健康信息需求。

此外，个体对健康信息需求的感知不局限于现有健康问题任务和健康信息需求本身，还涉及满足健康信息需求的全部行为，包括获取信息、吸收信息和利用信息的行动，感知这些行动所需要的付出、可能存在的障碍、可能需要的外部支持和可能得到的外部支持，以及最终可能取得的结果、健康问题的解决程度。因此，现实中对公众获取、吸收和利用健康信息的负面影响因素都会对公众健康信息需求规避行为的出现和维持产生作用。

6 公众健康信息获取规避研究

健康信息获取是健康信息需求被激活后的外显的积极健康信息行为的开始,是积极健康信息吸收和利用行为的基础,因此研究健康信息获取规避对健康信息规避行为干预具有重要意义。本章将在界定健康信息获取规避行为概念的基础上,围绕公众日常健康信息获取规避过程、策略、原因和产生的负性影响,介绍公众健康信息获取规避行为程序化扎根分析过程与结果,阐释和讨论建构的健康信息获取规避行为模型,揭示公众健康信息获取规避模式与发生机制。

6.1 研究界定

当个体信息需求被激活时会进行信息获取行为,但目前学者们对信息获取行为的定义诠释尚未统一。本研究所讨论的信息获取行为是指用户在有明确目标的情况下,为了在物理或感觉层面获得所需的信息所采取的一系列信息行为的总称,包括主动了解信息源,选择信息获取渠道与方法,通过检索语言、工具的掌握与使用查询信息,通过人际交流获取信息等主动获取行为,也包括接收推送等被动获取行为,但不包括获得信息后的信息评价、加工、组织、分享与利用等信息行为,如通过理解信息改变自己已有的认识或者增加新的知识。相应地,本研究中的健康信息获取行为即指在有明确的健康相关信息目标的情况下,个体为了在物理或感觉层面获得目标信息而采取的一系列信息行为的总称。

据此,本研究中的健康信息获取规避泛指任何旨在避免或延迟获取自己需要且可以获得的健康信息的行为,是个体实现健康信息规避的第二行为阶段。该阶段的健康信息规避行为表现出以下特征：个体知道规避的健康信息是与自己或者亲密关系人相关的；个体知道规避的健康信息是可以获取的，但因感知"百度上的不靠谱""网上广告太多"，体验过"护士也不好好说话""那段时间真的身心疲惫"，自己感觉"体检结果可能会不太好""那些个词你能看懂吗""用起来很麻烦""没有熟悉的学医的朋友可以询问"等因素的影响，最后决定"不用百度""没去体检""干脆没去问""出了医院就把宣传手册扔了""就一直拖到现在"等等，主动规避健康信息，甚至将已获取到的健康信息舍弃。

6.2 扎根分析过程与结果

6.2.1 开放编码

对所有健康信息获取规避行为相关原始资料进行概念化分析，共获得196个初始概念。范畴化分析后，共获得远离信息源、退出情境、规避部分信息主题、规避全部信息形式、信息缺失、隐私保护、强制连接等61个范畴。表6-1是部分范畴提炼过程、结果和原始文本示例。全部范畴及其所包含的概念、含义说明详见《公众健康信息获取规避开放编码范畴化结果》（附录6）。

表6-1 获取规避阶段开放编码范畴化过程与结果示例

序号	范畴	包含的概念	含义	原始文本示例
1	远离信息源	拒绝就医，拒绝联系医务人员，拒绝复诊，拒绝体检，拒绝下载软件，拒绝安装软件，拒绝使用软件	保持身体远离健康信息或健康信息源	C05：医院也不去，也不上网查
2	主动设阻	要求不告知，妨碍检查，隐瞒信息	在行为或认知层面主动设置获取障碍	C07：我就会跟她说，不要和我说这些（糖尿病饮食）
3	退出情境	离开信源，关闭信源，机械切换，控制谈话	在行为或认知层面退出被动获取情境	C01：同事们吃饭聊天会聊到怀孕期间哪些能吃，哪些不能吃，那时候我就不作声，当没听见

（续表）

序号	范畴	包含的概念	含义	原始文本示例
4	规避部分信息主题	规避养生信息，规避减肥信息，规避重大疾病信息，规避物理康复信息，规避药物保健信息	根据信息内容主题特征有选择地规避部分信息	C09：药物保健方面的不会看，饮食类有时候会关注一下
5	拖延	延后获取，挑剔信息来源	主动延迟获取信息。本研究提炼。	C12：就是拖着，不去取（体检报告）
6	信息缺失	信息错过，信息失去，信息排斥	缺少必要的健康信息。本研究提炼。	C03：不去检查，也不咨询医生，肯定不知道智齿到底发炎到什么程度了……
7	负性情绪	焦虑，后悔，担忧，害怕，急躁，抑郁	产生焦虑、后悔、担忧、害怕等负性情绪	C03：其实不去查，心里也害怕，心里没底，担心会不会影响到其他牙
8	隐私保护	避免健康信息泄露，避免位置信息泄露	个体保护个人信息和行为隐私的需求或目的	C26：很多检查结果不能拿到网上去问的，它们会记录下来干其他用……
9	强制连接	被动推送，自动弹出	连接医疗健康信息源的途径或手段非个体主观意愿	C04：网上弹出的消息框，直接关掉

6.2.2　主轴编码

根据编码范式对开放编码阶段形成的范畴进一步归纳聚类，共形成事先预防、事中控制、事后处理、选择性规避、完全规避、延迟获取、信息贫穷、认知偏差、感知威胁等 19 个主范畴。其中，行为过程类 3 个，行为策略类 3 个，行为结果类 4 个，影响因素类 9 个。具体形成的主范畴、所包含的范畴及关系内涵见表 6-2。

表 6-2　获取规避阶段主轴编码结果

维度	主范畴	范畴	主范畴与范畴关系内涵
行为过程	事前预防	远离信息源	远离信息源的规避行为发生于未进入信息情境前，属于事前预防

（续表）

维度	主范畴	范畴	主范畴与范畴关系内涵
行为过程	事中控制	主动设阻	主动设阻、消极获取、拒绝接收和退出情境属于进入信息情境中，面对信息时发生的规避行为，均属于事中控制
		消极获取	
		拒绝接收	
		退出情境	
	事后处理	忽视信息	忽视信息和舍弃信息是获取到信息后的规避行为，属于事后处理
		舍弃信息	
行为策略	选择性规避	规避部分信息来源	选择性规避包括来源、呈现形式的外部特征的选择，也包括主题内容的内部特征选择
		规避部分信息主题	
		规避部分呈现形式	
	完全规避	规避全部信息来源	完全规避包括来源、形式的外部特征的选择，也包括主题内容的内部特征选择
		规避全部信息主题	
		规避全部信息形式	
	延迟获取	拖延获取	延迟获取是一种特殊信息获取规避策略，拖延是一种主观延迟获取的表现
行为结果	信息贫穷	信息缺失	信息贫穷包括信息缺失
	情绪失调	负性情绪	情绪失调的表现包括负性情绪
	认知偏差	错误认知	认知偏差的表现包括错误认知
	不良健康行为	健康危险行为	不良健康行为包括健康风险行为
影响因素	行为动机	调节情绪	促使个体发生和维持健康信息获取规避的动机包括调节情绪、精神享受、隐私保护、维护自尊、保护他人、认知闭合和秩序维持等多方面
		精神享受	
		隐私保护	
		维护自尊	
		保护他人	
		认知闭合	
		秩序维持	

（续表）

维度	主范畴	范畴	主范畴与范畴关系内涵
影响因素	感知威胁	隐私泄露	个体感知到的健康信息获取行为可能带来的威胁包括隐私、情绪、生理、行为、经济、时间等不同方面
		感知情绪威胁	
		感知生理威胁	
		感知行为威胁	
		感知经济威胁	
		感知时间威胁	
	信念态度	健康信念态度	个体信念态度包括健康、健康信息和健康信息行为等不同方面
		信息信念态度	
		行为信念态度	
	内在资源	自我效能	自我效能、经验知识、健康信息素养是个体内在资源缺乏的不同方面
		经验知识	
		健康信息素养	
	外在资源	社会网络	社会网络、社会支持和基础条件是个体所具备的外在资源
		社会支持	
		基础条件	
	个体特征	基本特征	个体特征包括基本人口统计学特征、健康状态、人格特质、生活秩序和习惯偏向
		健康状态	
		人格特质	
		生活秩序	
		习惯偏向	
	任务特性	任务动机	任务动机、专业领域性质和主客观行为成本是对健康信息获取任务特性的多维视角揭示
		领域特征	
		行为成本	
	信息特征	隐私政策	信息质量和信息来源的信息构建、服务质量、隐私政策和强制连接是信息特征不同维度的揭示
		强制连接	
		信息质量	
		信息构建	
		服务质量	

（续表）

维度	主范畴	范畴	主范畴与范畴关系内涵
影响因素	外部情境	家庭环境	外部情境因素包括家庭、社区、工作、政策、技术、地理等不同环境因素，以及社会规范与正在发生的关键事件
		社区环境	
		工作环境	
		区域位置	
		技术现状	
		健康政策	
		社会规范	
		关键事件	

6.2.3 选择性编码

通过不断地对已经提炼出来的主范畴进行比较和分析，最终提出健康信息获取规避行为这一核心概念。回归原始资料，分析原始访谈标签的指向关系，总结主范畴与主范畴之间的关系结构（关系产生过程如表 6-3 所示），研究者得到如下故事线：公众健康信息获取规避行为表现为接触信息前的事情预防，身处信息获取情境的主动设阻、消极应对、拒绝接收或主动离开的事中控制，以及对于已获得信息的事后处理；公众会根据时间和健康信息的来源、呈现形式和主题决定在怎样的范围或程度规避获取健康信息；健康信息需求规避影响因素和个体隐私、健康信息传播方式共同影响着公众健康信息获取规避行为的发生；信息贫穷、情绪失调、认知偏差和不良健康行为是健康信息获取规避动机目标之外的负性结果。

表 6-3 获取规避阶段主范畴关系形成过程示例

原始访谈转录文本	原始代码	代码指向性	主范畴	关系类型与内涵
C03：能不去医院肯定不去。非得去了，就听医生说，也不问	不去医院	不去医院→只听不问	事前预防	转归关系，事前预防转向事中控制
	只听不问		事中控制	

（续表）

原始访谈转录文本	原始代码	代码指向性	主范畴	关系类型与内涵
C16：孩子打电话的时候也会提醒，高血压要注意这注意那，（我）一听就赶紧把电话挂了，真的是什么都不想听，谁的话也不想听	挂电话	都不想听→挂电话	完全规避	策略关系，完全规避策略指导着具体健康信息获取规避行为的发生
	都不想听		事中控制	
C13：不去检查，什么都不知道，也会后悔	不去检查	不去检查→会后悔	事前防控	因果关系，健康信息获取规避行为导致情绪失调
	会后悔		情绪失调	
C21：拿回宿舍的小册子也撕了，不想被室友看到	撕毁小册子	不想被他人看到→撕毁小册子	行为动机	因果关系，行为动机（隐私保护）驱使事后处理（舍弃信息）的健康信息获取规避行为发生
	不想被他人看到		事后处理	

依据该故事线，整合主轴编码呈现出来的类属结构及其关系，完成了公众健康信息获取规避行为模型构建（如图6-1所示）。该模型通过行为过程的主范畴间的转归关系，揭示了公众健康信息获取规避的行为轨迹；通过行为策略与行为过程间的策略关系，揭示公众如何实施获取规避；通过行为结果与行为过程主轴范畴间的因果关系，揭示系列健康信息获取规避行为后公众在信息、情绪、认知和健康行为4个方面的负担结果；通过影响因素核心类属间的因果关系，揭示促使和维系公众健康信息获取规避行为出现的原因。

6.3 机制阐释与讨论

6.3.1 健康信息获取规避行为过程

就公众与健康信息的连接阶段或者接触状态关系而言，公众健康信息

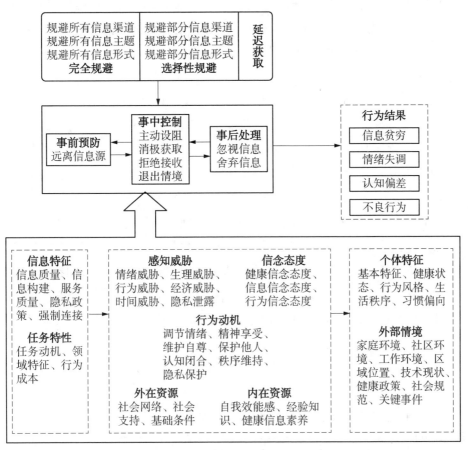

图 6-1 公众健康信息获取规避行为模型

获取规避行为过程整体可以划分为 3 个阶段,未连接—接触健康信息之前的事前预防,正在连接—置身于健康信息情境之中的事中控制,建立连接—自愿或被迫获取健康信息之后的事后处理。

事前预防行为表现为保持身体远离信息源,主要指向公众尽可能避免与自己不想要的健康信息或者健康信息源发生接触,目的是避免进入健康信息情境,不暴露。访谈资料显示,普通公众远离健康信息源的具体表现多样,包括不下载、不安装、不访问、不使用、不就医、不关注、不联系、不体检,等等。

事中控制是公众已经置身于健康信息获取情境时所发生的规避行为。原始访谈资料显示,如果因为某种原因无法避免或意外地进入了规避目标的健康信息情境,公众会采取主动设阻、消极获取、拒绝接收和退出情境等行动实现其规避目标。主动设阻是指个体身处特定健康信息规避情境时,在行为或认知层面主动设置获取或被获取的障碍,如要求不告知[C07:"……我就会跟她说不要和我说这些(糖尿病饮食)……"]、不配合检查[C27:"……每次检查都让提前注意休息、饮食什么的……检查就检查吧,每次还是会那样(熬夜)……"],或者隐瞒信息(C30:"……有些情况不想和医生说……要不然他估计又要说这个那个的")。消极获取是指个体身处特定健康信息规避情境时,在行为或认知层面敷衍地应对获取或被获取,不检索、只听不问、不认真听、随便浏览、随便问问等在访谈中被高频提及。如C14:"……就随便问问,意思一下……"。拒绝接收是指个体身处特定健康信息规避情境时,在行为或认知层面完全拒绝获取或被获取,如不收藏、不接收、不记录、不听等。如C21拒绝接受学校心理医生提供的心理救助小册子:"……不想要……没拿……"。退出情境是指个体身处特定健康信息规避情境时,在行为或认知层面退出被获取情境。离开、关闭、切换、控制谈话(即转移话题)、转移行为、打岔等关键词频被提及,如C29因为胆结石不想就医治疗,每次别人谈及胆结石发作、手术相关话题就"当作不知道或者就走开"。

事后处理是公众已获得健康信息之后的规避行为,包括忽视信息和舍弃信息。忽视信息是指个体主动忽略已经获得的信息,搁置一边不管,甚至故意藏起来。如C22长期头痛检查无果,吃药无效,有段时间被迫去医院检查后,却经常将医生开的处方搁置一边不管,"觉得没什么用,回到家就放那了"。舍弃信息是指处置已经获取或被获取的健康信息,如扔掉、撕毁、送人等。如C13将之前买的书籍全部处理:"家里之前买的书啊什么的,能扔的都扔了";C15出了医院就将护士发的手册扔掉:"有时候护士会发一个康复手册……出门我就扔了"。

6.3.2 健康信息获取规避行为策略

访谈资料分析结果显示,公众健康信息获取规避行为的发生表现出一定的策略性,包括选择性规避、完全规避和延迟获取3种。选择性规避和完全规避同属于个体在信息范围视角下的两种规避策略。延迟获取是时间视角下的获取规避策略,主观拖延健康信息获取行为,"能拖就拖"是个体实施此类策略时的典型想法。表示健康信息获取时间的修饰词"以后"和"先"在访谈资料中频繁出现,如"以后再查""以后再问""先放那",等等。

健康信息来源、呈现形式和主题内容构成公众选择规避哪些信息的主要判据。选择性规避策略是指公众并非规避所有健康信息或健康信息源,而是会根据健康信息的外部特征和内部特征有意识地规避部分健康信息或信息源。在访谈资料中表现为"也不是什么都不看""有些偶尔会选择性查看、询问或听取。"外部特征主要指向健康信息的来源和健康信息的呈现形式。健康信息来源包括中观层面的机构、系统和平台等,也包括微观的每一篇或每一则信息的来源。前者在访谈研究中指向专业医疗服务机构(如医院、保险机构)、专业医务人员、网络工具、网络健康论坛、新型医疗器械品牌、电视节目等,后者指向具体信息的作者及其机构等。健康信息的呈现形式在本研究中指向健康信息的表述形式、符号媒介或传播形式,包括文字、表格、图片、视频、音频、动画、口述、手册等。如 C15 愿意听医生口述,但不接受医院发放的宣传手册:"当时医生说的还能听一听,发的宣传手册那些资料基本都不会要,要了也会扔掉"。内部特征指向健康信息主题内容或类型,如疾病、药物、保健、减肥、健身、预防、康复等等。如 C11 是胃病患者,表示"与胃病相关的都不想看"。完全规避与选择性规避相对,指向个体在特定健康信息规避情境下不区分信息的来源、形式和主题等,规避一切健康信息,表示信息范围的修饰词"都"和"全部"在访谈资料中频繁出现,如"都不要""什么都不关注""全部取消""全部删除""全部扔掉",等等。这与 Sairanen 和 Savolainent 的研究发现一致,2010 年,两位学者在对 9 名坦佩雷大学学生的半结构化访谈中发现,大学生的健康信息规避与信息主题和来源有关;参与研究的受访者均采用过选择性规避策略。

选择性规避、完全规避和延迟获取并不冲突,公众在不同规避情境下可能会综合利用:如果无法完全规避,则选择性规避,不管怎样,能拖则拖。如 C09:"我个人是不相信网上那些保健信息的,从来不看……有时候朋友非推荐,挨不过面子什么的,会看看怎么会回事";C05:"就是拖着……也不问朋友,也不去检查……实在不行了才去医院看看……只去好的医院"。

6.3.3 健康信息获取规避行为结果

健康信息获取规避行为会给个体情绪、健康信息资源和健康行为带来负面影响，导致信息贫穷、情绪失调、认知偏差和不良健康行为等。

6.3.3.1 信息贫穷

信息贫穷概念与信息资本关联，不仅是指没有信息本身或信息设备，还指不能有效利用信息技术和设备来满足日常信息需求，缺乏社会信息资源使用机会与自由，信息行为本身存在缺陷等。其中，信息行为缺陷既是信息贫困的表现，也是限制信息利用及信息资本形成的原因。本研究中的信息贫穷指向个体长期处于缺失对其健康相关决策有益的信息的状态。个体规避获取信息，必然会在客观上流失信息、错过信息，并导致缺乏健康信息线索指导其进一步获取健康信息，因而会进入恶性循环，致使其长期处于相关健康信息缺乏状态，无法正确应对健康问题和做出正确的健康决策。

6.3.3.2 情绪失调

情绪失调常被认为是个体真实反应和感知的情绪与期望的情绪之间存在冲突。情绪失调源于个体动机指向的情绪调节目标与实际健康信息获取规避行为发生后所产生的情绪之间存在矛盾。个体规避健康信息旨在调节恐惧、焦虑等负性情绪，但因主观知道所规避的信息在客观上对自己健康维持和促进是有益的，心理不免会产生后悔等情绪（如 C12："后来一下子查出糖尿病……就觉得当初应该还是要坚持体检的，至少能早点知道指标不正常了，早点控制"），同时，因持续的不确定性，内心也会持续担忧和焦虑，性情变得容易急躁，长期处于负性情绪状态（如 C05："那段时间挺烦躁的，动不动就容易发火……就是知道了会害怕，不知道也会害怕"）。

6.3.3.3 认知偏差

认知偏差包括认知歪曲、自动思维，也包括个体归因错误或偏差，以及对应激事件认知评价的偏差。本研究指向个体对相关健康问题、健康信息行为和健康行为所形成的认知偏差。个体健康信息获取规避行为导致个体缺失正确的健康信息辅助其对相关健康问题、健康信息行为和健康行为进行合理归因和评价，形成错误的认知。如 C07 因规避去医院进行正规检查获取糖尿病确诊信息和治疗信息,导致其一直认为可以跟随他人的治疗方案进行服药:"不想去医院检查······我女婿也得了糖尿病,糖尿病不都差不多,他吃什么药,我就照着吃什么药,他比我严重,我就把药量减少些"。

6.3.3.4 不良健康行为

健康信息获取规避行为会强化和维持不良健康行为。不良健康行为指向健康危险行为,即对个体健康产生直接或间接不良影响的行为。因为缺乏正确的信息指导,个体用药错误、规避医疗决策、不良饮食、静态生活方式等不良健康行为会持续存在,如继续"用错药"[C07:"后来才知道不能像我女婿那样吃(药)";C11:"有一次实在不行了,去了医院,才知道我之前吃的胃药是不适合我这样的"]。

6.3.4 健康信息获取规避行为影响因素

就本研究分析,发现驱使公众出现与维持健康信息需求规避行为的因素在健康信息获取规避阶段也会发生作用。促成和维持公众健康信息获取规避行为的个体因素包括行为动机、感知威胁、信念态度、内在资源、外在资源和个体特征;客体因素包括任务特性和信息特征;情境因素内涵不变。为避免重复,相同影响因素在本部分将简略带过,重点阐述新增因素。

关于个体因素,与健康信息需求规避阶段相比,信念态度、内在资源、外在资源和个体特征 4 个主范畴除了在原始资料内的具体描述可能不同,研究者并未发现其内涵和作用路径有明显变化。这些因素在现有健康信息获取规避行为研究中已被验证。如 Kwadwo Bosompra 等通过对 18~75 岁之间成年人的电话调查研究发现,个体基本特征(年龄、性别、教育、收入)、人格特质(乐观性格)、习惯偏好(医疗信息偏好)、健康信息素养(癌症基因检测技术认知)、健康信念态度(癌症易感性感知)对人们癌症基因信息获取有显著影响;McCloud 在一项获取规避障碍因素的邮件调查研究中发现,年龄小、教育水平低、女性、债务较高且收入较低、健康信息素养低(如缺乏计算机使用技能,无法评估信息质量)的个体更倾向规避获取信息;Jiali 等发现,具有严重心理困扰的人倾向回避医生;Hirvonen 等发现低健康信息素养会导致高健康信息规避;Taber 等发现,自我效能感和人格特质与基因测序信息获取规避行为相关。

但与健康信息需求规避阶段相比，个体因素有一些新的发现。①隐私保护在本阶段成为个体实质规避健康信息获取的主要动机之一。隐私保护动机的产生源于隐私威胁感知，即个体担心健康信息获取过程中个人健康信息和行为隐私被泄露。这种担心的心理与消极经验知识有关，如 C13 提到"真的，我的信息就被卖过，我非常肯定"，也受健康信息运营平台、系统和机构的低隐私保护措施或制度等影响。②信念态度中的行为信念态度和内在资源的健康信息素养两个范畴的内涵更加具化。关于行为信念态度，个体对尚未成为事实的"是否能够获取健康信息"的行为持否认观点和感知，认为健康信息获取需求无法被满足或难以被满足。如 C17 不愿意就医检查心脏疾病发作的原因之一就是认定"查不出来的"。关于健康信息素养，访谈中很多人提到"不会用"新型的健康信息传播和服务媒介，新型健康信息素养缺乏或不足较为凸显，包括：低网络健康信息素养，如不会上网（C17："年纪大了，网上那些东西都不会用"）；低移动健康信息素养，如不会用手机软件（C16："微信都不会用，就不要说其他的了"）；低智能健康信息素养，如不会使用个人移动健康设备或家庭健康设备（C07："不会用那个血糖仪"）。

关于信息特征，分析结果显示，除了信息内容质量和信息源的信息构建与服务质量以外，隐私政策和强制连接会触发和强化公众健康信息获取规避行为。隐私政策的影响本质指向隐私政策缺失或未得到执行，导致个体产生隐私威胁感知和隐私保护动机。如 C05 谈到不愿意网上就诊的原因是隐私政策的缺乏："连隐私协议都没让签，就让我提交医院拍的片子（隐私政策——信息特征），肯定不能传……就随便问了几句（消极获取——事中控制）"。强制连接是指连接医疗健康信息源的途径或方式非个体主观意愿，如被动接收宣传手册、网页自动弹出消息框，即个体被迫与健康信息或健康信息源发生接触。强制连接会触发个体不良情绪和抵触心理，强化个体消极健康信息感知和态度，对健康信息规避行为产生促进和强化作用。如 C04 谈到每次看到弹出窗就很烦："……网页会弹出（与肺癌）相关的对话框（强制连接——信息特征）……心里其实挺烦的……更不想看（拒绝接收——事中控制）"。张鑫和王丹发现，个体连接健康信息源的途径或手段会影响个体医疗健康信息源的选择行为，本研究发现与此一致。Howell 等关于低信息质量、"令人感到尴尬"和"令人感到羞辱"的健康信息服务与人们健康信息获取规避行为正相关的结论,证实了本研究关于信息质量和服务质量影响健康信息获取规避行为的发现。

关于任务特性和外部情境,研究者并未从原始访谈资料中捕捉到实质变化。任务指向个体产生健康信息需求的刺激,任务特性指向个体实施健康信息获取行为的任务动机、领域特征和健康信息获取成本。情境因素指向特定健康信息获取规避行为发生时的外部情境,包括家庭环境、社区环境、工作环境、区域位置、技术水平、健康政策、社会规范以及关键事件,同样会在客观上影响个体内、外部资源的丰富程度,通过影响个体威胁感知和消极信念态度,对健康信息获取规避行为的出现与维持产生作用。

Б. 4 本章小结

本章对公众日常生活中健康信息获取规避行为过程、策略、负性结果和影响因素进行了扎根分析。研究发现,公众健康信息获取规避行为过程整体可划分为接触健康信息之前的事前预防,置身于健康信息情境之中的事中控制和获得健康信息之后的事后处理 3 个阶段。在不同规避行为情境和阶段,具体获取规避行为不同,但表现出很强的主观能动性,公众会有意识地同时从信息内外部特征和时间视角采取选择性规避、完全规避和延迟获取 3 种策略。就用户主客观体验而言,长期保持健康信息获取规避会给个体情绪、健康信息资源和健康行为带来负面影响,主要包括信息贫穷、情绪失调、认知偏差和健康不良行为。编码结果还显示,驱使普通公众出现和维持健康信息需求规避行为的因素在健康信息获取规避阶段也会发生作用,但与健康信息需求规避阶段相比,隐私和信息连接相关因素也成为促使和维持公众实施健康信息获取规避的主要因素,如个体隐私保护动机、隐私威胁感知、隐私泄露经历和信息强制连接。

7 公众健康信息吸收规避研究

相较于健康信息获取主要在物理或感觉层面获得信息，吸收对健康信息的价值发挥和健康促进更为重要，能够改变人的健康认知体系，直接促使相关健康行为倾向和形成。因此，研究健康信息吸收规避对健康信息规避行为干预具有重要价值。本章将在界定健康信息吸收规避概念的基础上，围绕公众健康信息吸收规避过程、策略、原因和产生的负性影响，介绍公众健康信息吸收规避行为程序化扎根分析过程与结果，阐释和讨论建构的健康信息吸收规避行为模型，揭示公众健康信息吸收规避模式与发生机理。

7.1 研究界定

信息吸收是对信息获取的深化，是用户应用知识和思维，对获取信息进行判断、筛选、比较、摄取，做出理解、接纳、链接、排斥等认知加工处理，渐进实现信息内化的过程，本质上是人脑接收信息和加工信息的心理行为过程，包含感知、注意、思维等认知活动和心智操作，以将获得或发现的信息通过意义建构整合到自身知识体系。本研究所讨论的信息吸收行为是指个体在获取信息后，以将其纳入自我内在知识系统为目标所采取的所有相关信息活动，结果表现为知识结构扩充、认知改变、现有知识体系重整、思维水平提升等。受个体主观因素和信息、信息环境等客观情境影响，不同个体对相同信息中独立成分的注意、判断、评价和吸收等也有所不同。

本研究中的健康信息吸收规避是指个体获取到能满足其需求的健康信息后，有意拒绝加工处理信息而表现出的任何行为，即使其客观上有能力在大脑中对信息进行接收和加工处理以实现吸收目标，是个体在认知层面实现健康信息规避的心智操作反应。健康信息吸收规避行为表现出以下特征：个体意识到自己有信息需要；个体知道自己有能力吸收所获取的信息，但受到"清楚了又能怎样""还得麻烦别人""还不如稀里糊涂的""一看就头疼""如果理解错了呢""再怎么它也是看不好的"等因素影响，决定和做出"视而不见""一听而过""收而不学""不认真看""不思考""不反思""不分析"等心理和行为表现，主观上刻意规避在大脑内部对信息进行感知、注意、记忆和思维等操作，拒绝将获取到的信息整合到自我知识结构中。

7.2 扎根分析过程与结果

7.2.1 开放编码

通过对所有的健康信息吸收规避行为相关原始资料进行概念化分析，获得 118 个初始概念。范畴化分析后，获得视觉规避、听觉规避、注意转移、识记规避、抑制思维、理解偏向等 48 个范畴。表 7-1 是部分范畴提炼过程、结果和原始文本示例。全部范畴及其所包含的概念、含义说明详见《公众健康信息吸收规避开放编码范畴化结果》（附录 7）。

表 7-1 吸收规避阶段开放编码范畴化过程与结果示例

序号	范畴	包含的概念	含义	原始文本示例
1	视觉规避	快速浏览，快速划过，转移视线	拒绝信息的视觉感受和登记	C13：看到（备孕相关信息）了也快速滑过去不看
2	抑制思维	拒绝总结，拒绝分析，拒绝演绎，惯性思维	对输入或存储的信息不进行任何心智操作	C14：很多时候，就是他说他的，我不会想那么多，不像别人那样，看看自己康复动作对不对，或者问问医生自己做得对不对啊什么的
3	理解偏向	刻意曲解，片面解释	按照喜好和兴趣进行信息解读	C08：医生建议我多运动，有氧运动……我觉得走步也是一种有氧运动，自己平时的运动就是走路

（续表）

序号	范畴	包含的概念	含义	原始文本示例
4	选择性心理	选择性注意,选择性理解,选择性记忆,选择性接受	在心理认知层面对信息内容进行选择性关注、贮存、理解和接受等	C01:我喜欢吃的和做的能记住,其他记不住,也不想记
5	选择性行为	选择性接触,来源级选择性阅读,篇章级选择性阅读	在行为层面依据信息生产者、传播者、信息呈现形式、内容结构等信息内外部特征进行选择性接触和阅读	C14:(康复)视频的有时候会看看,图片和文字的很少很少看
6	认知偏差	过度自信,盲信权威,盲信大众,盲信喜好	对健康相关真相和事实认知发生偏差	C16:不相信他们(医生),还不如自己买的药
7	注意偏向	负性信息注意偏向,不一致注意偏向	个体对特定刺激的接受、注意与加工	C18:会对与自己看法不一样的说法越来越敏感吧。之前没有发现,看着都一样,现在的注意点会不同
8	需求弱化	紧迫性减缓,重要性减弱	个体信息行为需求强烈程度减弱	C23:不知道也挺好的,就这样稀里糊涂的
9	信息框架	积极描述方式,消极描述方式	信息内容的正、负性描述方式或角度	C09:看到那些不好的标题,让人觉得不舒服的,比如鼻出血要警惕鼻癌什么的,就直接跳过
10	感知认知威胁	感知认知需改变,感知先验知识错误,感知认知需重构	个体感知健康信息内容观点对自己的认知体系维持带来变更挑战	C22:他们(医生)的话你不能都听……我自己也没都按他说的天天吃药,血压也没升高

7.2.2 主轴编码

根据编码范式对开放编码阶段形成的范畴进一步归纳聚类,共形成感觉规避、注意规避、思维规避、完全规避、不合理的认知、动力缺乏等 17 个主范畴。其中,行为过程类 4 个,行为策略类 2 个,行为结果类 2 个,影响因素类 9 个。具体形成的主范畴、所包含的范畴及关系内涵见表 7-2。

表 7-2 吸收规避阶段主轴编码结果

维度	主范畴	范畴	主范畴与范畴关系内涵
行为过程	感觉规避	视觉规避	视觉规避和听觉规避都属于感觉规避
		听觉规避	
	注意规避	注意分散	分散、转移都属于对注意力规避管理控制
		注意转移	
	记忆规避	识记规避	记忆规避包括识记规避
	思维规避	抑制思维	抑制思维、理解偏向和对信息观点进行否认和重构都属于思维规避
		理解偏向	
		否认	
		重构	
行为策略	完全规避	认知抑制	完全规避指向不区分信息来源、载体和主题内容,包括通过认知抑制和行为抑制策略规避全部信息的吸收
		行为抑制	
	选择性规避	选择性心理	选择性规避指向依据信息来源、呈现形式和主题内容等特征有选择地吸收规避,包括心理和行为两个层面
		选择性行为	
行为结果	不合理的认知	认知偏差	不合理认知包括认知偏差和注意偏向
		注意偏向	
	动力缺乏	需求弱化	需求弱化和需求消失是健康信息行为内在动力缺乏的表现
		需求消失	
影响因素	行为动机	调节情绪	促使个体发生和维持健康信息吸收规避的动机包括调节情绪、精神享受、维护自尊和认知闭合等多方面
		精神享受	
		维护自尊	
		认知闭合	
	感知威胁	感知认知威胁	个体感知到的健康信息吸收可能带来的威胁包括情绪、认知、生理、行为、时间等不同方面
		感知情绪威胁	
		感知生理威胁	
		感知行为威胁	
		感知时间威胁	

（续表）

维度	主范畴	范畴	主范畴与范畴关系内涵
影响因素	信念态度	健康信念态度	个体信念态度包括健康、健康信息和健康信息行为等不同方面
		信息信念态度	
		行为信念态度	
	内在资源	自我效能	自我效能、经验知识、健康信息素养是个体内在资源的不同方面
		经验知识	
		健康信息素养	
	外在资源	社会网络	社会网络、社会支持和基础条件是个体外在资源的不同方面
		社会支持	
		基础条件	
	个体特征	基本特征	个体特征包括基本人口社会学特征、健康状态、人格特质、生活秩序和习惯偏向
		健康状态	
		人格特质	
		生活秩序	
		习惯偏向	
	任务特性	任务动机	任务动机、专业领域性质、主客观行为成本是对健康信息吸收任务特性的多维视角揭示
		领域特征	
		行为成本	
	信息特征	强制连接	信息质量、信息框架和信息来源的强制连接是信息特征不同维度的揭示
		信息质量	
		信息框架	
	外部情境	家庭环境	家庭环境和关键事件是外部情境的不同构成
		关键事件	

7.2.3　选择性编码

通过对已经提炼出来的主范畴进行多次比较和分析，最终提出健康信息吸收规避行为这一核心概念。回归原始资料，分析原始访谈标签的指向关系，总结主范畴与主范畴之间的关系结构（关系产生过程如表 7-3 所示），得到如下故事线：信息的吸收过程是一种认知心理过程，包括感知、注意、记忆和思维等,个体会在任一环节实施吸收规避;就健康信息吸收规避内容范围而言,公众常采取完全吸收规避和选择性吸收规避两种规避策略,不同的策略目标有不同的行为方式和表现,信息内、外部特征构成吸收规避策略的核心;个体特征、行为动机、感知威胁、内在资源、外在资源、客观的信息特征和任务特性,以及规避情境下的家庭环境和关键事件,共同影响着公众健康信息吸收规避行为的发生和持续;健康信息吸收规避会导致公众形成不合理的认知,积极健康信息行为动力缺乏。

表7-3　吸收规避阶段主范畴关系形成过程示例

原始访谈转录文本	原始代码	代码指向性	主范畴	关系类型与内涵
C07:做过一次血常规检查,儿子把报告单拿回来,我也没看,他们说读给我听,他读他的,我也没上心听	不看	不看→不上心听	感觉规避	转归关系,感觉规避失败后实施注意规避行动
	不上心听		注意规避	
C12:我有个兄弟是医生,他平时也会和我说,现在青年人得糖尿病越来越多,但我都没过脑子,就听听,也没想那么多,觉得自己还没到那个年纪,不可能得糖尿病	就听听	感知与己无关→就听听	记忆规避	因果关系,基本特征和信念态度影响着吸收规避行为的发生,基本特征影响着信念态度
	没想那么多		思维规避	
	感知与己无关	感知与己无关→没想那么多	信念态度	
	还年轻	还年轻→感知与己无关	基本特征	
C17:说除非等发作的时候,要不然查不出原因……那不就是没法检查吗,就不想去查了,也没有去正规检查	理解为没法查	理解为没法查→不想查了	思维规避	因果关系,吸收规避行为导致动力缺乏
	不想查了		动力缺乏	
C26:有时候会扫一下标题,其他都不会看	只扫标题	只扫标题→其他不看	选择性规避	策略关系,通过选择性规避实现感觉规避
	其他不看		感觉规避	

　　依据上述故事线,整合主轴编码结果,构建了公众健康信息吸收规避行为模型(见图 7-1)。该模型通过行为过程主范畴的时间先后和循环关系,揭示了公众健康信息吸收规避的行为轨迹;通过行为策略主范畴与行为过程主范畴之间的策略关系,揭示公众如何实施吸收规避;通过行为结果主范畴与行为过程主范畴之间的因果关系,揭示系列健康信息吸收规避行为后公众在健康认知和健康信息行为动力方面的负性结果;通过影响因素主范畴与行为过程之间的因果关系,揭示促使公众健康信息吸收规避行为出现和维系的主客观原因。

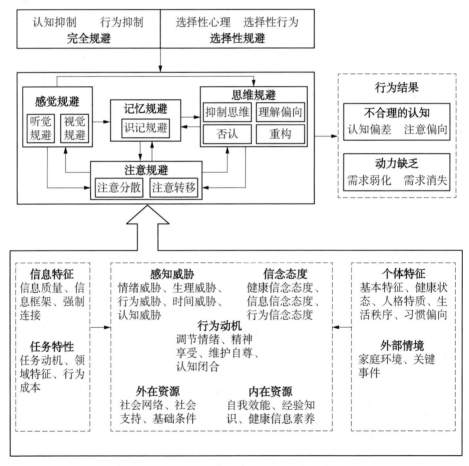

图 7-1　公众健康信息吸收规避行为模型

7.3 机理阐释与讨论

7.3.1 健康信息吸收规避行为过程

健康信息的吸收过程是一种信息加工过程和认知心理过程,包括感觉、注意、记忆和思维等多个环节与活动。访谈资料分析结果显示,个体会在任一环节和方面实施吸收规避。

整体来看,健康信息的吸收始于对信息的感觉,避免与健康信息发生感觉接触是个体实施健康信息吸收规避的第 1 步,即感觉规避;如果感觉规避失败,会拒绝对信息进行编码和识记,实施记忆规避,即健康信息吸收规避的第 2 步;如果记忆规避不成,还将继续实施思维规避。期间,个体还会随时实施注意规避,控制注意力这一脑部特殊资源的分配与管理。特定时刻或短暂的健康信息吸收规避情境下,感觉规避、记忆规避和思维规避整体顺序进行,注意规避则最早发生在感觉规避之后,与记忆规避和思维规避可能交叉进行;但长久来看,这 4 个规避是一个非线性重复循环的过程,没有固定的起始阶段和结束阶段,具有动态交互性特征。

7.3.1.1 感觉规避

感觉是客观事物作用于感官时,大脑对其属性的反映,本质上是主体觉察客体信息和接受信息输入的过程。从主体加工信息的过程来看,感觉是信息吸收过程的第 1 步。个体对外部刺激的感觉包括视觉、听觉、肤觉、嗅觉和味觉等。原始访谈资料显示,个体对健康信息吸收的感觉规避行为主要表现为视觉规避和听觉规避。视觉规避是指个体拒绝信息的视觉感受和登记,如快速浏览、快速划过、转移视线,最终归结为"不看"。听觉规避拒绝信息的听觉感受和登记。"不看""不听"在访谈中被受访者频繁提及。感觉规避是健康信息吸收规避的开始,意味着健康信息吸收规避行为实质开始。一定程度而言,感觉规避与健康信息获取规避也直接相关,是个体身处健康信息情境中常采用的策略,将健康信息获取规避与吸收规避胶黏在一起,有时候甚至难以区别。本研究将感觉规避划分到健康信息吸收规避阶段,强调个体已经"获取"到健康信息后的认知加工规避行为。

7.3.1.2　注意规避

　　注意力是指人的心理活动指向和集中于某种事物的能力,是人脑的一种特殊资源。注意是人的心理活动对一定对象的指向和集中。集中是指主体全神贯注于某一对象,指向是指在一段时间内选择性地始终指向某一对象。注意是一种特殊的心理活动,非独立的心理过程,而是与感知、记忆、思维等心理过程紧密联系,具有很强的主观能动性。访谈资料显示,注意规避行为包括注意分散和注意转移。注意分散是指个体根据行为意图将部分注意力分配给其他刺激。注意转移是指个体根据行为意图将注意力完全转向其他刺激。访谈资料中,注意分散的主要行为描述包括"不专心""不认真听""不用心"等敷衍性阅读行为,如 C03:"检查完了,一般都不会看,看(智齿检查报告)也不用心看,不慎重";注意转移的行为描述涉及替代活动,如C02:"那段时间挺严重的,就是上课听到老师讲肺癌什么的,自己也不想听,会玩手机什么的"。注意分散和注意转移规避行为的发现可以与 Golman 等、王文韬等相关研究印证,这与注意力资源的有限性特征有关,个体通过控制注意力这一特殊资源对外部刺激的指向或集中程度来规避健康信息吸收。张可和张敏发现,大学生会采用"替代的学术活动"实现学术信息吸收规避,其中的"替代的学术活动"与本研究的注意力转移内涵有一致之处。

7.3.1.3　记忆规避

　　记忆是人类高级认知功能之一,表现为能动地贮备信息的过程,使有关的信息保存一段时间,方便后续随时提取,涉及编码、贮存和提取 3 个过程,包括感觉记忆、短时记忆、长时记忆和工作记忆等。认知规避阶段的主要认知表现是不识记,即使通过视觉、听觉等感觉系统感知到信息,也不进行信息编码和存储。如 C14 对医生的康复建议一听而过:"每次康复复查的时候,医生都会说很多……自己也就是听听,不会去记"。

7.3.1.4　思维规避

　　思维指向人脑对输入信息与既有知识共同实施的复杂心智操作,是一种高级认知活动,包括分析与综合、比较与分类、抽象与概况、归纳与演绎,等等。思维规避表现为对于已经通过感觉接收到和已经贮存的信息,个体通过选择不进行任何认知活动操作,或者根据自己的需要有意识、有目的地选择操作。主要认知表现包括抑制思维、理解偏向、否认或重构信息认知。抑制思维表现为对输入或存储的信息不进行任何心智操作,如不分析、不总结、不联想等。如 C14 对于医生提到的可能存在的康复问题从不认真思考,也不会与自己的实际康复情况进行关联,分析自己的康复行为是对还是错:"很多时候,就是他说他的,我不会想那么多,不像别人那样,看看自己康复动作对不对,或者问问医生自己做得对不对"。理解偏向表现为按照喜好和兴趣进行信息解读和吸收,包括曲解和思维定向,"就理解成"和"就这样理解"在访谈资料中频繁出现。否认表现为个体认为信息观点错误,或认为信息与自己不相关。重构表现为当个体意识到理解和吸收的新知识、新观点同已有的认知冲突时,可能会重新反思信息和理解过程,直至与已有认知趋向一致,或者被个体所接受。如 C03 看到建议拔智齿的相关信息时,总忍不住反问自己"是这样吗",或者和他人讨论,甚至是辩论"为什么一定要拔""不拔不可以吗"。这些发现与 Jonathan 等人的相关研究结论一致。

7.3.2 健康信息吸收规避行为策略

就规避吸收的健康信息内容和外部特征而言,公众健康信息吸收规避行为策略有完全吸收规避和选择性吸收规避两种,即规避所有内容和规避部分内容。

完全吸收规避表现为不区分信息来源、载体和主题内容。主要通过完全隔断视觉和听觉、拒绝识记、抑制思维、负向思维和重新思维等具体行为方式规避信息的吸收,这与认知心理学中的行为抑制和认知抑制理论一致。认知抑制指对认知内容或过程的抑制,如记忆抑制、思维抑制、否认的负向思维和重构的反思思维。已有研究表明,虽然思维抑制会增加认知成本,但因能够改变负性情绪而常常被人们所应用。此外,Jonathan 等认为,相对否认和思维抑制,认知重构对个体情绪调节能够发挥更大作用,因此更有可能被个体所用。行为抑制指抑制主观认为不适当的外显行为或反应,访谈资料显示,个体会通过主动隔离视觉和听觉、搁置信息的动作和反应实现信息的吸收规避。如 C16:"孩子也买了很多书,内容有讲高血压的、养生的、糖尿病的,都放在那儿呢,我也不看"。C08 在访谈中的一句话值得我们思考:"收藏了就等于看了,现在是个现象级的行为,很多人都这样吧"。

选择性吸收规避表现为个体依据信息来源、呈现形式、内容结构、独立主题成分等方面有选择地进行吸收规避,包括选择性心理和选择性行为两个层面。选择性心理是传播学中的重要概念,涉及选择性注意、选择性理解和选择性记忆,认为信息传播过程中受众并非盲目地选择接触信息,而是会有目的地挑选那些对其有用或与之爱好、认知一致的信息,有策略地忽视那些对其无意义或与之认知不一致甚至相反的信息;应用自己的思维模式去理解注意到的信息,使之与既有知识结构、习惯等相符;仅接受和贮存那些自己认为有用的信息。选择性行为层策略是内在选择性心理的显化,表现为依据信息生产者、传播者、信息呈现形式、内容结构等信息内、外部特征进行选择性接触、浏览和阅读等。如面对获取到的信息集合,只看权威专家文章、只看医学专业人员朋友圈、只看权威专家专栏;对于单篇文章,只看文章标题(C09:"微信朋友圈转发的那些,最多就是看个标题吧")、只看图形(C19:"就看看里面的图片,其他看不懂的")、只看药品说明书的用法部分(C01:"最多看一下怎么吃吧")。选择性规避策略指导下的最终结果表现为个体只内化感知对自己情绪、认知和行为有利的部分。

7.3.3 健康信息吸收规避行为结果

访谈资料表明,健康信息吸收规避行为存在有利的一面,如调节了情绪,减轻了个体认知负担或避免了认知不协调,维持了精神享受,但也会给个体认知和健康信息需求带来负面影响,导致个体对健康或健康信息产生不合理的认知,造成个体积极健康信息行为和健康行为动力的缺乏。

7.3.3.1 不合理的认知

不合理的认知包括认知偏差和注意偏向。认知偏差是人们知觉结果出现失真的现象,是个人知觉具有选择性的特征所致。原始资料显示,健康信息吸收规避行为导致公众出现的认知偏差类型包括过度自信、盲信权威、盲信大众和盲信喜好。过度自信是指过分相信自己的健康知识,只接受与认知相符的信息观点,习惯性否认和怀疑其他信息观点。如 C16 因为自己开过药店,通过卖药积累了常见疾病用药知识,因此经常怀疑医生的处方:"不相信他们,还不如自己买的药"。盲信权威是指只接受专家级专业人员的观点,排斥普通专业人员的建议和观点,即使他们的观点是正确、合理的。盲信大众是指没有个人的见解,言语行动跟随周围大多数人,即使是获得专业人员的健康建议,也不会接受和采纳。盲信喜好是指按照自己的健康认知和行为喜好接收和理解信息。注意偏向是指个体对特定刺激的接受、注意与加工,访谈资料中涉及对负性信息和不一致信息的注意偏向,即受访者容易将注意投向负性信息或信息内容的负性成分,或者与自己认知不一致的信息。如 C07 长期规避糖尿病健康饮食行为调节信息后,在听社区讲座以及与社区患者交流时更容易捕捉到有关"健康饮食难以坚持"的一面:"他们都说很难";当研究者提问"他们有建议怎么样能够容易坚持下去吗"时,C07回答"没有",但想了一会又说"可能有吧,没有特别注意"。

7.3.3.2 动力缺乏

动力泛指事物运动和发展的推动力量。健康信息需求的形成与个体持有的健康知识密切相关。不吸收新信息、新知识,缺少健康背景知识,会对个体健康信息需求和健康行为需求产生负面影响,导致推动公众维持及促进积极健康信息行为的力量减弱或缺失,包括需求弱化和需求消失。需求弱化是指个体健康信息需求、健康维持与促进需求在内容方面减少了,程度方面减弱了,但还没有完全消失,在访谈资料中表现为"无所谓""不着急"等。需求消失是指主观认为没有需求或者意识不到需求的存在,在访谈资料中表现为"不需要""没有必要"和"算了"等。如 C07 对糖尿病认识不足,认为家人的糖尿病用药方案和经验可以照搬,所以没有必要去检查和确诊:"差不多就行了,没有必要去检查什么的,不都是糖尿病吗,他能吃,我为什么不能吃"。健康信息吸收规避导致特定健康信息行为需求弱化或消失,这一发现一定程度上与用户信息需求马太效应规律具有吻合之处。

7.3.4 健康信息吸收规避行为影响因素

编码结果显示,与公众自身相关的个体内、外部因素,超过个体控制能力但又客观存在的任务特性、信息不良因素和特定外部情境,均对公众健康信息吸收规避行为发挥着同样的促成性作用,产生驱使、触发或强化的效果，且作用路径一致，但在内涵上发生了变化。同样，为避免重复，相同影响因素在本部分将简略带过，重点阐述新增因素。

个体因素包括行为动机、感知威胁、信念态度、内在资源、外部资源和个体基本特征。与健康信息需求规避、获取规避这两个阶段相比，主要变化体现在行为动机和感知威胁两个方面。访谈资料显示，保护他人、秩序维持和隐私保护动机在本阶段甚少被提及，认知威胁成为促使个体倾向吸收规避的主要威胁感知之一。感知认知威胁包含两个方面，一是个体感知到健康信息内容观点对自己的认知体系维持带来了挑战，如感知到既有的认知需要改变，感知到先前的认知和知识是错误的，感知到自己的认知体系或经验知识结构需要重新构建等。认知威胁的产生缘于认知冲突的出现，个体认识到新的健康信息观点与先前认知或认知期待不一致，表现为想象不符、与经验知识不一致等。如C09因认为微信公众号推送的文章与其信任的专家告知的知识有所差异而拒绝此文章和公众号："写的和帮我看病（眼底疾病）的专家医生告诉我的明显不一样⋯⋯"。人们倾向寻求与其先验知识、信念和观点一致的信息，保持自我一致；当感知两者存在矛盾和冲突时，即认知失调，倾向规避暴露于信息，回避失调状态。二是信息量超越了个体所能处理的范围，类似信息认知过载，个体感知到当前健康信息数量、内容等超出认知承受能力，引发了心理焦虑等不良心理体验，导致信息疲劳和倦怠心理，使得个体产生健康信息获取规避倾向与行为。同样如C09，因为感知信息认知过载，出现记忆规避行为："而且现在的网络信息太多了，随便一搜就一堆，也看不过来的（感知认知威胁——感知威胁），只能看看就行了，不能真去记什么的，也不想记（识记规避——记忆规避）"。此外，访谈资料还显示，与健康信息需求规避和获取规避阶段相比，自我效能的外延更加具化，主要集中于感知健康信息吸收任务的难易程度，持有无法理解事实的预期，认为健康信息吸收任务无法完成等。

关于信息特征，就本研究资料而言，未发现信息源的信息构建、服务质量和隐私政策对吸收规避的影响，但信息质量和强制连接依然是个体判定是否深入阅读、理解等吸收处理相关行为的重要考量。其中，信息质量的易理解性和权威性更受关注。此发现进一步验证了Barbour等、Neben等和Howell等的研究结论，也与健康信息采纳影响因素研究结论一致。信息不一致、来源不权威、描述复杂等特征通过引发信息焦虑、认知超载等情绪威胁和认知威胁对吸收规避行为发挥作用。此外,也有研究表明,信息框架会导致人们产生认知偏差,导致不做健康行为决策和健康行为改变。本研究发现,信息框架也会对人们的健康信息吸收处理产生影响,人们倾向阅读积极描述方式的信息,规避消极描述方式的信息。如 C01(孕妇)在孕妇饮食类文章中,拒绝阅读"孕妇不能吃什么"类文章:"有些上来就先说孕妇忌口多,孕妇饮食十不准什么的(信息框架——信息特征),挺烦的,看到这样的我就不想往下细看了,直接翻过(视觉规避——感觉规避)"。这与框架效应理论观点一致,信息内容如果以不同的方式表述出来,不仅会使信息接收者产生不同的理解,也会引起不同的情绪反应,对吸收规避产生影响。

关于任务特性,经分析并未从原始访谈资料中捕捉到有实质变化。个体实施健康信息行为的任务动机、任务领域特征和健康信息吸收行为成本,在客观上凸显出个体内、外部资源的保障程度,通过影响着个体的认知威胁感知和消极信念与态度,进而对健康信息吸收规避行为的出现与维持产生间接的影响。

情境因素的作用路径未发生变化,但内涵发生了变化:主要指向家庭环境和关键事件,而社区环境、区域位置、技术现状、健康政策、社会规范未被受访者提及。

7.4　本章小结

本章对公众健康信息吸收规避行为过程、策略、负性结果和影响因素进行了扎根分析。研究结果显示,公众健康信息吸收规避行为会发生于信息认知加工的任意环节,涉及的感觉规避、注意规避、记忆规避和思维规避 4 种不同认知心理活动基本会顺序进行,但并无固定起始阶段。感觉规避主要表现为视觉规避和听觉规避,注意规避主要表现为注意分散和转移,记忆规避主要表现为识记规避,思维规避是一个更为高级的行为,表现为抑制思维、理解偏向、否认或重构信息认知。就信息范围而言,公众健康信息吸收规避行为策略有完全吸收规避和选择性吸收规避 2 种,完全吸收规避指向不区分信息来源、载体和主题内容,通过行为抑制和认知抑制规避信息的吸收;选择性吸收规避指向依据信息来源、呈现形式、内容结构、独立主题成分等方面有选择地进行吸收规避,涉及选择性心理和选择性行为两个层面。健康信息吸收规避行为客观上有利于调节情绪、减轻认知负担、避免认知不协调等,但也会导致对健康或健康信息产生不合理的认知、缺乏积极健康信息行为和健康行为动力等负性结果。关于健康信息吸收规避影响因素,研究发现需求规避和获取规避阶段相关因素在吸收规避阶段也发挥着作用,但相较而言,保护他人、秩序维持和隐私保护动机等在本阶段较少被提及,而感知认知威胁和负性信息框架在本阶段开始发挥显著作用。

8 公众健康信息利用规避研究

信息能够改变人们的理解和思维方式,引发可观察到的行为变化。健康信息功能和价值的发挥取决于人们对健康信息的利用。因此,研究健康信息利用规避行为对健康信息规避行为干预具有重要价值。本章将在界定健康信息利用规避概念基础上,围绕公众健康信息利用规避过程、策略、原因和产生的负性影响,介绍公众健康信息利用规避行为程序化扎根分析过程与结果,阐释和讨论建构的健康信息利用规避行为模型,揭示公众健康信息利用规避模式与发生机制。

8.1 研究界定

Dervin 认为,信息利用是人们对现实进行意义建构的过程,可分为比较、分类等内部信息使用行为,以及赞同、反对等外部信息使用行为。信息具有概念性功能和工具性功能,通过信息利用实现其功能价值。据此,Rich 将信息使用分为概念性使用和工具性使用,前者指向改变人们的理解和思维方式,后者指向引发一些可以观察到的行为变化。Taylor 的信息无形功能和有形功能分类分别与概念性功能和工具性功能对应,前者指向概念性使用,能够起到告知、指示、阐明、交流作用,后者指向能够触发行动和反应。Spink 和 Cole 将信息利用与信息搜寻、意义建构和日常信息环境进行了整合,认为信息利用在某种意义上渗透到了所有的信息维度,指出人们对信息的使用就是为了改变自己的行为,从而在环境中获得生存。综合上述学者的定义,本研究将信息利用限定为"意义建构论"的"外部使用"的范畴,既包括利用信息进行告知、指示和交流的概念性使用,也包括触发行动和反应,指导行为改变。

本研究中的健康信息利用规避泛指个体知道自己可利用健康信息但有意识地不利用信息而表现出的任何行为,如不遵循信息建议行动。该阶段的健康信息规避行为表现出以下特征:个体意识到自己可以利用已经获取和占有的健康信息;个体有健康信息利用的需要或情境,但由于"怕不能正常参加保险""不想改变""怕朋友敏感""觉得做不到""感觉很难坚持""感觉到不一样""想保持现状""出错了结果更糟糕""结果可能会失望""本来就无法康复"等原因,一番心理博弈后,个体决定和表现出"一直没有行动""不和朋友说""随便对付""有时候照着做,有时候就放弃",努力"忘掉",甚至"反着来",等等,未将健康信息用于日常交流、决策和指导健康行为改变或维持。

8.2 扎根分析过程与结果

8.2.1 开放编码

通过对健康信息利用规避行为过程相关原始资料进行概念化分析,获得 217 个初始概念。范畴化分析后,共获得自我隐瞒、控制交流、拖延决策、替代活动、行为不变、信息受众等 71 个范畴。表 8-1 是部分范畴提炼过程、结果和原始文本示例。全部范畴及其所包含的概念、含义说明详见《公众健康信息利用规避开放编码范畴化结果》(附录 8)。

表 8-1 利用规避阶段开放编码范畴化过程与结果示例

序号	范畴	包含的概念	含义	原始文本示例
1	有意遗忘	主动忘记,拒绝回忆,假装不知	个体有意识地忘记、不提取或错误提取记忆信息	C20:刚开始知道(患病)的时候,自己就装傻,当作什么都不知道……那样心理好像会好点
2	自我隐瞒	拒绝告知,拒绝分享,隐瞒体检结果,隐瞒医生诊断,隐瞒测序报告	个体主动向别人隐瞒其认为是负面或者痛苦的信息	C28:完了以后我谁都没有说,家里人也没有说

（续表）

序号	范畴	包含的概念	含义	原始文本示例
3	拖延行动	推诿行动	个体决定采纳，但迟迟不实施行动	C06：医生强烈建议我控制体重，自己也下了决心，办了单位的健身卡……快半年了，还没去过
4	自我放纵	擅自用药，悖其道而行	个体不遵循信息建议行动，或不进行健康危险行为自我控制，甚至故意相悖	C30：有段时间就是什么都不想听医生的，甚至于唱反调，药也是吃吃停停
5	固守行为	持续静止生活方式，继续不良饮食	个体主观上固执地遵循之前的健康行为方式和习惯	C24：没控制，吃饭还是跟之前一样，该怎么吃还怎么吃
6	替代活动	替代饮食，替代运动，替代治疗	个体根据喜好实施其他行动代替信息指示的行动	C15：运动也就是多站起来活动活动，晚上吃完饭在小区走走，没有去跑步
7	远离行动情境	远离医疗机构，远离康复机构	个体主动远离或离开行动情境，与行动情境保持距离	C07：说起来也挺不好意思的，那会儿我去买菜都是绕开社区医院走，怕遇到熟人，提醒我该去复查什么的了
8	有限遵循	选择性用药，选择性锻炼，选择性控制饮食	个体选择性遵循信息指示采取行动	C01：负责我的那个产科医生挺专业的，也挺好的，但在饮食方面，我没有都听她的，偶尔会控制一下
9	降低时间依从性	不坚持服药，不坚持康复训练	个体有意缩短信息指示所要求的行动时间	C27：医生开的药，吃2天自己就停了，不吃了
10	健康促进失败	疾病加重，成瘾行为加重，并发症，新增疾病	个体健康问题解决失败	C24：后来血脂也高了，开始只是血压高
11	家庭冲突	夫妻冲突，代际冲突	家庭成员间产生矛盾和对立	C29：我老公就觉得应该早点检查、早点治，不能和他讨论这个事，一说就急

序号	范畴	包含的概念	含义	原始文本示例
12	健康服务质量	监管缺失，职业素养，医疗资源配置，专业水平	用以衡量健康服务能否满足个体健康信息利用需求的各类属性的总和	C16：小县城，医生的态度和水平还是不行，对小毛病都没有耐心
13	信息受众	老年人，医生，保险公司，亲密关系人	特定信息场中的信息接收者	C09：这样的（突发疾病死亡）我一般都不会和朋友说，尤其是上了岁数，比我年龄还大的

8.2.2　主轴编码

根据编码范式对开放编码阶段形成的范畴进一步归纳聚类。共形成输出规避、决策规避、行动规避、延迟利用、不良健康结局、健康服务特征等 19 个主范畴。其中，行为过程类和行为策略类各 3 个，行为结果类 4 个，影响因素类 10 个。具体形成的主范畴、所包含的范畴及关系内涵如表 8-2 所示。

表 8-2　利用规避阶段主轴编码结果

维度	主范畴	范畴	主范畴与范畴关系内涵
行为过程	输出规避	有意遗忘	输出规避指向能动地不发挥信息的概念性功能，有意遗忘、控制交流和自我隐瞒是规避信息概念性功能的体现
		控制交流	
		自我隐瞒	
	决策规避	拖延决策	决策规避包括拖延决策或决策时忽视信息建议
		忽视信息	
	行动规避	拖延行动	拖延行动、自我放纵、固守行为和替代活动属于健康信息利用规避不同行动表现
		自我放纵	
		固守行为	
		替代活动	
行为策略	完全规避	知而不行	知而不行、悖其道行、替代活动和远离行动情境是完全规避信息利用的行为策略
		悖其道行	
		替代活动	
		远离行动情境	

（续表）

维度	主范畴	范畴	主范畴与范畴关系内涵
行为策略	选择性规避	有限遵循	有限遵循、降低行动频率和降低依从性是选择性规避在信息指示执行内容、执行频率和执行时间上的不同策略视角
		降低行动频率	
		降低时间依从性	
	延迟利用	拖延决策	延迟利用是一种时间策略下的信息利用规避策略，拖延决策和拖延行动是一种主观延迟利用信息的行为策略
		拖延行动	
行为结果	情绪失调	负性情绪	情绪失调包括产生负性情绪并无法调节
	不良健康结局	健康维持失败	不良健康结局指向健康维持与促进失败
		健康促进失败	
	日常活动失常	日常生活失常	日常生活失常、工作失常和引发家庭矛盾都是个体日常活动失常的表现
		工作失常	
		家庭矛盾	
		学习失常	
	行为成本增加	经济成本增加	个体健康维持和促进行为的成本增加，包括经济成本增加和时间成本增加
		时间成本增加	
影响因素	行为动机	调节情绪	促使个体发生和维持健康信息利用规避的动机包括调节情绪、精神享受、隐私保护、行为不变、社交维持、维护自尊、保护他人、认知闭合和秩序维持等多方面
		精神享受	
		隐私保护	
		行为不变	
		社交维持	
		维护自尊	
		保护他人	
		认知闭合	
		秩序维持	
	感知威胁	感知认知威胁	个体感知到的健康信息利用可能带来的威胁包括情绪、生理、认知、隐私、行为、经济、社交、时间等不同方面
		隐私泄露	
		感知情绪威胁	
		感知生理威胁	

（续表）

维度	主范畴	范畴	主范畴与范畴关系内涵
影响因素		感知行为威胁	
		感知经济威胁	
		感知社交威胁	
		感知时间威胁	
	信念态度	健康信念态度	个体消极信念态度包括健康、健康信息和健康信息利用等不同方面
		信息信念态度	
		行为信念态度	
	内在资源	自我效能	自我效能、经验知识和健康信息素养是个体满足健康信息利用需求内在资源的不同方面
		经验知识	
		健康信息素养	
	外在资源	社会网络	社会网络、社会支持和基础条件是个体满足健康信息利用需求外在资源的不同方面
		社会支持	
		基础条件	
	个体特征	基本特征	个体特征包括基本人口社会学特征、健康状态、人格特质、生活秩序和习惯偏向
		健康状态	
		人格特质	
		生活秩序	
		习惯偏向	
	任务特性	任务动机	任务动机、专业领域特征和行为成本是对健康信息利用行为任务特性的多维视角揭示
		领域特征	
		行为成本	
	信息特征	信息质量	信息质量和信息框架是信息特征的不同维度的揭示
		信息框架	
	健康服务特征	健康服务质量	健康服务者提供的健康服务质量，在行业中的影响力属于健康服务的不同属性
		行业影响力	
	外部情境	家庭环境	外部情境因素包括家庭、社区、工作、政策、技术、区域等不同环境因素、信息受众、社会规范与关键事件的发生
		社区环境	
		工作环境	

（续表）

维度	主范畴	范畴	主范畴与范畴关系内涵
影响因素		区域位置	
		技术现状	
		健康政策	
		信息受众	
		社会规范	
		关键事件	

8.2.3 选择性编码

通过深度比较和分析已经提炼出来的主范畴，最终提出健康信息利用规避行为这一核心概念。回归原始资料，分析原始访谈标签的指向关系，总结主范畴与主范畴之间的关系结构（关系产生过程如表 8-3 所示），研究者得到如下故事线：健康信息利用规避过程是一个包括心理规避和由心理驱动的行动规避的复杂过程；信息利用范围、程度视角下的完全利用规避、选择性利用规避策略和时间视角下的延迟利用策略，常被用于指导如何实现利用规避；个体特征、行为动机、感知威胁、内在资源和外在资源，客观的信息特征、任务特性和健康服务特征，以及规避情境下的医学技术现状、信息受众、关键事件等，共同影响着公众健康信息利用规避行为的发生；健康信息利用规避会给公众带来不良健康结局、情绪失调、日常生活失常和健康相关行为成本增加等负性结果。

表 8-3　利用规避阶段主范畴关系形成过程示例

原始访谈转录文本	原始代码	代码指向性	主范畴	关系类型与内涵
C04：反正医生的话不会都听，开的药一般不会马上吃	不会马上吃	不会马上吃 → 不遵循医嘱	延迟利用	策略关系，通过延迟利用实现行动规避
	不遵循医嘱		行动规避	
C11：胃镜检查结果挺不好的，医生让我以后注意规律饮食，清淡饮食……我喜欢吃麻辣的……就瞒着我	喜欢吃麻辣	喜欢吃麻辣 → 瞒着家人	个体特征	因果关系，个体特征（习惯偏向）影响着利用规避行为的出现
	瞒着家人		输出规避	

（续表）

原始访谈转录文本	原始代码	代码指向性	主范畴	关系类型与内涵
妈,说检查结果挺好的,自己还是像以前那样吃饭……过了很久才下决心改	瞒着家人	瞒着家人—很久后决定采纳	输出规避	非线性关系,输出规避和决策规避无明显先后关系
	很久后决定采纳		决策规避	
C19:单位每年组织体检,建议大家都去检查一下,我基本不去……那个体检中心水平不行,有问题也发现不了	专业水平低	专业水平低 → 不去体检	健康服务特征	因果关系,健康服务特征(健康服务质量)影响着利用规避行为的出现
	不去体检		行动规避	
C23:没有听孩子的话,早点检查,查出来就中晚期了	未遵循建议检查	未遵循建议检查 → 疾病中晚期	行动规避	因果关系,健康信息利用行动规避导致不良健康结局
	疾病中晚期		不良健康结局	

　　据此故事线,整合本阶段主轴编码结果,完成了公众健康信息利用规避行为模型构建(见图8-1)。该模型通过输出规避、决策规避和行动规避及其之间的关系,揭示了公众健康信息利用规避的行为轨迹;通过完全规避、选择性规避、延迟利用与行为过程之间的策略关系,揭示公众如何实施利用规避;通过行为结果与行为过程之间的因果关系,揭示系列健康信息利用规避行为在情绪、健康维持与促进、日常生活秩序和健康行为成本方面带来的负性结果;通过动机、感知威胁、个体特征、内外在资源等影响因素与行为过程之间的因果关系,揭示了促使和维系公众健康信息利用规避行为出现的原因。

8.3　机理阐释与讨论

8.3.1　健康信息利用规避行为过程

　　整体来看,健康信息利用规避过程是一个从心理规避走向实质健康促进和维持行动规避的过程,包括信息输出规避、健康促进或维持行动决策规

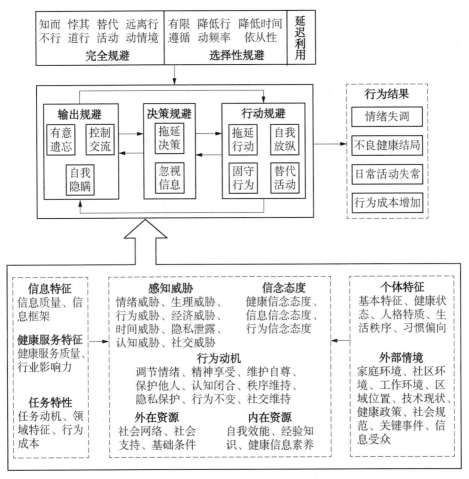

图 8-1　公众健康信息利用规避行为模型

避和实质的健康行动规避 3 个基本过程。当个体产生心理规避动机时,会能动地不从记忆系统或知识体系中提取信息,避免将获得和吸收的信息输出是健康信息利用规避过程的第一步,即输出规避;当输出规避失败,必须采取健康行为改变行动时,个体会迟迟不做行动决定,拖延决策,或即使做出决定,在决定过程中也会忽视信息建议和指示;做出行动决定并不意味着会立即行动、遵循信息指示采取相关行动。逻辑上 3 个基本过程要素按顺序进行,但在现实中并没有显著的起始阶段和结束阶段。

8.3.1.1　输出规避

公众健康信息利用的输出规避行为表现包括有意遗忘、控制交流和自我隐瞒。心理学也将有意遗忘称为定向遗忘,表明遗忘的有意性和指向性特征,表现为有意识地忘记、不提取或错误地提取记忆或知识,已在Golaman 等健康信息规避研究论及。在本研究访谈资料中表现为主动忘记、拒绝回忆、假装不知,如 C20:"刚开始知道(患病)的时候,自己就装傻,当作什么都不知道⋯⋯那样心里好像会好受点"。控制交流在现有信息规避行为研究中主要被作为信息获取规避行为,通过主动控制健康信息交流的主题、行为与过程实现信息获取规避。在本研究中,发现它也是一种利用规避行为,个体通过避免与他人交流已获得的健康信息来实现输出规避,如C27 被诊断患有胆结石后,每次被问"怎么样,最近有没有发作"之类的问题时,他就转移话题:"问问他们课题、论文怎么样了什么的,主动聊其他的"。此外,如上所述,本研究还发现自我隐瞒这一输出规避行为,即个体有意向别人隐瞒其认为是负面或者痛苦的信息的心理倾向和行为,在研究资料中表现为拒绝告知、拒绝分享、隐瞒体检结果、隐瞒医生诊断、隐瞒测序报告等。如 C28 做完癌症基因测序后选择不将测序结果告知家人:"测序完成以后我谁都没有说,家里人也没有说"。

8.3.1.2　决策规避

决策是对未来行动方向、目标、原则和方法所做的决定,面对环境的不确定性,决策的过程往往也是信息搜集、加工、分析和利用的过程,根据信息做出判断、选择和决定。公众健康信息利用的决策规避行为表现既包括获得信息后拖延决策,不做健康决策,保持决策停滞状态,如 C23:"医生告诉我检查结果不怎么好,让我去大医院好好检查,但我就一直拖着,拿不定主意,有时也不想拿主意";也包括决策过程忽视已经获取和吸收的信息,如 C13:"那段时间不会去想医生的话,也不想去想⋯⋯完全按自己的想法来"。Longo 在其提出的健康信息搜寻与利用扩展行为模型中,明确指出患者健康信息利用规避行为的存在:"接收到信息,但不用于个人健康照护决策"和"获取到信息,但不用于个人健康照护决策",Neben 也发现人们会"阻止利用信息形成决策",但两位的研究都主要强调决策过程中忽视信息,而并没有提及拖延决策。

8.3.1.3　行动规避

为了避免响应信息所指向的行为改变或有限行为响应,个体可能选择实施与已获取或吸收的健康信息指示不一致的活动。包括拖延行动、自我放纵、固守行为和替代活动。拖延行动表现为决定行动但迟迟不采取或实施行动。自我放纵表现为有意不遵循信息建议，或纵容不健康行为，如 C27 虽然检查出胆结石并获得医嘱意见，但没过多久饮食就开始不做节制："知道应该注意什么，但我自己喜欢美食，清淡的吃不了，然后就不管了"，甚至实施与信息指示相反或相悖的行动，如 C07 在糖尿病初期时家人会提醒其注意饮食，但在逆反心理作用下，有时候会有意地反着来："夏天让我不要吃西瓜，我偏要吃，有时候也不是真的想吃，就是不想总被别人提醒"。固守行为是指决定不行动，主观上固执地遵循惯有的行为方式和习惯。如 C26："改不了，吃完饭就喜欢坐着或者躺着……现在还是这样，所以也不想改了，孩子们说就说吧"。替代活动是指寻找其他活动来代替信息指示的活动，如 C08："他说跑步，我就散步，想着这也是运动"。

8.3.2 健康信息利用规避行为策略

访谈资料分析结果显示，公众健康信息利用规避行为的发生表现出一定的策略性，包括选择性规避、完全规避和延迟利用 3 种。选择性规避和完全规避同属于信息指示和建议利用范围或程度视角的两种规避策略。延迟利用是时间视角下的利用规避策略。

就最终的具体行为方式和表现来看，完全规避指向知道应该怎么做，但不采取任何行动反应，知而不行；或与指示内容反着来，悖其道行；为寻求心理慰藉动机而寻求其他活动替代信息指示，替代活动；还包括远离行动情境，避免行动的被迫发生。原始访谈资料显示，知而不行是很多受访者采用的利用规避策略，具体行为表现有"不遵医嘱""不去复查""不就医""不锻炼""不节食"等。悖其道行、替代活动和远离行动情境，在内涵上包括完全不遵循健康信息指示的含义，但又非简单的"知而不行"，从对健康信息指示遵循角度而言，似乎反映出更强烈的规避态度。

选择性规避包括有限遵循、降低行动频率和降低时间依从性，指向有选择性地利用健康信息；就最终的具体行为方式来看，表现为有限行动或响应。有限遵循策略指导着个体从主观上有意识地选择性遵循信息指示，并未完全遵循信息建议改变不健康行为或采取应有的行动响应，如仅按喜好选择锻炼方式(C08:"是自己喜欢的就跟着做")。降低时间依从性策略指引着个体在时间上自行缩短信息指示所要求的执行时间周期,如 C01 不坚持按医嘱服药:"感觉好些了自己就停了,不吃(药)了"。降低行动频率策略下的个体表现为有意降低信息指示执行频率,如 C18:"医生建议我每半年复查一次……我是 1~2 年查一次"。

延迟利用策略与降低时间依从性不同,指向在实质行动前迟迟不做决定或决定后迟迟不实施具体行动的情况;而降低时间依从性是实质利用行动中的规避策略。上述拖延决策和拖延行动是延迟利用策略下的行为表现。"就拖着"在访谈资料中频繁出现。

8.3.3 健康信息利用规避行为结果

编码结果显示,健康信息利用规避行为负性结果主要集中在健康结局、情绪、日常行为活动和健康行为成本 4 个方面,会导致不良健康结局、情绪失调、日常活动失常和健康相关行为成本增加。

8.3.3.1 不良健康结局

不良健康结局是直接负性结果。健康信息需求的出现源于健康问题刺激和健康需求,归根到底表现为健康维持任务或促进任务。长期不遵循健康信息指示改变消极健康行为,不采取积极健康行为响应,必然会导致健康维持失败与健康促进失败,使得个体持续处于不健康状态(如 C25 长期不遵医嘱导致心动过速症状"反复发作"),出现新的疾病(如 C07 因为规避糖尿病检查和不遵循医生、家人的饮食建议,最后出现糖尿病足,"脚都肿了"),导致健康问题恶化(如 C23"错过了早期发现乳腺癌的机会"),由健康状态转向亚健康状态。

8.3.3.2 情绪失调

情绪失调负性结果可能是直接的,也可能是间接的。潜意识里的健康信息需求未能满足,实际中的健康问题未能解决,新增疾病等不良健康结局,以及理性的自我对积极健康行为的追求,均会引发个体对现状的不满,出现焦虑(如 C13 长期规避遵循医生建议进行生理调理,"也会有焦虑的情绪产生")、后悔(如 C08 提到"其实也没有想象的那么开心,也会后悔为什么不坚持锻炼")等负性情绪。这些负性情绪会给日常生活与工作带来负面影响，进而引起身心的伤害，与情绪调节和享乐等动机目标存在冲突。

8.3.3.3 日常活动失常

日常活动失常是间接负性结果。大多数人的日常行为活动遵循着固定的模式，健康信息利用规避行为会打破这种固定模式，通过引发情绪失调和不良健康结局，导致平时的日常生活失常、工作失常、学习失常、家庭矛盾等多方面问题。日常生活失常是指个体日常生活状态受到破坏，如睡觉失眠（C26："决定不去医院检查后，心里还是会烦躁……还是会总想着，特别是晚上，都失眠了那段时间"），日常生活秩序紊乱（C23："那两个月整个人感觉都不对，家里的事，地里的活，都没心思、没心情管了，乱七八糟的"）。家庭矛盾在访谈中主要表现为夫妻冲突和代际冲突，如 C25 因为未完全遵医嘱按规律服药和作息导致心动过速症状反复发作，因此"经常和老伴、孩子因为这个吵起来"。工作失常和学习失常是指个体正常工作和学习受到负性影响，导致工作出错（如 C11 未听从医生建议就医治疗导致胃痛加重，造成工作失误："有一次胃疼得厉害，想早点回家休息，就着急发邮件，结果邮件发错人了……"），学习效率降低（如 C21："肯定有影响……那段时间都不想去上课……心里焦虑，什么都看不进去"）。

8.3.3.4 行为成本增加

行为成本增加是间接负性结果。个体长期实施健康信息利用规避行为，使得健康问题恶化，负性情绪产生，不良健康行为习惯养成，这些必然会导致个体后续健康维持和促进所需要的行为努力以及时间、经济等资源成本增加。时间成本和经济成本在所有的访谈中均被提及。以 C13 长期规避遵循医生建议进行生理调理为例，她提到"后来因为面临生育问题，不得不调理身体，又去医院……最后一直调了快 2 年，多花了很多钱"。

8.3.4 健康信息利用规避行为影响因素

编码结果显示，公众健康信息需求规避、获取规避和吸收规避行为的影响因素在利用规避阶段也会发生作用，作用路径一致。但与前 3 个规避阶段相比，与健康医疗服务提供者相关的健康服务不良因素出现在研究视野中，开始被受访者频繁提及,因此客观因素中新增了健康服务特征因素。同样,为避免重复,本部分将重点阐述新增范畴。

个体因素整体指向未发生变化,包括行为动机、感知威胁、信念态度、内在资源、外在资源和个体基本特征。但与前3个规避阶段相比,行为动机、感知威胁两个因素的内涵与外延发生了变化,得到了丰富。访谈资料显示,社交维持和行为不变成为驱使个体产生健康信息利用规避倾向的行为动机。社交维持指向避免健康信息削弱自己的社会身份或印象,影响到与他人的正常人际交往。如C21得知自己患有中度抑郁后,不愿将此信息告知同学和舍友:"没有和大家说(控制交流——输出规避),不知道他们会怎么看我⋯⋯肯定会不一样的(社交维持——行为动机)"。旨在不想改变规避情境下的健康行为或习惯的行为不变动机在访谈资料中被频繁提及,这也被众多信息规避行为动机研究所证实。社交维持动机在很大程度上源于社交威胁感知,即个体感知遵循健康信息指示或建议可能带来的社交威胁,如行为或信息被过度关注,如C21提到不愿意去校医室接受心理医生辅导的原因:"整天往那儿跑,别人肯定会注意到你的(感知社交威胁——感知威胁)⋯⋯能不去就不去(拖延行动——行动规避)"。行为不变动机来源于个体感知遵循健康信息指示或建议可能带来的健康相关行为改变或响应威胁,即如果利用信息、遵循信息执行,意味着自己需改变当前行为方式,或采取新的行动予以响应。如饮食控制意味着"很多东西都不能吃了(C07)(感知行为威胁——感知威胁)",遵循医生的康复建议意味着"每天都要锻炼40分钟到1个小时,每天至少2次(C14)(感知行为威胁——感知威胁)"。关于消极信念态度、消极经验知识、内在资源缺乏、外部资源缺乏和个体特征,在原始资料中除了具体描述语言有所差异,未发现其内涵和作用路径的变化。

客体因素中,除了任务特性和信息特征,新增了健康服务特征。关于任务特性,研究者并未从原始访谈资料中捕捉到实质变化,同样包括任务动机、领域特征和行为成本。如C28进行癌症基因测序是为了靶向用药,但做完测序后选择不将测序结果告知家人的原因,正是因为"不知道效果到底如何,很贵(行为成本——任务特性),还没法试验(领域特征——任务特性)⋯⋯如果失败了没用,怎么办⋯⋯有的不良反应还很严重(感知生理威胁——感知威胁)……就不想和家里人提(控制交流——输出规避)……后来也没选靶向用药(决策规避——输出规避)"。关于信息特征,就本研究资料和质性分析而言,主要是信息质量和信息框架对利用规避行为发挥了作用,通过触发或强化个体威胁感知和消极信念与态度,间接地对健康信息利用规避行为的出现与维持产生作用。其中,信息的实用性和效用性更受关注,与 Sweeny 关于信息内容收益预期会影响信息规避行为的结论一致。

健康服务特征包括健康服务质量和行业影响力。整体来看,健康服务特征会通过影响威胁感知和行为信念态度,间接地导致公众健康信息利用规避行为的发生。健康服务质量会影响公众对健康信息利用后的健康促进效果判断和生理威胁感知。如果健康服务提供者提供的健康促进或维系服务质量不符合个体的期望标准和要求,客观表现为乱收费、服务过程黑箱、态度不友好、回复不及时、专业水平低、不权威、资源紧张、自动采集用户数据和无独立隐私空间等,个体倾向规避利用健康信息。如 C14 不愿意去同事和朋友推荐的康复门店,是因为怀疑其专业性:"同事建议我去医院附近的康复店做康复练习,说那里康复条件虽然比不上医院,但肯定比家里好,我觉得她说的也是。但又担心她们不是专业的(健康服务质量——健康服务特征),万一练出问题怎么办,网上经常有这样的(感知生理威胁——感知威胁)……最后也没去,还是在家里(忽视信息——决策规避)"。如果信息建议中涉及的健康服务提供方在行业中的影响力较低,个体也会倾向规避利用健康信息。如 C22 拒绝按照村卫生室医生建议去所在地区县医院检查是因为口碑不好:"在我们市里名气不大,还给人看错过病,我们村里就好几个在那边看错过(行业影响力——健康服务特征)……万一也给我看错了怎么办(感知生理威胁——感知威胁),有点纠结,一直拖着拿不定主意(拖延决策——行动规避)……但也吃药了,先吃药看看(替代行动——行动规避)"。

关于外部情境,整体来看其对健康信息利用规避的作用路径未变,同样通过引发个体威胁感知和产生消极信念与态度,对健康信息利用规避的出现与维持产生间接的促进作用。但所包含的范围发生了变化,除了家庭环境、社区环境、工作环境、区域位置、技术现状、健康政策、社会规范与关键事件,信息受众开始出现在访谈资料中。信息受众对健康信息利用规避行为的影响，与特定情境下直接信息受众或潜在信息受众的类型及其可能带来威胁的能力有关。当个体感知到信息受众获取其健康信息后可能会给其带来隐私、经济等威胁后，个体可能就会隐瞒信息，拒绝输出与分享健康信息，或拒绝根据健康信息建议采取相关行动。如 C09 讲述健康信息分享规避时提到："不会什么都聊，和谁都能聊（控制交流——输出规避），会看人（信息受众——外部情境）……有些人不注意就说出去了（隐私泄露——感知威胁）"；C29 提及最近未按医生建议按期检查甲状腺结节的原因："现在不敢检查（拖延决策——行动规避），担心结节变大了。这两个月我们准备买保险，如果结节变大了就可能不能买那个保险了（感知行为威胁——感知威胁），有些费用会高很多（感知经济威胁——感知威胁）……业务员说购买保险前的检查，保险公司能够查到（信息受众——外部情境）"。这一质性分析结果与 Yaniv 等的调查研究结果、Lipsey 和 Shepperd 的实验研究结论一致。

8.4 本章小结

本章对公众日常生活中健康信息利用规避行为的过程、策略、负性结果和影响因素进行了扎根分析。健康信息利用规避过程是一个从心理认知规避走向实质健康促进和维持行动规避的过程，包括信息输出规避、健康相关行动决策规避和实质健康行动规避 3 个子过程要素，基本按顺序发生，但会动态变化且有时交叉进行。在规避过程中，公众会有意识地同时从健康信息指示内容的利用范围、程度和时间等不同视角，或采取知而不行、悖其道行、替代活动和远离行动情境的完全规避策略，或采取有限遵循、降低行动频率和降低时间依从性的选择性规避策略，或采取表现为拖延决策和拖延行动的延迟利用策略。健康信息利用规避行为的发生和持续，会直接导致不良健康结局、情绪失调，引发日常活动失常和健康相关行为成本增加。诱发和维持信息需求规避、获取规避和吸收规避的因素在健康信息利用规避阶段也会发生作用，作用机制一致；不同的是，行为不变、社交维持成为驱使个体产生利用规避倾向的重要行为动机，健康服务特征中的健康服务质量和行业影响力，外部情境中的信息受众在本阶段开始发挥显著作用。

9 多阶段健康信息规避行为模型构建

本部分旨在立足访谈数据,基于已经构建的公众健康信息需求规避、获取规避、吸收规避和利用规避 4 个阶段的规避行为模型,开展跨阶段规避行为过程、策略、负性结果和影响因素的比较分析。首先挖掘不同行为阶段要素之间的关系;然后对比不同行为阶段在行为策略、结果和影响因素 3 方面的共性与差异,对共性类属进行归纳与聚类,分析其与核心类属之间的关系;最后基于分析结果构建公众健康信息规避行为过程理论框架,揭示公众健康信息规避行为轨迹与特征,阐述公众健康信息规避行为发生机制。同样,研究者关注的不仅仅是"短暂的"一次性规避行为,而是尝试从资料中挖掘"一段时间内"的规避行为特征。

9.1 跨阶段比较分析

9.1.1 行为过程要素间关系分析

本部分梳理了需求规避、获取规避、吸收规避和利用规避 4 个核心行为过程要素的任务和目标,比较它们之间的共性与差异,发掘可能存在的关系。分析结果如表 9-1 所示。

整体来看,健康信息规避行为包括需求规避、获取规避、吸收规避和利用规避 4 个阶段,一定程度上可以映射为 Wilson 一般信息行为模型的启动、搜寻和处理与利用理论组件。不同行为阶段具有不同行为任务和目标。需求规避阶段的主要目标是减弱信息搜寻、吸收和利用的根本动力,主要通过规避信息任务刺激(健康问题)来缩小信息需要的范围和紧迫程度;获取规

表 9-1　跨阶段行为过程相关类属关系结构分析结果

行为阶段	主范畴	范畴	阶段间关系分析		
			关系	关系类型	关系内涵
需求规避	感知初始信息需求	感知付出,感知障碍,感知支持,感知结果	需求规避→获取规避	顺承关系（主要关系）	如果需求规避失败,确定信息需求后,进入获取规避
	规避需求	否认需求,忽视需求,弱化需求,重构需求,隐瞒需求	需求规避→吸收规避	非线性关系	持有健康信息情境下,先实施需求规避,再实施吸收规避
	进一步感知	多次感知	需求规避→利用规避	非线性关系	实施利用规避前,会先实施需求规避
	持续规避	保持规避			
	终止规避	接受需求,表达需求			
获取规避	事前预防	远离信息源	获取规避→需求规避	反馈关系	先期获取规避结果可能影响需求的感知
	事中控制	主动设阻,消极获取,拒绝接收,退出情境	获取规避→吸收规避	顺承关系（主要关系）	如获取规避失败,进入吸收规避
	事后处理	忽视信息,舍弃信息	获取规避→利用规避	非线性关系	获取规避失败后,实施利用规避
吸收规避	感觉规避	视觉规避,听觉规避	吸收规避→需求规避	反馈关系	先期吸收规避结果可能影响需求的感知
	注意规避	注意分散,注意转移	吸收规避→获取规避	反馈关系	先期吸收规避结果可能影响获取规避行为策略
	记忆规避	识记规避	吸收规避→利用规避	顺承关系（主要关系）	如果吸收失败,进入利用规避
	思维规避	抑制思维,理解偏向,否认,重构			
利用规避	输出规避	有意遗忘,控制交流,自我隐瞒	利用规避→需求规避	反馈关系	先期利用规避结果可能影响需求的感知

（续表）

行为阶段	主范畴	范畴	阶段间关系分析		
			关系	关系类型	关系内涵
利用规避	决策规避	拖延决策,忽视信息	利用规避→获取规避	反馈关系	先期利用规避结果可能影响获取规避行为策略
	行动规避	拖延行动,自我放纵,固守行为,替代活动	利用规避→吸收规避	反馈关系	先期利用规避结果可能影响吸收规避行为策略

避阶段的主要目标是避免接触信息,在物理层面拒绝接收和占有信息;吸收规避阶段的主要目标是避免在认知层面对信息进行加工、理解和消化;利用规避阶段的主要目标是避免信息指示功能的发挥,避免健康行为改变与响应。

公众健康信息规避从需求规避的启动开始,然后实施获取规避、吸收规避和利用规避,前一阶段的规避失败会引发后续规避阶段的发生,但受信息内容和复杂情境因素影响,这个过程并非总是线性发生。例如,当个体已经置身于信息环境中,就可能直接进入获取规避或吸收规避,虽然需求规避本质上潜在发生,但有时候会被个体忽视掉。长时间来看,各规避行为阶段产生的负性结果会通过影响个体的信念态度、行动付出、行动障碍、行动支持、行动结果等需求感知,触发或强化新一轮健康信息规避行为。

9.1.2 行为策略比较分析

公众在需求规避、获取规避、吸收规避和利用规避过程中均表现出来主观能动性特征,在一定的策略指导下实施规避行为。不同行为阶段的策略目标不同,所呈现出的策略形式和策略焦点也有所不同(见表9-2)。本部分梳理了4个健康信息规避阶段行为策略,比较和分析了相互之间的共性与差异。

整体来看,完全规避策略和选择性规避策略指导着健康信息规避行为过程中不同行为阶段下具体行为的发生。在需求规避阶段,完全规避策略和选择性规避策略的实施主要围绕健康问题进行,或对健康问题所有方面都予以否认、忽视、弱化、重构和隐瞒,或仅对其中的某一方面进行否认、忽视、弱化、重构和隐瞒,努力减弱积极信息行为的动力。在获取规避阶段,

表9-2 跨阶段规避行为策略比较

序号	行为阶段	目标	行为策略		策略焦点
			主范畴	范畴	
1	需求规避	减弱信息获取、吸收和利用动力	否认健康问题	否认健康问题	健康问题
2			忽视健康问题	搁置健康问题	
3				遗忘健康问题	
4			重构健康问题	反思健康问题	
5			弱化健康问题	轻视健康问题	
6				消极习惯	
7			隐瞒健康问题	隐瞒健康问题	
8	获取规避	避免信息接触	完全规避	规避全部信息来源	健康信息内容的内、外部特征
9				规避全部信息主题	
10				规避全部呈现形式	
11			选择性规避	规避部分信息来源	
12				规避部分信息主题	
13				规避部分信息形式	
14			延迟获取	拖延获取	时间
15	吸收规避	避免信息内化	完全规避	认知抑制	健康信息内容的内、外部特征
16				行为抑制	
17			选择性规避	选择性心理	
18				选择性行为	
19	利用规避	避免信息功能作用的发挥	完全规避	知而不行	健康信息功能
20				悖其道行	
21				替代活动	
22				远离行动情境	

（续表）

| 序号 | 行为阶段 | 目标 | 行为策略 | | 策略焦点 |
			主范畴	范畴	
23	利用规避	避免信息功能作用的发挥	选择性规避	有限遵循	
24				降低行动频率	
25				降低时间依从性	
26			延迟利用	拖延决策	时间
27				拖延行动	

完全规避策略和选择性规避策略的实施主要围绕信息来源、主题内容和内容呈现形式进行，实现身体不要接触和占有目标对象，并在信息的大小和范围等方面表现出个体差别，选择性视角可能聚焦在宏观的集合层面（如搜索引擎、论坛、手机软件、数据库、栏目等），或者中观的篇级层面（如一篇或几篇文章、报告、宣传册）。在吸收规避阶段，完全规避策略和选择性规避策略的实施与获取规避阶段的视角相似，也主要围绕信息来源、主题内容和内容呈现形式进行，但在范围上有所不同；与获取规避相比，吸收规避虽然涉及中观层面，但选择性视角已经向一篇文章（如学术论文、科普资料）、一份报告（如体检报告）的内部结构和组件转移，延伸和聚焦到篇级内容的微观结构与表达，如访谈中提到的"就看看标题""只看图片"等。在利用规避阶段，完全规避策略和选择性规避策略的实施视角已经发生了转变，不再聚焦于信息特征，而是根据个体自己对信息的理解、消化结果和兴趣爱好进行，选择性视角主要聚焦在信息的概念性功能和工具性功能层面，表现为对实质内容有限分享，对信息指示有限遵循，降低行为频率和缩短行为时间。

此外，延迟策略属于时间视角下的规避策略，常用于指导获取规避阶段和利用规避阶段的具体规避行为的发生，如表中的拖延获取、拖延决策和拖延行动。

9.1.3 行为结果比较分析

通过上述研究发现：公众健康信息规避行为的发生动力源于满足情绪、认知和行为管理需要，避免焦虑、认知冲突、行为改变，追求有限行动响应，享受愉悦和舒适之意等，系列规避行为发生后，可以不同程度满足上述需要,但也并非总能如愿;长期实施规避行为,也会带来一些动机目的以外的影响与结果。表9-3对需求规避、获取规避、吸收规避和利用规避4个不同阶段的动机目的以外的行为结果及其所涉及的维度进行了梳理。

表9-3 跨阶段规避行为结果比较

序号	行为阶段	行为结果		
		维度	主范畴	范畴
1	需求规避	心理认知	需求弱化	内容减少
				动力减弱
2			需求改变	结果转移
3				态度转移
4			需求消失	需求潜化
				内容消失
5	获取规避	信息资源	信息贫穷	信息缺失
6		情绪	情绪失调	负性情绪
7		认知	认知偏差	错误认知
8		行为	不良健康行为	健康危险行为
9	吸收规避	认知	不合理的认知	认知偏差
10				注意偏向
11		动机	动力缺乏	需求弱化
12				需求消失
13	利用规避	情绪	情绪失调	负性情绪
14		健康结局	不良健康结局	健康维持失败
15				健康促进失败
16		生活秩序	日常活动失常	日常生活失常
17				工作失常
18				家庭矛盾
19				学习失常
20		行为	行为成本增加	经济成本增加
21				时间成本增加

整体来看,健康信息规避行为的发生在情绪、认知、行为和健康结局方面均会给公众带来直接或间接的负性影响,但不同阶段的侧重点有所不同。健康信息需求规避对公众的负性影响主要集中在心理认知层面,主观上对健康问题认识的变化直接弱化了个体初始的健康信息需求,直至消失或者重心发生转移。健康信息获取规避对公众情绪、认知和行为的负性影响是间接的,首先在客观上导致积极健康信息资源的缺乏,长期以来不仅会制约个体健康认知水平的提升,也会由于理性意识和不确定性持续存在的作用而引发负性情绪,这些继而会进一步导致不良健康行为的维系和强化。健康信息吸收规避对公众的负性影响主要集中在心理认知层面,会直接导致个体的健康或健康信息认知偏差,使得积极健康信息行为和健康行为动力缺乏。健康信息利用规避对公众的负性影响是直接的,对情绪、认知和健康结局均有负面作用。长期不遵循健康信息指示改变消极健康行为或采取积极健康行动响应,客观上意味着个体保持不良健康行为的既成事实,这首先会导致健康维持/促进任务失败,产生不良健康结局,如使得个体疾病加重,转向亚健康或新增疾病;其次,健康信息利用规避行为本身与不良健康结局会共同引发个体后悔、焦虑等负面情绪;最后,不良健康结局必然会导致健康维持/促进行为成本的增加,可能进一步增强了健康信息利用行为阻力。此外,不良健康结局和负性情绪的出现还会影响日常生活秩序、工作及学习状态,导致日常活动失常。

9.1.4　影响因素比较分析

表 9 - 4 跨阶段规避行为影响因素是进一步回顾、确认原始资料后对需求规避、获取规避、吸收规避和利用规避 4 个不同阶段的影响因素系统梳理和比较分析的结果。从中可以看出,驱使公众出现和维持健康信息规避行为的因素复杂,由多方面原因导致,涉及范畴 51 个,最终可归纳为 10 个主范畴:行为动机、感知威胁、信念态度、内在资源、外在资源、信息特征、任务特性、健康服务特征、个体特征和外部情境。

原始资料显示,信念态度、内在资源、外在资源、任务特性和个体特征 5 个因素在需求规避、获取规避、吸收规避和利用规避 4 个阶段均发挥着作用,而且内涵相同,即包含的范畴相同。健康服务特征仅出现在利用规避阶段,

表9-4 跨阶段规避行为影响因素比较

序号	主范畴	范畴	需求规避	获取规避	吸收规避	利用规避	阶段频次
1	行为动机	调节情绪	+	+	+	+	4
2		精神享受	+	+	+	+	4
3		维护自尊	+	+	+	+	4
4		保护他人	+	+		+	3
5		认知闭合	+	+	+	+	4
6		秩序维持	+	+		+	3
7		隐私保护		+		+	2
8		行为不变				+	1
9		社交维持				+	1
10	感知威胁	感知情绪威胁	+	+	+	+	4
11		感知生理威胁	+	+	+	+	4
12		感知行为威胁	+	+	+	+	4
13		感知经济威胁	+	+		+	3
14		感知时间威胁	+	+	+	+	4
15		隐私泄露		+		+	2
16		感知认知威胁			+	+	2
17		感知社交威胁				+	1
18	信念态度	健康信念态度	+	+	+	+	4
19		信息信念态度	+	+	+	+	4
20		行为信念态度	+	+	+	+	4
21	内在资源	自我效能	+	+	+	+	4
22		经验知识	+	+	+	+	4
23		健康信息素养	+	+	+	+	4
24	外在资源	社会网络	+	+	+	+	4
25		社会支持	+	+	+	+	4
26		基础条件	+	+	+	+	4

（续表）

序号	主范畴	范畴	需求规避	获取规避	吸收规避	利用规避	阶段频次
27	信息特征	信息质量	+	+	+	+	4
28		信息构建	+	+			2
29		服务质量	+	+			2
30		隐私政策		+			1
31		强制连接		+	+		2
32		信息框架			+	+	2
33	任务特性	任务动机	+	+	+	+	4
34		领域特征	+	+	+	+	4
35		行为成本	+	+	+	+	4
36	健康服务特征	健康服务质量				+	1
37		行业影响力				+	1
38	个体特征	基本特征	+	+	+	+	4
39		健康状态	+	+	+	+	4
40		人格特质	+	+	+	+	4
41		生活秩序	+	+	+	+	4
42		习惯偏向	+	+	+	+	4
43	外部情境	家庭环境	+	+	+	+	4
44		社区环境	+	+		+	3
45		工作环境	+	+		+	3
46		区域位置	+	+		+	3
47		技术现状	+	+		+	3
48		健康政策	+	+		+	3
49		社会规范	+	+		+	3
50		关键事件	+	+	+	+	4
51		信息受众				+	1

即对健康信息利用规避行为作用显著。其他4个因素在4个阶段中均发挥着促进性作用，但具体内涵和外延在不同程度上有所不同，即包含的范畴有

所区别,具体变化如下:

行为动机共涉及调节情绪、精神享受、维护自尊、保护他人、认知闭合、秩序维持、隐私保护、行为不变和社交维持9个范畴。其中调节情绪、精神享受、维护自尊、认知闭合4个范畴在所有规避阶段访谈资料中均被提及,表示它们对整个规避行为过程的发生起着驱动作用;保护他人、秩序维持在吸收规避阶段未出现;隐私保护对获取规避和利用规避影响显著;行为不变和社交维持对利用规避行为作用显著。

感知威胁包括情绪、生理、行为、经济、时间、认知、社交和隐私等不同方面。感知情绪威胁、感知生理威胁、感知行为威胁和感知时间威胁4个范畴在所有规避阶段访谈资料中均被提及;感知经济威胁在吸收规避阶段未出现;隐私泄露威胁对获取规避和利用规避影响显著;认知威胁对吸收规避和利用规避影响显著;感知社交威胁主要对利用规避作用显著。

信息特征共包括6个范畴,既包括信息客体本身的信息质量和信息框架,也包括信息源的信息构建、服务质量、隐私政策和强制连接。其中,信息质量在所有规避阶段访谈资料中均被提及;信息构建和和服务质量主要出现在需求规避和获取规避阶段;隐私政策对获取规避作用显著;强制连接主要在获取规避和吸收规避阶段中发挥作用;信息框架对吸收规避和利用规避影响显著。

外部情境包括家庭环境、社区环境、工作环境、区域位置、技术现状、健康政策、社会规范、关键事件和信息受众9个范畴。其中,信息受众主要对健康信息利用规避影响显著;吸收规避阶段的外部情境主要涉及家庭环境和关键事件。

9.1.5 核心类属关系分析

对整个访谈资料纵向分析显示,健康信息需求规避、健康信息获取规避、健康信息吸收规避和健康信息利用规避是健康信息规避行为的4个行为阶段。健康信息规避行为的发生非单一因素造成,是各种影响因素的综合作用结果。行为策略指导着健康信息规避行为过程中不同行为阶段下具体行为的发生。行为必然导致结果,系列健康信息规避行为的发生虽然满足了个体健康信息规避动机与目的,但客观上也会带来动机与目的以外的负性影响与结局,而这些负性结果必然会反馈回给公众、被其感知,再次对健康信息规避行为产生影响。据此,图9-1概况了上述不同规避行为阶段的行为过程、行为策略、行为结果和影响因素与"公众健康信息规避行为"核心类属之间的类属关系。

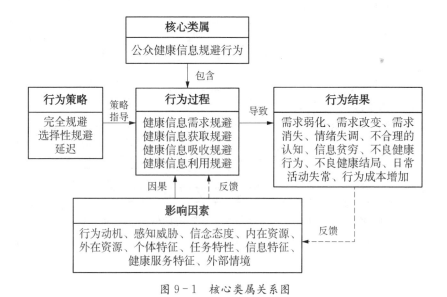

图9-1 核心类属关系图

9.2 四阶段规避行为模型融合与阐释

基于上述跨阶段比较分析结果和核心类属关系图,研究者构建了四阶段公众健康信息规避行为模型,如图9-2所示。该模型始于信息需求产生,涵盖需求规避、获取规避、吸收规避和利用规避4个核心过程要素。4个核心过程的子过程要素和纵向出现的顺序关系与反馈关系,共同反映出公众健康信息规避行为的动态轨迹与特征。4个核心过程既相互独立,又通过阶段行为结果要素相互关联。完全规避、选择性规避和延迟3种行为策略贯彻4个行为阶段始终,指导着公众在各个阶段中具体规避行为的发生。4个核心过程要素的出现,是图中最下方10个影响因素的综合作用结果,除了与公众自身相关的个体内、外部因素,还有超出公众控制能力但又客观存在的任务因素、信息因素、健康服务因素和特定时刻或时期的情境因素,后者通过前者对个体健康信息规避行为发挥着促进和强化作用。

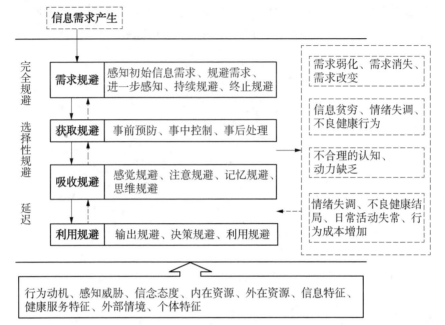

图 9-2　公众健康信息规避行为模型

9.2.1　第一阶段：需求规避

健康信息需求规避是公众实施健康信息规避的第一步。公众在健康信息需求规避阶段主要表现为通过规避信息任务刺激（健康问题）来缩小信息需要范围和紧迫程度；行为目标是减弱信息获取、吸收和利用的根本动力，避免主观不想要的健康信息获取、吸收和利用实质行为的发生。规避行为主要表现为对健康问题的否认、忽视、弱化、重构和隐瞒，否认、忽视、弱化和重构属于心理认知层面的规避，隐瞒更侧重于言语和行动层面的规避。

公众健康信息需求规避开始于对初始信息需求的行动付出与障碍、能够获得的支持与效果等方面的感知和评估，结束于对最终健康信息需求的接受和确定。这个过程往往不是一次性就能够完成的，会反复"进一步感知"和"继续规避"。结束状态时，初始信息需求呈现出弱化、消失和转移3种结果状态。

由于个体的性别、年龄、教育程度、经济收入、经验知识、健康信念、态度、健康状态、人格特质、生活秩序和习惯偏向等基本特征和认知因素的差异，人们对相同的健康问题刺激会产生不同的认识，正面面对还是消极规避，都具有其客观合理性。对规避情境下健康问题、健康信息和健康信息行为的消极经验知识和消极信念态度会驱使个体倾向选择规避。感知到满足健康信息需求可能会带来情绪、生理、经济、时间、行为改变等方面的威胁，也会促使个体选择规避。个体所拥有或所能获得的自我效能、知识、能力、社会网络、社会支持、经济实力、时间等内外部资源与解决健康问题任务所必需的主客观条件不匹配时，个体威胁感还会在一定程度上被放大。感知威胁达到一定程度时，个体就会出现规避动机。公众产生健康信息需求规避动机包括调节情绪、精神享受、维护自尊、保护他人、认知闭合和秩序维持等多个方面。由动机转化为心理规避和实质行动规避，还受到特定健康信息需求的感知、规避情境下的健康问题任务特性的评估、健康信息不良因素和情境因素影响。

任务特性除了解决任务问题所必须具备的主客观条件（即行为成本），还包括任务动机，即公众为什么产生健康信息需求，是为了解决健康问题、验证信息，还是为了满足好奇心等。研究发现，好奇心驱动下的健康问题任务更容易被放弃与规避。任务领域特征是指促使个体产生健康信息需求的健康问题任务所具有的某些专业特征。研究发现，包括健康问题出现原因、性质、严重性、发展阶段和治疗阶段都会影响不同个体对待健康信息需求的态度：当感知到引发健康问题的原因可能会影响其形象与自尊时，个体会倾向规避问题；当健康问题本身并不是很严重，具有较大普遍性时，个体容易持有"不重视""无所谓"等消极态度；当健康问题过于严重甚至不可治愈时，个体容易持有"治不治都一样""就该倒霉"等消极态度与不合理的认知。

信息特征涉及信息本身和信息源两个层面。原始访谈资料分析结果显示，低水平的信息质量、信息构建与服务质量会强化需求规避。信息质量低指向信息源提供的健康信息内容的属性与性能，包括不权威、不准确、不充分、广告投放比例大、存在虚假信息等。信息构建水平低是指健康信息源所呈现的信息组织、导航、标引等结构水平较低，表现为导航混乱、标签歧义、存在信息分类错误等。信息服务质量低是指信息源提供的健康信息服务水平较低，表现为互动少、回复简单、无回复、态度不友好、专业技能缺乏和信息更新不及时等。健康信息不良因素的客观存在会影响公众对健康信息的感知、经验知识、信念与态度,当个体产生过载、无用、易用性差和不可靠等消极感知、经验、信念和态度时,个体倾向规避健康信息需求。

外部情境包括家庭环境、社区环境、工作环境、区域位置、技术水平、健康政策等不同情境因素,以及特定规避情境下的社会规范和正在发生的关键事件。外部情境会通过影响个体对健康问题的认知、健康信息行为的信念态度,以及个体解决健康问题、实施积极健康信息行为可能获得的社会支持等,对公众健康信息需求规避行为的出现起到间接促成作用。

9.2.2 第二阶段:获取规避

健康信息获取规避是公众实施健康信息规避行为的第二步,发生在健康信息需求规避之后,更侧重于现实行为层面。行为目标是避免接触、接收和占有健康信息。公众健康信息获取规避行为包括事前预防、事中控制和事后处理,主要取决于个体健康信息具体处境,即与健康信息的连接状态。本研究将个体与健康信息的连接状态划分为连接前(接触信息前)、连接中和建立连接(已经接收或占有信息)3个阶段。连接前,个体保持远离信息源,主要指向公众尽可能避免与自己不想要的健康信息或者健康信息源发生接触,避免进入健康信息情境,进行事前预防;连接中,公众会采取主动设阻、消极获取、拒绝接收和退出情境等行动,进行事中控制;如已经建立连接,公众会采取忽视和舍弃等行动,进行事后处理。

与健康信息需求规避阶段相比,获取规避阶段的规避策略重心开始由健康问题转向健康信息,公众会根据健康信息的外部特征和内部特征,有意识地选择是规避所有健康信息和健康信息渠道,还是有选择地规避其中某些。延迟策略是一种特殊信息规避策略,这里指向主观拖延健康信息获取的所有行为。

实施健康信息获取规避带来的直接的负向结果是流失信息、错过信息,致使持续处于信息缺乏状态。因为缺乏正确的信息指导,个体不良健康行为依然继续。此外,研究还发现,因为个体主观上是知道规避的信息在客观上是有益的,所以心理不免会产生后悔情绪;当规避的是疾病诊断或治疗类信息时,因信息缺乏带来的持续的不确定性,又会使个体内心产生持续的担忧和焦虑,性情变得容易急躁,间接引发不良情绪。这些负性结果在一定程度上又影响着健康信息行为的发展与转向。

个体对规避策略的具体运用受到多方面因素的综合影响。表 9-4 的分析结果显示,驱使普通公众出现和维持健康信息需求规避行为的因素,在健康信息获取规避阶段也会发生作用。但与需求规避阶段相比,个人隐私相关因素在获取阶段开始发挥显著作用,公众因为健康信息服务软件、人员和机构的低隐私保护措施产生隐私泄露威胁感知,萌生隐私保护动机。此外,不良信息特征内涵在获取规避行为中得到了扩展,强制连接会导致个体抵触情绪出现在公众健康信息获取规避阶段中,影响着公众健康信息规避范围的选择。

9.2.3 第三阶段:吸收规避

健康信息吸收规避阶段的主要行为目标是避免在认知层面对信息进行加工、理解和消化,位于健康信息获取规避之后,发生于已经接收和占有了健康信息的情境下;就顺序关系而言,是公众实施健康信息规避行为的第三步。与信息加工理论对应,个体健康信息吸收规避过程本质上也是一个信息加工和认知的规避过程,涉及感觉规避、注意规避、记忆规避和思维规避等不同方面。感觉规避、记忆规避和思维规避整体顺序进行,注意规避最早发生在感觉规避之后,与记忆规避和思维规避可能交叉进行。

公众健康信息吸收规避行为同样表现出一定的策略性,针对健康信息的内容和外部特征进行完全吸收规避或选择性吸收规避。原始资料显示,在特定规避情境下,公众健康信息吸收规避策略倾向其中的一种;但在一段时间内,这两种规避策略会被公众交错使用,有时规避吸收所有信息,有时只是规避部分,"看情况"多次出现在访谈者的故事描述中。

研究结果显示,吸收规避对公众的负性影响主要集中在心理认知层面,会对其认知模式和正确健康信息需求的形成带来负面影响,造成健康或健康信息认知偏差,积极健康信息行为和健康行为动力缺乏。这在客观上会进一步强化健康信息规避行为,影响着个体整个健康信息行为过程中规避策略的具体实施。

表 9-4 跨阶段规避行为影响因素的分析结果显示,与需求规避和获取

规避阶段相比,个体的消极信念态度、内在资源缺乏、外在资源缺乏、个人特征和客观的任务特性5个因素在吸收规避中也发挥了同样的作用,但行为动机、感知威胁、消极信息感知、不良信息因素和外部情境的内涵发生了变化。调节情绪、精神享受、维护自尊和认知闭合构成普通公众规避吸收健康信息的主要动机;感知威胁因素中,经济、隐私和社交威胁并没有被受访者提及,认知威胁发挥了显著作用;信息特征中信息来源的隐私政策、信息构建和服务质量未出现在研究资料中,信息框架特征被多次提及,外部情境中主要是家庭环境与关键事件发挥作用。

9.2.4　第四阶段：利用规避

公众健康信息规避行为终于利用规避。利用规避是公众实施健康信息行为规避的最后环节与阶段,个体主要行为目的是避免信息指示功能作用的发挥,避免健康行为改变与响应。健康信息利用规避过程,本质上是对健康知识输出的规避和对遵循健康信息指示维持或促进健康行为的规避的过程。从完成链条来看,包括信息输出规避、健康行为响应决策规避和实质的健康行动规避3个基本过程,整体顺序发生,但后续行为会通过情绪和健康结局感知的反馈影响前置行为的发生。

公众健康信息利用规避行为策略视角集中在信息的概念性和工具性功能层面,而非获取规避与吸收规避阶段的内容特征与形式特征;主要依据个体对信息的理解、消化结果和兴趣爱好等选择完全规避或选择性规避。选择性规避表现为有限分享内容概念,有限遵循信息指示,降低行为频率和缩短行为时间。

研究资料分析结果显示,健康信息利用规避的实施给公众带来的负性影响较多,涉及健康结局、情绪、日常生活秩序和健康行为成本等多个方面。健康维持失败和促进失败是直接负性结果,表现为健康状态亚健康化和疾病恶化;后悔、焦虑等负性情绪、生活失常和行为成本增加是间接负性结果。同样,这些负性结果的出现会反过来通过影响个体对健康问题、健康行为和健康信息行为的感知,继而影响个体后续健康信息行为走向。

表9-4的分析结果显示,除了同样受到前述3个规避阶段中影响因素的作用外,第三方的健康信息服务不良因素也会对公众健康信息利用规避

行为的出现与维持发挥显著作用,如健康服务质量低、行业影响力低在原始研究资料中被频繁提及。此外,行为动机、感知威胁、信息特征和外部情境因素的内涵发生了变化。相关健康行为不变和社交维持成为驱使个体倾向规避利用健康信息的行为动机。其中社交维持动机源于按照健康信息指示实施积极健康行为后的被"过度关注""排斥"等社交威胁感知。信息特征中,主要是能够影响个体有关信息客体的效用信念与态度,以及威胁感知的信息质量和信息框架在发挥显著作用。信息受众是特定健康信息规避情境下影响个体分享个人健康信息的阻碍因素,本质上指向信息受众对个体产生威胁的能力或可能性。

9.3 讨论

信息规避行为研究还处于初级发展阶段,尚无成熟的理论模型从统一抽象的角度去合理描述该行为过程。但通过文献回顾发现,信息规避早已作为理论组件直接或间接出现在典型信息行为模型中,如 Donohew 和 Tipton 的信息搜寻-规避过程模型,Wilson 一般信息模型,Kuhlthau 信息搜寻模型,Johnson 信息搜寻综合模型,以及 Longo 搜寻与利用扩展行为模型。这些信息行为理论模型为本研究公众健康信息规避行为模型的构建提供了重要理论基础,尤其在信息规避行为过程、影响因素及其作用机制挖掘和归纳方面。但本研究提出的公众健康信息规避并不是对现有模型中相关理论组件的简单集成,而是源于一手研究资料,通过质性分析归纳总结而来,一定程度上是对这些模型的发展和深化。此外,除了行为过程和影响因素,本研究构建的公众健康信息规避行为模型还包含了行为策略和行为结果理论组件,以便更为全面地揭示和诠释公众健康信息规避现象。

9.3.1 关于公众健康信息规避行为过程

Donohew 和 Tipton 的信息搜寻-规避过程模型和 Longo 搜寻与利用扩展行为模型明确揭示,规避是人们信息处理和利用操作集合中的一个元素,是人们信息搜寻行为过程和利用行为中的一个动作组件,不同程度解释了人们在何种情况下可能会选择规避操作,但是并未研究规避行为的过程特性。本研究从过程视角对公众健康信息规避行为进行了探索，识别了需求规避、获取规避、吸收规避和利用规避 4 个核心过程元素，并发现这 4 个核心过程元素内部也体现出阶段性特征，由一系列存在一定依存关系或时序关系的行为操作组成，而非简单的一个静态的选择或动作。Bates 采莓模型指出个体的每一个信息查询阶段都包含通过信息选择和吸收不断调整需求并逐渐向目标递进的过程。本研究发现公众健康信息规避行为过程具有非线性单一过程的动态性，与其核心思想"递进性"一致。

Wilson 一般信息模型整体将人们的信息行为分为 3 个阶段，信息搜寻前的激活阶段、信息搜寻阶段和信息处理与使用阶段。通过压力/应对理论、风险/回报理论和社会认知理论的自我效能解释信息需求到具体类型信息搜寻行为的激活机制和发生机制。压力应对相关理论指出，个体应对行为的选择取决于其对特定情况的评估，当个体感知控制程度较低时，威胁和压力不可克服或超出控制范围时，常常会选择逃避。风险回报相关理论指出，大多数人在面临获得时是风险规避的，不愿冒险；对损失比对获得更敏感，前者的痛苦感远超过后者的快乐感，综合指向个体趋向选择低风险高回报的信息源。自我效能理论指出自我效能感低的人倾向采取消极的回避行为。由此可见，Wilson 虽然没有将信息规避作为信息行为模型组件体现，但其解释信息行为激活机制的理论基础均表明，当个人感知信息需求实现会带来严重威胁感，自己无法应对，或应对风险超出回报时，常会选择规避型防御策略，不去寻求、处理和利用信息，暗示个体在信息行为的任一阶段都可能出现规避行为。事实上，Wilson 信息行为模型中激活机制的解释也构成了现有信息规避研究的理论基础。本研究识别的需求规避、获取规避、吸收规避和利用规避很大程度上可以映射到 Wilson 一般信息行为模型中，需求规避与激活相对，获取规避与信息搜寻相对，吸收规避、利用规避与信息处理与使用相对，但行为阶段的划分更为明确，对吸收规避阶段和利用规避阶段进行了区分和细化，并分别总结了各个阶段的行为特征。

Neben 在信息系统使用情境下的防御性信息规避概念模型构建研究中，将信息行为分为暴露、吸收和利用 3 个阶段，认为规避可能发生在其中任何一个阶段，因此将信息规避范畴分为暴露规避、吸收规避和利用规避 3 个范畴。与 Neben 信息规避概念模型相比，本研究进一步挖掘出需求规避，并纳入规避行为过程框架中,获取规避构件对应 Neben 信息规避概念模型中的暴露规避,吸收规避内涵不变,利用规避内容有所变化。Neben 信息规避概念模型基于决策理论将利用指向解决不确定性,辅助决策;本研究中关于利用的外延更为广泛,不局限于辅助行为决策,还包括实质行动层面,发挥信息行为指示性功能。

9.3.2 关于公众健康信息规避行为策略

Lambert 指出,信息规避并非简单地不去寻找信息,信息规避具有主动性的特征,表明人们往往会有意识地采用一定的规避策略和方法。目前国内外学者主要从身体和认知两个层面开展了信息规避策略分类研究和总结,身体回避是指个体直接回避某些信息来源,包括人、物理载体和相关情景等,认知回避是指在信息处理和加工层面的回避。本研究发现公众会同时从身体、认知和语言3个层面开展规避,互不冲突。在需求规避阶段以认知规避为主,只有置身于信息情境中,才会实施语言规避和身体规避,表现为隐瞒信息。在获取规避阶段,以身体规避为主,只有置身于信息情境中,才会实施认知规避和语言规避。在吸收规避阶段,与信息认知加工理论一致,通过行为抑制和认知抑制规避信息的吸收,行为抑制主要通过身体规避实现,认知抑制指向记忆抑制、思维抑制、否认的负向思维和重构的反思思维。利用规避阶段以语言规避和身体规避为主,受认知规避牵引。

2010 年,Sairanen 和 Savolainent 在对坦佩雷大学学生日常健康信息规避行为的半结构化访谈研究中,从健康信息来源和内容层面,将健康信息获取规避策略归纳为完全性规避和选择信息规避。张可和张敏在学术阅读情景下的信息规避实证研究发现,大学生学术信息吸收规避策略包括完全规避和选择性规避。相关研究对策略进行总结的重心同样聚焦于健康信息内容层面,选择性规避策略的执行主要反映在信息的结构与范围方面。在本研究中,研究者发现还有一种特殊的规避策略——拖延,即主观上延迟健康信息需求的满足,策略的执行主要反映为时间视角,尤其在获取规避阶段和利用规避阶段被多数访谈者提及。另外,Sairanen 和 Savolainent 关于规避策略的总结没有区分行为阶段,张可和张敏关于规避策略的总结主要聚焦于吸收规避阶段。相比之下,本研究分别对健康信息规避行为不同行为阶段的策略都进行了总结,发现完全规避和选择性规避策略贯穿公众整个健康信息规避行为过程,但不同行为阶段中策略的重心有所不同:需求规避阶段的策略重心指向健康问题;获取规避和吸收规避阶段的策略重心指向信息来源和信息内容,如主题、知识单元成分;利用规避阶段的策略重心指向信息功能,如概念性功能和工具性功能。

9.3.3　关于公众健康信息规避行为结果

健康信息规避行为有积极的一面,如 Loiselle 在研究癌症信息搜寻、规避行为与健康信息服务满意度之间的关系时发现,积极规避组的满意度明显高于积极搜寻组、互补型搜寻组和偶尔搜寻组;同时也有消极的一面,如 Jung 等在研究信息搜寻与规避行为对癌症幸存者健康状态自评的影响时发现规避组的健康自评低于其他两个组。但目前专门研究信息规避行为结果的公开成果甚少,更多是在引言中予以泛述。本研究聚焦于规避行为结果消极的一面,总结健康信息规避行为可能给公众带来的负性结果。

研究发现,健康信息规避行为除了会直接导致个体健康信息资源缺失,致使社会健康信息资源价值得不到发挥,还会给个体情绪、认知、健康结局、日常生活秩序带来负性影响。在情绪方面,规避行为发生后,后悔、焦虑、急躁等不良情绪依然存在,只是针对的对象发生了转移。在认知方面,需求规避行为导致维持与促进积极健康信息行为和积极健康行为的内部动力弱化,直至消失;长期的吸收规避,会导致公众认知出现偏差,表现为过度自信、盲目乐观和偏听偏信。在健康结局方面,需求规避和吸收规避使得健康维持和促进行为动力弱化;获取规避导致缺乏正确健康信息引导,因而长期处于不良健康行为状态,甚至不知;利用规避直接导致健康维持与促进失败,造成疾病加重,甚至从健康转向不健康,如进入亚健康状态和出现新患疾病。在日常生活方面,因为规避行为产生的不良情绪和造成的健康维持与促进失败,还会引发家庭矛盾,影响日常生活和工作、学习状态,导致日常活动失常。最后,健康状况的恶化还在客观上增加了健康信息行为和健康促进行为的成本,而现实中行为成本更是个体信息规避行为的主要驱动因素之一。如此,信息规避行为的负性结果不仅仅关于信息本身,更重要的是信息健康维持和促进功能指向。

这些负性结果的出现会在一定程度上进一步加剧规避行为的发生,促进恶性循环。长期规避健康信息会导致公众健康信息贫穷,Chatman 信息贫穷理论指出,信息贫穷者更容易倾向和出现信息规避行为。此外,上述各阶段影响因素分析结果和现有研究均已表明,负面情绪、家庭环境、感知认知威胁、行为成本等也是构成个体信息规避行为的重要驱动因素。因此,不同健康信息规避行为阶段的负性结果都可能引发其他信息规避行为的出现,相互之间有着负性反馈作用,互为因果。

9.3.4　关于公众健康信息规避影响因素

公众健康信息规避行为出现与持续的影响因素较为复杂。本研究最终发现的 51 个范畴,形成 10 个主范畴:行为动机、感知威胁、信念态度、内在资源、外在资源、个体特征、任务特性、信息特征、健康服务特征和外部情境,详见表 9 - 4,涉及个体因素、客体因素和情境因素 3 个维度。与现有研究成果相比,本研究关于公众健康信息规避行为影响因素的发现整体与之相符,但也有新的补充。

在行为动机方面,现有研究主要基于信息的认知改变、行为驱动与情感功能展开,发现个体内部动机包括情绪调节动机(如避免不想要的情绪,保持惊喜)、认知一致动机、避免不想要的行为改变或采取不想要的行动(如手术),外部动机包括保护他人、隐私保护和社交维持等。本研究关于公众健康信息规避行为动机的研究结论也包括了与之基本一致的内容,同时也有新的扩展:保护他人、认知闭合、秩序维持和社交维持在原始质料中频繁出现。保护他人指向避免增加家人、朋友、配偶等亲密关系人的时间、经济、情绪等负担。认知闭合指向拒绝新的信息卷入,尤其是不确定的或者有冲突的信息,以坚持初始或固有的想法、信念、态度等——这与避免认知不协调有相似之处,但又不完全相同。秩序维持指向时间、经济、行为、社会关系等日常秩序维持的需求或目的,避免因为健康信息行为的发生使得日常生活、学习和工作等秩序发生改变或失去控制。社交维持指向维系特定情境下的人际关系不变,如避免被排斥。

个体因素主要指向个体主体特征差异,是影响健康信息规避行为的根本因素。已有研究发现,个体差异包括人口统计学特征、个体内在资源差异和外部资源差异。人口统计学特征主要考虑性别、年龄、受教育程度、族群、健康保险、健康状态等。个体内在资源指向人格特质、自我效能、个体经验、领域知识、信息偏好和信息素养。个体外部资源指向家庭环境、人际交往、工作环境等社会因素，表征着个体面对威胁和风险时可以获得的社会支持。个体内部资源和外部资源在本质上同属于个体拥有的应对资源，共同指向个体感知信息威胁时的应对能力和控制能力。本研究关于主体因素维度的发现与此基本一致，只是呈现了不同的归类视角。此外，本研究将有关时间、物资、经济等不足的因素聚类为条件限制，纳入影响公众健康信息规避行为的个体因素维度。

现有研究中的主客体关系因素或认知因素是指个体对信息对象领域特征的认知和态度，如疾病宿命论、感知严重性、感知易感性，以及获取、处理或利用信息难易程度的判断等。本研究中的个体因素中的信念态度（指向健康、健康信息和健康行为）和感知威胁范畴内涵、外延与之基本一致。

客体因素研究主要指向任务特性、信息特征、健康服务特征，是影响个体健康信息规避行为的间接因素。任务特性主要指向促使公众产生健康信息需求的健康信息行为任务的主客观特性，包括任务动机、任务领域特征（如疾病是否可治愈、发展阶段）、完成任务所必须付出的主客观行为成本。现有研究主要围绕疾病性质（如是否可治愈）和行为成本展开，本研究还发现任务动机范畴。关于信息特征对规避行为的影响，现有研究主要围绕信息质量、可获取性和可理解性展开，本研究还发现信息框架、信息源的信息构建水平、服务质量和连接方式等范畴。健康服务特征主要指健康服务提供者提供的健康服务质量及其在行业中的影响力，现有研究发现其对健康信息获取规避有调节作用，本研究发现其还会影响健康信息利用规避。

家庭环境、工作环境、健康政策、医学技术水平、信息受众和社会规范等情境因素不同程度地出现在现有信息规避和健康信息规避影响因素研究结论中。除此，本研究发现，特定情境下关键事件的发生也会触发或强化健康信息规避行为。

此外，现有信息规避动机和影响要素研究主要围绕是否需要启动信息获取阶段，或未区分行为类型，甚少聚焦信息获取后的吸收与利用阶段，本研究还系统挖掘和总结了吸收规避和利用规避的影响因素，并进行了动态比较,如上述表 9-4 所示,发现不同规避行为阶段的影响因素及其内涵是动态变化的。

9.4 本章小结

本章围绕公众"整个健康信息规避行为过程轨迹和形态是怎么样的""是如何实施健康信息规避的""健康信息规避行为发生后会导致哪些负性结果"和"哪些因素促使健康信息规避的出现和维持,在不同行为阶段中所发挥的作用是否相同"这 4 个核心问题,重点分析健康信息需求规避、健康信息获取规避、健康信息吸收规避和健康信息利用规避 4 个行为阶段的过程要素之间的关系,比较不同行为阶段在行为策略、结果和影响因素的共性与差异,对共性类属进行归纳与聚类,分析其与核心类属之间的关系,并整合而成 4 阶段健康信息规避行为模型。

整合模型以规避行为过程为主线,纵向揭示公众健康信息规避行为过程非线性动态特征,不同行为阶段既相互独立,又通过阶段行为结果的反馈作用相互关联;通过行为策略与行为过程的策略关系,反应了公众如何实施规避;通过影响因素与行为过程因果关系分析,揭示公众健康信息需求、获取、吸收和利用规避行为出现和维持的原因。与现有侧重解释信息规避发生机制的概念模型和聚焦归纳、总结健康信息规避影响因素的行为影响因素模型相比,本研究提出的多阶段整合模型体现了一定的综合性,不仅能够反映公众健康信息规避行为轨迹与表现、策略和结果,还能够揭示公众健康信息规避行为发生或维持的影响因素及其作用机制。

10

公众健康信息获取规避行为改变研究

如前文所述，现有健康信息规避干预研究主要立足于自我肯定等经典理论，多从健康信息规避影响因素维度采用实验进行验证性研究，未充分挖掘规避者自身的思维与体验，一定程度上忽略了行为的过程性与长期性特征。本章将以"过程化"思维，聚焦"获取规避行为改变"现象，从行为主体视角，系统地理解公众改变健康信息获取规避行为的过程和意义建构，探索触发、促进和阻碍改变发生的影响因素，以系统地解析公众健康信息获取规避行为改变的模式，为公众健康信息规避问题应对提供参考。

10.1 研究界定

健康信息规避行为并不总是永久性行为，有时人们会因为某种或某些原因主动改变健康信息规避状态，并养成积极的健康信息行为习惯。健康行为改变的跨理论模型(TTM)认为，人的行为变化并不是一个单一事件，而是一个复杂的发展过程。处于不同的改变阶段，人们的行为特征和心理需要也有所不同，干预者应根据具体阶段特征和需要采取针对性干预措施，以促进干预对象向成功的阶段转变，因此，关注行为改变的过程比关注结果更重要。在此理论启发下，作者想知道"改变者是如何从健康信息规避向积极健康信息行为转变的？"

就信息行为一般模型来看，获取信息是健康信息行为实质行动的开始，既反映了信息需求的情况，又是后续吸收和利用的基础，同时，获取过程本身也交叉着信息的吸收与利用，在整个信息行为空间中具有重要地位和较好的研究示范价值。因此，作者将健康信息规避行为改变研究主题聚焦"健康信息获取规避行为改变"（即从健康信息获取规避行为到健康信息获取行为的转变）现象，开展健康信息规避行为改变过程探讨。具体而言，围绕"健康信息获取规避行为会经历哪些阶段""处于这些阶段的个体的行为和心理特征是什么"和"健康信息获取规避改变是在什么条件下发生的"3个问题展开，系统地对健康信息获取规避行为改变的阶段、特征和影响因素进行程序化扎根分析，以识别公众健康信息规避行为改变所经历的阶段、活动，以及相关影响因素，并建立其相互之间的关系，形成公众健康信息规避行为改变模型，为开展公众健康信息规避行为应对研究提供理论参考和证据支持。

10.2 扎根分析过程与结果

10.2.1 开放编码

同样通过原始标签提取、初级代码形成和概念抽象3个阶段实现原始访谈资料的概念化。原始标签主要来源于访谈者的鲜活语言，如表10-1中的"感知爬楼喘"和"觉得不行"；初级代码是对原始标签的初步规范，如结合语境将原始标签"感知爬楼喘"和"觉得不行"初步规范为"感知体能下降严重"；概念是对初级代码的抽象，如将"感知体能下降严重"抽象为"感知症状严重化"，将"筛选技能缺乏"和"筛选技能具备"抽象为"信息筛选技能"。对公众健康信息获取规避行为改变所有资料概念化分析后，共获得概念145个。表10-1是部分访谈转录资料的概念提炼过程示例。

表10-1 开放编码概念化过程示例

C08访谈转录资料节选	序号	原始标签	初级代码	概念
我平时很懒，不喜欢运动，上班后也是一直坐着，没两年就发现自己体能明显下降了，所以就开始想着锻炼身体，提升一下体能[1]，找些健身视频跟着动动[2]。	1	提升体能	提升体能	增强体能
	2	跟视频运动	锻炼	增强体能
	3	感知爬楼喘	感知体能下降严重	感知症状严重化

（续表）

C08 访谈转录资料节选	序号	原始标签	初级代码	概念
但还是一直没有动,后来有次发现自己回家爬楼梯都有点喘[3],觉得不行了,所以就想还是要运动一下[4]。自己没关注过,就让我喜欢健身的朋友给我推荐些[5],想着应该能够找到合适的[6]。他让跟着 Keep 练,到 Keep 上找,我就在手机上安装了 Keep[7]。开始不知道哪些适合我[8],都是等他们选好了发给我[9]。后来有点熟悉了,知道怎么选了[10],就自己在里面找,找懒人健身方法、懒人健身视频什么的[11],挑自己喜欢的运动[12]跟着做。	4	觉得不行	感知体能下降严重	感知症状严重化
	5	让朋友推荐	咨询朋友	咨询亲密关系人
	6	预期可找到	预期可获得	评估获得可能性
	7	安装 Keep	安装手机软件	安装软件
	8	不会筛选	筛选技能缺乏	信息筛选技能
	9	等待发送	等待告知	等待告知
	10	会筛选	筛选技能具备	信息筛选技能
	11	查询 Keep	查询手机软件	查询手机软件
	12	挑视频内容	挑选信息内容	选择信息

以“生理需求”范畴形成过程为例,“预防疾病”“治疗疾病”和“增强体能”3 个概念都指向生理健康维持和促进需求,因此将其进一步提炼为“生理需求”。在范畴命名和含义界定上,尽量选取和参考具有代表性研究成果和理论中的变量和释义,如健康信息素养、操作复杂度、自我效能、社会规范等;难以有效匹配的,则根据研究资料,参考相关理论和现有研究,自己提炼和释义。如健康信念模型将“感知易感性”定义为个体对自身患病可能性的判断,但本研究资料受访者强调的是患病可能性的变化,与感知易感性并不完全一致,但又相关,因此提炼出“感知易感性改变”范畴,将其定义为“个体对自身患病可能性的认知发生变化”。按照这样的方法和原则,共获得生理需求、认知需求、情绪需求等 36 个范畴。表 10-2 是部分范畴提炼过程、结果和原始文本示例。全部范畴及其所包含的概念、内涵说明详见《公众健康信息获取规避行为改变开放编码范畴化结果》(附录 9)。

表 10-2　规避行为改变开放编码范畴化过程与结果示例

序号	范畴	包含的概念	含义	原始文本示例
1	认知需求	积累常识,学习技能	个体从事需认知努力的任务的倾向性	C09:从那次(腹泻)以后,就想多了解一下这方面的常识,毕竟自己一直在吃药

（续表）

序号	范畴	包含的概念	含义	原始文本示例
2	主动获取	主动提问,网络检索,选择信息,医院就诊,查询手机软件,关注公众号,使用可穿戴设备,使用家用健康智能设备,家庭交流,患者讨论,舍友交流	个体采用主动的、带有目的性的行为获取健康信息	C13:后来门诊的时候,自己也会主动问现在到底是一个什么情况,以前都不问的
3	自我调节	自我鼓励,自我补救,提前安排,定期获取,定时获取	个体根据实际情况在一定范围内进行自我心理、物资、活动等调整,以实现有规律地获取健康信息	C10:后来有段时间,好像不论什么时候睡觉,睡觉前都会看一下公众号有没有更新,一旦更新了,就会看一看……有时通宵加班忘了,第二天也会补上
4	停止获取	停止咨询,取消关注,不再上网,卸载软件	完全停止健康信息获取行为	C16:……就放那儿了,现在还在手机上呢
5	角色改变	家庭角色改变,组织角色改变	个体在家庭和组织中的角色发生变化	C14:……可能也跟我当了工会小组负责人有关吧,经常要组织或者参与一些活动,像健康100问、健康讲座之类的
6	满意度	浪费时间,没用,没什么用	个体对健康需求和健康信息需求被满足后的受益的主观评价	C07:感觉和我想的不一样,智能嘛,应该很简单的,不需要那么多事的
7	操作复杂度	流程复杂,导航清晰,标签模糊,响应速度,使用帮助,互动频次	健康信息服务设备、系统、软件、小程序等信息获取操作难易程度	C19:看不懂,反正感觉挺复杂的(笑),不知道怎么用,要是有个视频说明就好了……但是好像没有视频说明,我没有找到
8	隐私态度	隐私保护,隐私关注,隐私担忧	个体对信息获取行动中关于个体信息保护的相关看法	C26:那些条款太简单了……和没有一样,真有事了也没用

10.2.2 主轴编码

采用 Strauss 和 Corbin 的编码范式的同时,本研究还尽可能参考现有研究成果,力求相同内涵的概念命名一致化,促进科学研究交流。以"启动"主范畴提炼为例,袁嘉芮和邓小昭在探索信息获取行为过程特征时,将需求达到一定程度后转化为动机的阶段界定为启动阶段,受此启发,结合原始材料所反映的故事,研究在生理需求、认知需求、情感需求和社会需求 4 个范畴基础上提炼出"启动"主范畴。按照这样的思路和方法,对开放编码阶段形成的范畴进行分析和整合后,形成启动、准备、社会刺激、认知改变、内在素养、信念态度等 12 个主范畴。

根据 12 个主范畴的本质特征,研究进一步将其划分为行为过程和影响因素 2 个方面。启动、准备、发生、维持和结束等描述改变发展阶段的主范畴,划分为行为过程类;社会刺激、认知改变、内在素养、社会资源、信念态度、信息源等可用以解释行动发生条件的主范畴,划分为影响因素类。具体形成的主范畴、所包含的范畴及关系内涵如表 10-3 所示。

表 10-3 主轴编码形成的主范畴及其关系内涵

维度	主范畴	范畴	主范畴与范畴关系
行为过程	启动	生理需求	启动指向改变健康信息获取规避行为的动机产生,并达到一定程度,生理需求、认知需求、情感需求和社会需求是动机的不同方面
		认知需求	
		情绪需求	
		社会需求	
	准备	计划时间	准备指向个体针对改变发生所需要的主、客观条件进行准备,计划时间、准备物资、寻找渠道和预估可能性是改变准备的不同方面
		准备物资	
		寻找渠道	
		预估可能性	
	发生	主动获取	发生是指个体已采取实质健康信息获取行动,主动获取、被动获取和代理获取是个体健康信息获取行动的不同策略特征
		被动获取	
		代理获取	

（续表）

维度	主范畴	范畴	主范畴与范畴关系
行为过程	维持	自我调节	维持是指个体保持健康信息获取行为,表现为养成在特定范围内的健康信息获取习惯,即使遇到障碍也能够自我调节
		信息聚焦	
	结束	获取弱化	结束是指个体放弃或终止健康信息规避行为改变,获取弱化往往预示着改变结束,停止获取即改变结束,甚至退回至规避状态
		停止获取	
		健康信息规避	
影响因素	社会刺激	社会规范	社会刺激是指促使个体启动改变,并外化为现实行为的社会性刺激因素,社会规范、角色改变和关键事件符合其外延
		角色改变	
		关键事件	
	认知改变	新增知识	认知改变是指个体关于事物的看法、判断和认识等发生变化,感知障碍改变、感知严重性改变和感知易感性改变均指向认知改变
		感知障碍改变	
		感知严重性改变	
		感知易感性改变	
	内在素养	自我效能	内在素养指向内化于精神层面的能力、知识等,自我效能、健康信息素养属于个体内在素养
		健康信息素养	
	社会资源	社会支持	社会资源是指个体可通过人际关系、公共服务等可获得的社会资源,社会支持具有资源属性,属于外在资源范畴
	信念态度	健康态度	信念态度是对事物所持有的判断、观点和看法,其外延包括健康态度、信息信念、隐私态度、满意度、信息行为信念等
		信息信念	
		隐私态度	
		满意度	
		信息行为信念	
	信息源	操作复杂度	信息源是指健康信息提供者、平台等信息来源相关的因素,操作复杂度、隐私政策、信息质量与信息源相关
		隐私政策	
		信息质量	
	时间与物质资源	时间压力	时间与物质资源是个体实施健康信息规避改变的基本必备条件
		物质条件	

10.2.3　选择性编码

通过多次比较和分析已经提炼出来的主范畴内在关联,本研究提出了公众健康信息获取规避行为改变这一核心类属概念。回归原始资料,进一步分析原始访谈标签的指向关系,总结主范畴与主范畴之间的关系结构(关系产生过程如表 10-4 所示),研究者得到如下故事线:①健康信息获取规避者从信息规避到信息获取的改变并不是单一事件,是经历了启动、准备、发生、维持系列阶段变化后完成的;改变并非总能顺利完成,可能停留在中间任一阶段,导致改变结束。②获取规避行为改变的根本动力源于改变需求的产生,但改变需求的产生并不意味着一定会出现外化行动,只有达到一定程度后才会向现实获取行动转化。从规避到获取再到维持,是在特定条件下发生的,是系列影响因素的正、负向博弈结果。如果正向作用获胜,则顺利过渡到下一阶段,否则改变结束。③在改变过程中,规避者的改变行动并非无意识行为,因而出现不同的心理和行为特征。整个故事线可简单概括为:公众在系列阶段序列转归中完成了改变,内在素养、社会资源、信息特征及其所处情境共同影响着改变路径的转归。

表 10-4　获取规避行为改变主范畴关系形成过程示例

原始访谈转录文本	原始代码	代码指向性	主范畴	关系类型与内涵
C09:从那次(腹泻)以后,就想多了解一下这方面的常识,毕竟自己一直在吃药什么的……下载了"春雨医生"……自己拿不准的会查查看……有时候自己去网上百度	多了解常识	多了解常识→下载春雨医生→查看看;网上百度	启动	转归,从启动(认知需求)转向准备(准备物资)转向发生(主动获取)
	下载"春雨医生"		准备	
	查查看		发生	
	网上百度			
C16:……大家平时都在一起玩,自己不想被排斥,就犹豫要不要一起报名(社区组织的老年人日常健康知	不想被排斥	80 岁邻居报名→不想被排斥→协商预留晚饭后时间	启动	调节,社会刺激(社会规范)对启动(社会需求)向准备(计划时间)的转归具有调节作用
	80 岁邻居报名		社会刺激	
	协商预留晚饭后时间		改变准备	

（续表）

原始访谈转录文本	原始代码	代码指向性	主范畴	关系类型与内涵
识竞答）……后来看邻居80多岁都参加，就报名了……和老伴协商，晚饭后我就什么都不管了……				

据此故事线，融合主轴编码结果，构建了公众健康信息获取规避行为改变过程理论模型，如图 10-1 所示。该模型通过启动、准备、发生、维持、结束及其之间的转归路径，揭示了公众健康信息获取规避行为改变发展阶段，并通过生理需求、计划时间、主动获取、被动获取、代理获取和信息聚焦等揭示了各个改变发展阶段的心理和行为特征；通过社会刺激、认知改变、内在素养等影响因素对行为改变正、负向转归路径的调节关系，解释了公众健康信息获取规避行为改变发生和转归路径出现的原因。

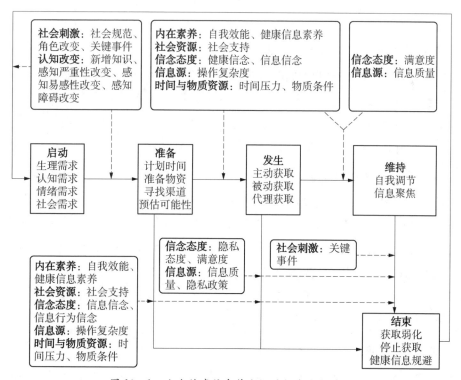

图 10-1　公众健康信息获取规避行为改变模型

10.3 机制阐释

10.3.1 改变阶段与阶段之间的关系

研究识别出 5 个改变阶段范畴：启动、准备、发生、维持和结束。启动是改变开始，准备是实质行为开始，发生是中间环节，维持是理想结局，结束是终止环节。但"启动—准备—发生—维持—结束"是一个非线性的启发式过程，即使需求被激发，改变从启动阶段转向准备阶段，也并不意味着改变能够完成，在中间 3 个阶段的任一节点均可能转入结束阶段。

10.3.1.1 启动

公众健康信息获取规避改变启动阶段的重要特征是产生改变需求，包括生理需求、认知需求、情绪需求和社会需求。生理需求驱使人们通过获取健康信息来确认健康问题，预防和解决健康问题。认知需求是用户信息需求的重要组成，本研究中表现为个体期望获取健康信息，实现积累常识、学习技能（如操作家用智能医疗设备）等任务或目标。信息具有情感功能，信息观点和指示能够影响人们的情绪，就本研究而言，所有受访者都谈到情绪需求，主要描述为通过获取符合他们"期望"的健康信息来寻求心理安慰和调节负面情绪。如 C09："在那段时间里（健康信息规避期间），我从不看那些教你如何吃饭的书或电视节目。不想看也不想听……但总有人说你不能吃这个，不能吃那个，（它们）很甜……我认为糖尿病并不是说你完全不能吃甜食。我想知道专家是不是也这么认为……当然，（我）不是一下子去的（听社区组织的糖尿病专家讲座）。挣扎了很长时间。"此外，公众改变健康信息获取规避行为也可能是源于某些社会性需求，管理自己在他人心目中的印象，获得想要的身份认同，获得所在群体的认同等。如 C03："我已经是一个母亲，我不能给我的孩子留下不好的印象，让他认为他的妈妈害怕医生和去医院……"

10.3.1.2 准备

改变需求在外部社会刺激和内在认知变化的共同作用下达到了较强的

程度,改变由启动向准备阶段过渡(即启动—准备),如 C08:"……发现自己体能明显下降了,所以就开始想着锻炼身体,提升一下体能,找些健身视频跟着动(生理需求——启动)……自己没关注过,就让我喜欢健身的朋友给我推荐些(寻找渠道——准备),想着应该能够找到合适的(预估可能性——准备)"。

在准备阶段,公众开始为获取健康信息行为的条件和保障做准备工作,包括计划时间、准备物资、寻找渠道和预估可能性等。很多受访者都提到会提前进行时间管理,为规避行为改变做好时间安排,根据目标信息源服务时间和获取时耗特征,决定何时获取、获取频率等,并调整其他日常活动安排。与此同时,还会购买智能设备、安装软件、办理就诊卡、注册手机软件等,满足健康信息获取所需物资条件;多渠道寻找可能信息来源,为改变发生提供渠道选择。访谈资料显示,公众倾向通过就近人际交流获取目标渠道,包括咨询家人、同事、朋友、同学等亲密关系人。除此,研究发现,个体会提前评估和权衡各种可能性,包括成功获取目标信息的可能性和获取过程中遇到困难时得到帮助的可能性。

10.3.1.3 发生

当感知自己已经对健康信息获取规避行为改变做好了"充足"的准备之后,开始采取实质获取健康信息的行动,打破规避行为方式和状态,过渡至发生阶段(准备—发生)。原始访谈资料显示,在发生阶段,公众会实施访问专业机构、人际交流、使用新型媒介、搜寻网络信息和获取传统信息等健康信息获取行动。如 C13 决定就医检查后,办理了单位附近医院的就诊卡,安装和注册医院的手机软件,通过手机软件查找医生信息:"我们单位附近两个定点医院的就诊卡都办了,备用……现在都可以网上挂号,还下载了手机软件,都注册了(准备)……医院手机软件有专家门诊信息,我一般都是通过医院手机软件找医生(发生)"。

编码结果显示,在健康信息获取规避行为改变发生阶段,就行为改变的主观能动性和实质行为主体而言,受访者在不同健康信息获取规避行为改变条件和情境下,会表现出不同的行为策略特征:如明确知道自己的需求和目的且具备行为条件时,采取主动获取策略,通过积极提问、自主挑选等方式主动地获取自己想要的信息;如果需求不明确、意识不到需求或者不具备获取行为条件时,采取被动获取策略,通过偶遇信息、等待推送等方式被动地获取信息;有时也会因为某些原因不愿意自己面对信息来源,则采用代理获取策略,通过委托代理人帮忙获取信息。如 C07 糖尿病患者:"想知道我这样的都能吃哪些水果,专家来讲座的时候我就会问问,问他哪些是肯定不能吃的(主动获取)……大部分就是专家说什么就听什么,其他的也是碰到了就看看,不会主动去查和问什么的,没有什么特别想知道(被动获取)……医院我就不想去……就让孩子带着那个单子去医院问医生(代理获取)。"

10.3.1.4　维持

发生实质健康信息获取行动后转向有惯性地获取目标健康信息是理性的改变(发生—维持)。进入维持阶段,即使不可避免地会遇到各种困难和障碍,如经济条件限制、时间冲突、技能障碍等,也会努力克服,通过补救、自我鼓励和提前安排等各种心理和行为方法主动自我调节,在一定程度和范围内维持健康信息获取行为的方式和状态。如 C10:"让朋友推荐了几个公众号(准备),最后就选了"健康时报"和"丁香医生"……挑有用的文章看(发生)……后来有段时间,好像不管什么时候睡觉,睡觉前都会看一下公众号("丁香医生")有没有更新,一旦更新了,就会看一看(维持)……有时通宵加班忘了,第二天也会补上(自我调节——维持)。"

在健康信息获取规避行为改变维持阶段,就关注的健康信息范围而言,与改变发生阶段相比,原始访谈资料显示受访者关注的健康信息有集中的趋势,信息聚焦特征显著。受访者开始根据现实需要和喜好,采用信息聚焦策略,实现在一定信息范围内保持获取行为不变。媒介、主题、呈现形式、来源等信息内、外部特征构成信息聚焦策略的中心。如 C26 早期使用过多款与孕妇相关手机软件,一段时间后只保留了一个:"用过好几个,像"怀孕管家""宝宝树",具体不记得了……现在手机上就剩"妈妈树"了,没时间都看,也觉得没有必要都看了(信息聚焦)。"

10.3.1.5　结束

结束有改变获取弱化、停止获取和健康信息规避 3 种行为表现。获取弱化的行为特征是健康信息获取行为频率和质量下降,包括获取频率减少,时长缩短,主动性减弱等,但并没有完全停止;停止获取是完全放弃获取,终止改变行为;健康信息规避是指改变者又退回健康信息规避状态。分析结果显示,在结束前的任一阶段,改变者都可能结束改变。

即使已经做了时间、物资、渠道等客观行为条件准备,但也会因为自我效能感低、健康信息素养低、信息获取操作复杂等原因,退回规避状态,改变行为结束(准备—结束)。如C16:"孩子帮我装的管理软件(准备)……我们一直没学会,不知道怎么操作,然后就放那了,现在还在手机上呢(停止获取——结束)。"

在一次或几次实质健康信息获取行动后,因产生了消极的健康态度、信息信念、信息行为信念等原因,个体停止获取信息,放弃改变,回退至规避状态(发生—结束)。如C14:"还特地装了一个手机软件(准备物资——准备)……用过几次,主要是看看夜里睡眠时间、心率变化(发生),但感觉挺不好,不好用,结果也不对,后来就没用了,卸了(停止获取——结束)。"

健康信息获取行为维持了一段时间后结束,因为时间压力、隐私、信息质量、情感变化、社会支持改变等原因,获取行为弱化,直至完全停止,改变结束(维持—结束)。如上述C10,改变维持一段时间后因为时间压力放弃改变:"后来有段时间,好像不管什么时候睡觉,睡觉前都会看一下公众号有没有更新,一旦更新了,就会看一看(维持)……有时通宵加班忘了,第二天也会补上(维持)……有半年时间,经常到处出差,每次都1~2个礼拜那样……就没时间看了(停止获取——结束)。"

10.3.2　影响因素

研究识别出7个影响因素:认知改变、社会刺激、信念态度、内在素养、社会资源、信息源以及时间与物质资源。

10.3.2.1　认知改变

认知改变是指个体关于事物的看法、判断、认识等发生变化,包括新增知识、感知严重性改变、感知易感性改变以及感知障碍改变等。如果认知改变程度显著,则能够驱使改变需求转向实质性的改变行动,否则可能一直停留在启动阶段,如C13提到"开始想着要改变(启动),但没有付出行动(持续处于启动阶段）……换了工作单位后，虽然有时间，但是交通不便（感知障碍改变不显著）……买了车之后去医院就方便多了，不用拿着东西挤地铁，也不用那么绕（感知障碍改变显著）……就又开始准备折腾了（准备）"。

10.3.2.2 社会刺激

社会刺激是指促使个体启动改变，并外化为现实行为的社会性刺激因素，包括社会规范、角色改变和关键事件。

社会规范是指改变者所属特定群体的其他成员健康信息行为模式的影响，特别是他们所尊重的人，或具有类似健康问题或健康信息障碍的人。C11 讲述了参加社区老年慢性病知识竞赛后，其他成员积极的健康信息获取行为对自己的影响："……我不想准备，尤其是饮食方面。但其他人都在忙着看书、上网查东西、咨询社区医生，有的甚至在微信群里做笔记分享给大家。然后觉得我什么都不做不好，不能拖后腿，就让孩子们帮我买些书看看"。

角色变化，就参与者的描述而言，主要是指个人在家庭和组织中的角色变化。对于参与者而言，那些可能带来显著不同的行为责任的角色变化，更可能促进变化的发生和维持。C03 提及与当阿姨相比，当妈妈对她的变化影响更大："之前有想法，但一直拖着……但有了孩子会不一样的，你要给孩子树立好榜样，不能因为怕疼就不检查了……其实我早就当姑姑和大姨了。没结婚前和弟弟他们住一起，他也有一个孩子，我还帮助照顾（他的）孩子，但感觉不一样，成为母亲是不同的。"

关键事件在资料中主要表现出负向强化调节作用。关键事件的发生会分散或影响个体坚持实施改变行为所需要的时间、精力、自我效能感、情感等，导致个体不再具备获取健康信息所需要的行为条件或资本，进而对改变行为的负向转归产生作用。如 C10 因为突然要频繁地长时间出差而被迫中止每天晚上阅读公众号信息的习惯："有半年时间，经常到处出差（关键事件），每次都 1～2 个星期那样……就没时间看了（改变结束）"；C21 因为要准备考试而止步于网络心理健康课程的购买，未再学习："都交完钱了，但要准备期末考试（关键事件）估计没时间和心思看……下载了几节课后就放弃了（改变结束）"。

10.3.2.3 信念态度

信念态度是一种主客观关系,是个体对客观事物的主观体验和感知。信念是相信事物"事实"的认识,具有较强的主观性;态度是人们对客观事物所持有的看法与判断,亦如此。知信行模型指出,信念和态度与行为具有因果关系,正确的信念和态度是改变行为发生的根本动力。健康信念模型也强调健康信念和态度会影响人们的健康行为改变。影响公众健康信息获取规避行为改变的信念与态度包括健康信念、信息信念、信息行为信念、隐私态度和满意度。

如果个体具有积极的健康信念、信息信念、信息行为信念,即关注健康,相信合适的健康信息有益于维持和促进健康,相信健康信息获取有助于避免负向健康结果的产生,那么个体就会积极准备改变、进行改变和坚持改变,对改变过程的转归发挥正向调节作用。反之,如果持有消极的信念与态度,可能会选择终止改变,负向调节改变序列转归。如 C16 因为觉得社区组织的健康讲座内容没有用而导致改变中途放弃:"听过几次(发生),觉得没什么意思(消极的信息行为信念),没什么用,大道理都知道(消极的信息信念)……后来就不去了(结束)"。

隐私态度在改变发生和维持阶段,会负向调节改变转归。具体而言,个体对健康、行为、身份等个人信息的低保护、高泄露判断,会显著引发个体获取规避行为改变的负向转归,导致获取行为弱化或停止,结束改变。感知被要求过度授权、隐私条约不公平、缺乏隐私控制等隐私威胁和担忧常出现在受访者资料里,尤其是年轻者。如 C26:"有些还是用了几次的(发生)……那些条款太简单了……和没有一样,真有事了也没用(隐私态度)……后来我就卸了(结束)"。

满意度感知对象涉及信息内容质量、软件功能、信息服务质量、信息利用后的健康维持与促进效果等,在改变发生或维持期间对改变转归起到调节作用,如果相关情感体验未达心理预期,改变可能停止。如 C07 觉得设备智能程度不够高,比预期低:"用过 2 次吧(发生)……感觉和我想的不一样,智能嘛,应该很简单的,不需要那么多事的(满意度低)……后来就放在家里一直没动(结束)"。反之,如果达到或超越心理预期则,可能持续保持获取行为,如 C05 因为对信息内容质量满意度高,进而持续使用数据库以获取信息:"那个数据库还是很权威的,要查的东西基本上都能查到(满意度高)……现在还在用这个数据库(维持)"。

编码结果显示,健康态度和信息信念在整个改变过程中均对行为阶段序列转归发挥着调节作用;信息行为信念、隐私态度和结局满意度主要在改变发生以后开始发挥作用;且隐私态度主要发挥负向调节作用。

10.3.2.4 内在素养

内在素养包括自我效能和健康信息素养,用于表征个体感知到的和客观拥有的改变能力。自我效能是个体对健康信息获取规避行为改变成功的自信程度。如果公众自我效能感高,"感觉可以做到""应该能做到""相信可以",即相信能够在一定行为条件下和目标水平之上完成健康信息获取规避行为改变,并坚持下去,就会更倾向选择实施及坚持改变,如 C13 提到"搬家了,换了工作……单位离医院近了很多……就觉得自己克服一下,应该还是可以做到的(自我效能感——高)……坚持了 2 个月以后,就更有经验了"。反之,如果个体对改变健康信息获取规避行为的自信程度较低或没有信心,担心"学不会",认为"比较困难""行为难以坚持",则可能选择放弃改变,如 C07 在准备使用家用智能健康监测仪的时候,因为感觉"太难的(功能)就不学了,也知道自己肯定学不会……万一再把它搞坏了,更麻烦……(自我效能感——低)",结果放弃使用联网获取测量结果指标解读功能。

健康信息素养是个体意识到健康信息需求,并能够获取、评价、分析、理解健康信息,用于合理健康决策的系列能力。当具备实施和维持健康信息获取规避行为改变所需要的知识和技能,如医学专业背景知识、会上网、会使用移动媒介、用过同类软件、有相关经验、信息素养良好等,个体会更有信心改变规避行为并维持下去,如 C09:"好在我自己还有点医学常识,简单的东西还是能够知道哪些是真的、哪些是假的(健康信息素养高)……要不然真的是没法看"。反之,缺乏医学知识,不会搜索、保存和筛选信息,不会提问,不会操作等,会导致改变行为终止,如 C16 因为"学不会"家用智能健康监测软件测量结果指标解读功能,而放弃改变:"孩子帮我装的,说可以记录血糖,超标了就会提醒我们,还能在线咨询问题,但是……我们一直没学会,不知道怎么操作(健康信息素养低),然后就放那儿了"。

编码结果显示,内在素养在整个改变过程中均对行为阶段序列转归发挥着调节作用。

10.3.2.5 社会资源

社会资源表征个体能够从外部环境获得的用于实施改变的资源,包括来自不同社会网络和社会关系的信息、情感、物质、时间等多方面的社会支持。信息的提供可以减轻信息获取和判断的负担,帮助参与者更快、更准确地获得他们想要的健康信息。情感支持或缺乏支持的作用主要是增强或削弱对改变的自信,主要表现为口头鼓励(如"你可以")和否定(如"没用")。技术支持可以帮助解决变革过程中信息技能不足的问题,例如一些老年受访者在学习使用健康应用程序时遇到的困难。经济支持,包括提供设备,主要被描述为帮助解决物质条件障碍,例如"在线充值"和"购买智能手机"。时间支持是指提供足够的空闲时间来保证健康信息获取活动,例如C11:"节目在晚上7点开始,通常是在晚饭后。刚开始看电视,老公帮忙洗碗"。如果个体能够获得足够的社会支持,则倾向选择改变并坚持下去。

本研究资料中,子代支持、单位支持、社区支持和学校支持被受访者频繁提及。如C07:"儿子还比较有耐心,学会了就教我和他爸(子代支持)";C13:"同事还挺好的,有时候检查时间特别长,回去都错过吃饭时间了,他们会给我从食堂带饭回来(单位支持)";C21:"辅导员还给我推荐了很多自我放松的视频(学校支持)"。反之,如果社会支持不足,即个体在行为改变期间缺乏来自家庭、单位和学校等社会各方给予的必要帮助和支持,可能会选择终止改变。如C20在说明中途放弃复查的原因时提到:"孩子会开车,但他们要上班,也没时间送我们(社会支持缺乏)"。

10.3.2.6 信息源

信息源因素主要包括与信息本身、信息载体或信息服务相关的因素,本研究资料显示涉及信息获取操作复杂度、信息质量和隐私政策。

信息获取操作复杂度表征从健康信息服务设备、系统、软件、小程序等获取健康信息的难易程度。如果健康信息获取所需设备、系统、软件、小程序等方便易用,使用门槛(时间、条件、能力、社会支持等)低,客观上会降低对个体时间、能力、经济、交通等条件的要求,减少个体对来自他人或者第三方协助的依赖,则改变更可能发生且更容易坚持下去。反之,可能因为对个体健康信息素养要求太高,造成认知过载,弱化个体自我效能感,导致改变结束。如C07:"之前那个老的血糖仪就好用,按一下就什么都出来了(操作复杂度低),不用那么复杂,适合我们老年人用……高科技的太复杂了,看不懂是什么意思(操作复杂度高)……没法用(改变结束)"。流程复杂性、导航清晰与否、按钮的标签是否易理解、响应速度、是否有帮助、互动性在访谈资料中常被提及,尤其在负向转归中。如C14使用某互联网在线诊疗平台时,觉得医生的回复很不及时而放弃改变:"关键是经常问了半天也没人回我……有时候好几天才看到回复";C19提到希望获得视频类型的"使用帮助","但是好像没有视频说明,我没有找到"。

信息质量对健康信息行为的影响已经被很多研究证实,信息质量通过影响公众关于健康信息和健康信息获取行为有用性、实用性相关的信念态度和满意度,对不同改变阶段序列之间的转归方向发挥正向或负向调节作用。本研究也予以验证:高信息质量能够有助于改变行为发生和维持;低水平的信息质量会促使个体放弃改变。如C05持续获取和改变行为是因为:"那个数据库还是很权威的(高信息质量),要查的东西基本上都能查到……都是专家写的……后来要查什么的话,就都用这个数据库"。C19放弃使用网络信息获取是因为"百度出来全是广告(低信息质量)……其他估计也都是这样……就放弃查了"。广告信息、虚假信息和无用推荐花费了用户太多的时间和精力,严重干扰了用户正常使用网络健康信息服务系统和移动社交媒体获取健康信息,使得公众产生不信任感和倦怠心理、焦虑情绪,影响了情绪调节需求,形成消极的健康信息行为信念,积累了负面健康信息获取经验知识,进而导致用户出现规避意图和现实行动,健康信息获取行为减弱,直至完全消失。

隐私政策对公众健康信息规避行为改变的影响集中在改变发生和维持阶段,通过公众隐私态度对改变行为发挥作用。个体会根据隐私政策评估健康信息获取过程中的隐私风险,判断个人信息可能被非法采集、传播和利用的可能性或者潜在威胁的程度。如果感知到较高程度的威胁,形成隐私担忧和隐私保护不信任态度,个体倾向停止获取行为。受访者提及较多的包括缺少隐私协议、隐私条款简单、隐私条款不公等。如 C26 提到"那些条款太简单了，就一小段话，没有实质内容，和没有一样，真有事了也没用"。

编码结果显示，操作复杂度在整个改变过程中均对行为阶段序列转归发挥着促成性条件作用，信息质量和隐私政策主要在改变发生以后开始发挥作用，且隐私政策主要发挥负向调节作用。

10.3.2.7   时间与物质资源

时间与物质资源表征个体在改变健康信息获取规避行为过程中可以自由分配的时间和物质条件，在整个改变过程中均对行为阶段序列转归发挥着强化调节作用。

时间是 Savolainen 日常信息行为模型的关键情境因素，时间充足保障个体能够有富裕的时间准备改变、实施改变和维持改变行为。如 C13："搬家了，换了工作，不像之前那么忙，经常要加班，单位离医院近了很多，可以节省很多时间……对，大概能够节省到 1 小时"。反之，如果个体缺乏健康信息获取规避行为改变行动所需要的时间，改变停止和退回。在健康信息获取规避行为改变放弃原因解释中，很多访谈样本都提到时间缺乏因素，包括没有时间、时间不确定、时间冲突等。如 C05："忙起来就顾不上查了"；C13："有时候时间也真的不好协调，赶上临时有个重要会议什么的，就挺为难的，不好意思请假去（医院检查）"。

物质条件构成信息行为的基本条件，包括经济、交通工具、信息设备等不同方面。物质条件丰裕程度决定着健康信息获取规避行为改变是否会受到限制和制约，能否达到健康信息获取行为要求。在改变启动并完成外化转归后，如果个体自身具备或者能够通过社会支持获得健康信息获取规避行为改变所需要的物质保障，则改变继续，否则会倾向终止，改变结束。如 C13 在改变维持过程中因为经济问题考虑过放弃："那会儿我们刚买完房子，手头上很紧，每次检查都要好几百，想过放弃"；C20 因为离医院比较远且交通不方便，就放弃了定期复查："我们家住在郊区，离我看病的医院挺远……坐地铁和公交很麻烦，换好几次……还没有座，经常站着……每次都挺累的……去 2~3 次就不去了"。

10.4 讨论与启示

从健康信息规避到健康信息获取的转变应该被视为健康信息行为的一个子类。抛开"规避"这个前置因素,它与健康信息获取或搜寻行为很相似,但正如信息规避不等于信息不寻求、信息选择等一样,这一转变行为也不等于获取或搜寻行为,现有健康信息搜寻行为模型不能直接用于解释这一变化过程。受跨理论模型(TTM)和非线性信息搜寻行为理论的启发,本研究密切关注日常生活情境下的公众从规避健康信息到获取健康信息的变化过程的阶段性特征,从经验定性数据中确定了变化的5个核心阶段和影响它们关系的相关因素,并整合形成了一个理论框架,作为理解和解释个体从规避健康信息到获取健康信息这一变化过程的工具。

10.4.1 讨论

10.4.1.1 关于改变阶段及其相互间的关系

信息行为的过程研究经历了从线性视角到非线性视角的演变,线性视角本质上揭示了行为阶段之间的依存关系,非线性视角强调信息行为阶段间的转归没有固定的起始和结束阶段,往往呈现出迭代和循环特征。本研究将健康信息获取规避行为改变的探讨界定在如下框架内:公众保持一段健康信息获取规避行为状态后,有意识地向健康信息获取行为转变。研究通过扎根分析经验质性资料,将公众健康信息获取规避行为改变过程抽象为启动、准备、发生、维持和结束5个阶段,发现个体在启动后的任一中间环节均可能转入结束阶段,验证了健康信息获取规避行为的非线性特征,与需求认知理论视角下用户信息行为过程的认知相符。

TTM常被用于指导慢性不健康行为的干预和健康行为的促进,模型认为个体是经历了一系列动态循环的阶段变化过程才最终实现行为改变的。TTM对变化阶段的强调以及一些阶段的命名和特征解释,对本研究关于健康信息获取规避行为改变的阶段范畴提炼和界定有很大的启发。但与TTM相比,本研究关于阶段范畴的界定和关联也有不同之处:

（1）关于阶段之间的关系，TTM 在某种程度上认为变化过程是序化的，但健康信息获取规避行为改变过程理论模型表明，规避健康信息到获取健康信息的变化是启发式和动态的。研究资料显示，产生改变需求动机后，个体（如高水平的健康信息素养者）可能会从"启动"直接跳到"发生"，即"准备"阶段非常短暂，甚至意识不到其存在；也可能在任一前置阶段转向"结束"，放弃改变。

（2）关于阶段的定义和区分，TTM 中的阶段变量主要是根据时间、心理特征和个体的行为计划或活动来定义的。不同的阶段有不同的解释维度，时间和心理特征贯穿了所有的定义。就本书的访谈数据而言，未发现改变的行为阶段具有明显的时间长度特性，如具有较强动机和获取健康信息条件（如网络健康信息素养高）的个体可以快速进入"准备"或/和"发生"阶段。同时，考虑到内在的心理活动复杂且难以观察获得，相同心理活动在不同的阶段可能都会出现，本研究对"启动"外的阶段主要通过可观察到的行为活动进行定义和区分。关于"启动"，主要根据改变的动机来定义，目标是用以指导如何刺激规避者产生改变动机或强化改变动机，促使规避者从无意改变向意图改变发展，进而采取改变行动，进入后续成功发展阶段。

（3）本研究聚焦实质改变经历，始于产生改变意图的"启动"阶段，未纳入"意向前"阶段。

（4）TTM 以成功的"维持"或"终止"结束，而本研究以"结束"收尾，代表着改变的失败。在"结束"阶段，健康信息规避是其一种行为特征，表征改变者退回规避状态，逻辑上构成了一个闭环，进一步表明了改变的非线性特征。本研究还发现了"获取减弱"子范畴，指出改变结束并非一静止事件，中间可能会存在非持续使用行为和间歇性中辍行为，具有渐进性特点。

10.4.1.2　关于改变发生与维持阶段的行为特征

发生表征着个体在行动上真实获取了健康信息，不同个体在不同情境下具有不同的行为表现，可概况为主动获取、被动获取、代理获取。研究资料显示，具有"主动获取"特征的改变行为具有显著的主动性和目的性特征，常发生于需求明确、条件具备的情境下，因此改变更容易发生与维持下去。被动获取策略常被定义为无意识、被动接触或暴露的信息获取方式，发生于需求模糊或尚未被主体意识、主动获取条件受限的情境,因此,相对而言,其改变发生与维持的成功概率低于主动获取策略。受限于医学知识水平和新媒介素养,在当前搜索引擎、移动客户端、社会化媒体、健康可穿戴设备、智能健康软件等健康信息传播与服务媒介日益盛行的环境下,老年人、社会经济弱势群体、受教育程度较低者更可能成为代理获取改变策略的实施主体,与健康信息代理获取主体特征的分布一致。在本研究资料,由于担心给他人带来麻烦和负担,以代理获取为主要行为特征的 5 个参与者中只有 2 个进入维护阶段。

维持是改变的理想结果,即持续保持健康信息获取行为。与发生阶段的非定向健康信息获取相比,维护阶段的信息聚焦特征非常显著,即聚焦于特定的健康信息来源、主题、媒介、呈现形式等。除了与参与者提到的时间不足、个体知识以及认知资源受限相关联外,还可能与特定情境下的改变动机、健康信息需求、健康信息获取任务以及 Savolainen 模型提到的个人日常生活秩序的变化有关。

10.4.1.3　关于改变的影响因素

现有健康信息规避行为应对研究多从单一的影响因素视角展开,采用一次性实验进行验证,较少考虑规避者自身的思维与体验,对行为改变的过程性特征有所忽略。本研究以规避行为改变主体为中心,以改变阶段序列间的变化路径为重点,逐一分析了变化发生的影响因素,发现不同改变阶段的主要影响因素动态变化,同样的因素可能在个体不同改变阶段发挥着不同强度的作用。换而言之,个体在不同改变阶段所受到的主要影响因素是不同的。

整体而言,社会刺激和认知变化的相互作用使得个体从改变需求转化为实质行动。个体主观的自我效能感、健康信息素养、健康和信息信念与态度,客观的信息质量、获取操作复杂度,外部的社会支持,情境下的时间压力、物质条件等因素,贯穿于实质健康信息获取规避行为改变整个过程;信息行为信念、满意度、隐私态度和隐私政策在改变发生阶段开始发挥作用;关键事件在改变维持阶段开始发挥显著影响。与现有从诱发因素角度开展的规避应对静态实验研究相比,本研究结果更能清晰解释改变过程及其渐进性特征。同时也表明，单一的理论无法解释规避行为改变，有效实现对公众健康信息获取规避行为的应对和干预需要综合利用多理论的指导。

自我效能是主体对改变能力的主观感知，其对信息行为的调节作用已被学界证实，相较于低自我效能者，高自我效能者在复杂任务、信息超载等信息获取情境中具有更好的获取行为表现，不易受信息获取过程中的负性情绪干扰；同时，低自我效能感与健康信息规避显著相关。本研究进一步发现自我效能对健康信息行为改变具有同样的调节作用，第 3 章的文献回顾也发现，多项研究表明提高个体自我效能已经成为健康信息规避行为应对研究的出发点。

健康信息素养表征个体客观所拥有的改变能力。Hirvonen 等通过问卷调查了芬兰奥卢青年人的健康信息素养与健康信息规避行为的关系，发现低健康信息素养会导致高健康信息规避倾向；李颖等发现健康信息素养会影响青年人的健康信息获取行为，相关结论从正反两方面与本研究发现形成印证。

信息因素对信息行为的影响一直是用户行为研究的焦点之一。有研究表明，操作复杂度会通过引起系统功能过载从而影响用户使用中辍行为决策，支持了本研究的发现。信息操作复杂度对健康信息获取规避行为改变的影响与其对中辍行为的作用类似，操作复杂度的降低能够降低对个体健康信息素养的要求，间接地提高了其自我效能感，有助于改变的发生与维持；反之，则可能造成认知过载，自我效能感的弱化，导致改变结束。此外，信息交互过程中产生的情绪对信息行为的调节作用已引起学界重视。积极情绪会引发用户不断探索，达成信息搜寻目的；而负性情绪易削弱用户的信心，进而使其停止或者放弃搜寻过程，促使个体采取逃离、规避等消极行为，对用户的不持续使用行为起到强化作用。公众健康信息获取规避行为改变从发生向维持或结束转归，一定程度上可以映射为健康信息获取行为持续或中辍。在改变发生过程中，如果健康信息内容本身或健康信息获取操作引起疲劳、焦虑、失望、挫败感、不确定性等负面情绪反应，满意度下降，会导致个体选择退出信息获取，向消极获取行为发展。如 C13 放弃继续听讲座的原因之一就是产生了"失望"情绪，C26 卸载手机软件放弃继续使用的原因之一就是软件总提醒注册引发了"烦躁"情绪。

在网络与社交媒体渗透的环境下,个体的隐私态度对持续行为的影响已大于信息过载等因素,成为信息获取与持续获取意愿及行为的阻碍性因素。用户对隐私的关注度越高,对隐私政策越敏感,相应地,隐私政策对其健康信息行为影响也就越大。有研究表明,高隐私保护政策会促使用户产生使用倾向,但本研究只发现了隐私政策对转归的负向影响。此外,就本研究数据而言,年轻人提到"隐私"的频率更高,一定程度表明隐私政策对年轻人的影响更大。

当然,除上述因素,不同健康信息规避行为改变阶段的转归,客观上可能也受到其他引发健康信息规避行为发生的因素影响。本研究主要是依据原始访谈资料,将受访者在提及的所思所想进行了理论总结,相信这些是公众有意向正式实施健康信息获取规避行为转变前后所重点考虑的因素,对积极健康信息行为维持和促进实践具有更重要的意义,有助于指导区分轻重缓急与主次关系。

10.4.2　启示

首先,从规避健康信息到获取健康信息是一个动态的启发性过程。规避者和干预者不应总是将改变视为短期或单一事件,尽管在实际改变过程中某一或某几个阶段发展可能会非常迅速或者很突然。而且,整个改变过程也并非总是一帆风顺,改变可能长时间停留在某个阶段,甚至回退到之前的状态。干预者需要通过行为观察识别个体可能处于的改变发展阶段,然后用动态的、综合的视角来判断相关障碍或促进因素,并针对性采取措施来促进改变向成功阶段发展。

其次,健康信息获取规避行为改变不仅仅是个体行为。就涉及影响因素的责任主体而言,健康信息规避行为的改变需要个人、家庭、健康信息提供者、医疗保健提供者和政府的合作。对个体而言,重点是通过积极参与健康信息素养培训,改变不合理的健康信念,树立正确的健康信息信念,提升改变的自我效能感。家庭在此过程中的作用是提供情感鼓励、与健康信息获取相关的信息技术和专业知识,以及改变所需的时间和经济资源等社会支持。对于健康信息提供者,重点是确保健康信息的质量(尤其是可理解性和实用性);降低获取健康信息的复杂性和时间成本(例如通过提供碎片化和情境化的语音或视频解释），并保护个体身份和健康信息行为的隐私。医疗保健提供者在提供个性化的健康信息干预方面具有更大的优势，可以在日常诊疗、随访、检查等健康服务中自觉传递可理解的健康信息。政府可以通过制订多层次的公共卫生信息素养教育计划和加强健康信息服务的隐私管理，为健康信息规避干预提供政策支持。

此外，研究发现正负向转归影响因素并非完全一致。这需要引起干预者的重视：个体在积极获取行为和消极规避行为中对同类因素缺失与否的敏感度存在差异，积极行为影响因素的缺失往往会导致公众会转向消极健康信息行为，但消极健康信息行为影响因素的解决并不意味着公众会立即转向积极健康信息行为。就本研究而言，隐私态度、隐私政策和关键事件对负向转归影响作用显著，其产生的负面影响更容易被改变中的人们所捕捉。因此，改变应充分注意隐私保护，并尽量避开可能发生影响其时间、精力和经济等资源分配的"关键事件"时期。

10.5　本章小结

健康信息获取规避行为改变也是一种信息行为，与健康信息获取行为相似，但又不完全相同，因此现有信息行为获取模型并不能直接用来阐释该过程。本章从经验质性资料中发展理论，以行为改变阶段为主线对公众健康信息获取规避行为改变进行建模，提出改变的多阶段性特征，归纳了不同阶段的心理与行为特征以及序列间可能的变化路径，分析了其促进和阻碍的调节因素，初步揭示了公众健康信息获取规避行为改变过程及机理。

研究发现，健康信息获取规避行为改变是一个需要跨越系列阶段的渐进的启发式过程，由启动、准备、发生、维持和结束5个阶段要素构成。发生阶段的行为策略与健康信息获取策略本质一致，包括主动获取、被动获取和代理获取；维持阶段还会根据健康问题和信息特征，采用聚焦策略。以改变阶段序列变化路径为中心，逐一分析了变化发生的影响因素及其对改变路径的作用机制，发现不同改变阶段的主要影响因素动态变化，正负向转归影响因素非一一对应。总体而言，本研究结果更能解释改变过程及其渐进性特征，可为公众健康信息获取规避行为应对和干预提供理论和实证借鉴。

11 公众健康信息规避应对建议

健康信息规避具有客观合理性,能够暂时调节负性情绪,满足本我享受的需求,缓解特定情境下的时间和经济压力,维持健康自我形象;但长久而言,并不利于健康信息资源建设与服务,违背健康促进根本目标,会给公众健康维持与促进带来负性结果。相关行为主体应正确应对公众健康信息规避现象,对公众健康信息规避行为进行积极干预。本章将立足第5~9章公众健康信息规避行为影响因素和第10章获取规避行为改变影响因素扎根结果,分析不同影响因素的关键责任主体,并针对性提出健康信息规避行为应对建议。

11.1 关键责任主体分析

信息行为是个体与外部环境的交互过程,人们的整个信息行为都沉浸在特定的环境中,且这个环境中的任何组成都可能对个体健康信息行为产生影响。就个体健康信息需求、获取、吸收和利用行为过程涉及的关键责任主体来看,包括个人、信息服务机构、健康服务机构和相关政府机构4类。根据第5~9章公众健康信息规避行为各阶段影响因素扎根分析结果,本研究对4类责任主体在应对公众健康信息规避实践中可发挥的作用进行了关联分析,结果如图11-1所示。

健康信息规避行为改变首先是个体行为,个体在整个健康信息规避应对框架中应发挥积极的主观能动性。在影响公众健康信息规避行为的10类主范畴中,除了外界信息因素和健康服务因素,个体均可直接发挥积极应对作用。动机是个体规避健康信息的内驱因素,个体特征、消极经验知识、内

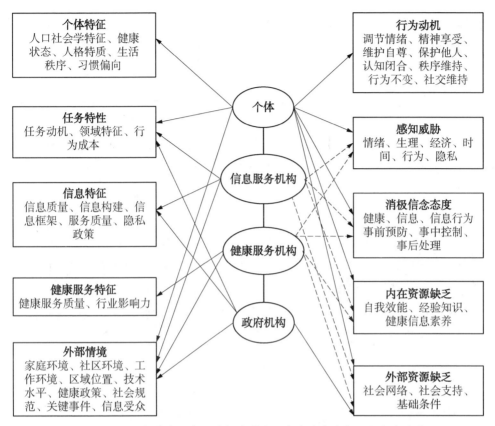

图 11-1 公众健康信息规避行为影响因素关键应对责任主体关联图

在素养缺乏是个体主观因素,外部资源缺乏有时也是主观导致,感知威胁、消极信念态度和消极信息感知是个体对特定规避情境中健康及相关信息、信息行为的认知。因此,整体来看,个体应重点围绕如何解决自身内、外部资源缺乏展开。

健康信息服务机构泛指任何采集、加工、存储和传播健康信息的机构。与公众直接相关的,主要是通过各种信息技术、媒介、形式和渠道提供检索、报道与发布、传播、咨询等服务的机构,既包括传统的图书馆、资料室、病案室等,也包括网络健康信息服务、移动健康信息服务和各种新媒体健康信息服务的运营者。与健康信息服务机构直接相关的因素包括信息特征因素、信息行为的任务特性和外部情境中的技术水平因素,间接相关的因素包括感知威胁、健康信息信念态度、健康信息行为信念态度和健康信息行为经验知识。间接相关因素的消极影响源于信息特征因素，因此，健康信息服务机构可以通过提高健康信息内容质量、健康信息服务质量、信息服务智能化程度，客观上减少健康信息行为成本，进而避免个体因为信息因素产生经济、时间、隐私等威胁感知，改变个体的消极健康信息和健康信息获取行为信念态度、消极信息获取经验和不合理认知，间接地丰富个体的内在资源和外在资源，提升个体健康信息获取、吸收和利用行为的自我效能感。据此，健康信息服务机构首先要对信息因素消极方面负责，对外部环境中的信息技术因素进行响应；其次对个体内、外部资源缺乏负责；后者建立在前者基础之上。

健康服务机构指向任何满足公众健康消费需求的机构，包括医疗性服务机构和非医疗性服务机构，后者包括以药品、医疗器械和其他医疗耗材服务为主的医药服务机构，以保健食品和健康产品产销为主的传统保健品服务机构，以及健康检测评估、咨询、康复调理、健康保障促进等为主的健康管理服务机构等。健康服务机构可以通过改进和避免出现健康服务不良因素，降低健康服务获取门槛，进而减少个体生理、时间、隐私等威胁感知，改变个体消极健康和健康行为信念态度、消极健康维持和促进经验，以及不合理的认知，平衡个体内、外部相关资源缺乏状态，增强健康信息行为与健康行为的效能感。因此，健康服务机构应重点围绕如何提高健康服务质量开展，首先要对健康服务不良因素负责，对外部环境中的医学技术水平因素负责，以此完成对个体实现健康信息利用所必需的主、客观行为条件相关因素的响应，并对个体因素中与健康服务直接相关的消极因素或负性影响因素进行响应。

政府机构要对超越个体、健康信息服务机构和健康服务机构控制的外部情境因素负责。就本研究发现而言，要对外部情境中社区环境、工作环境、区域位置、技术水平、社会环境、社会规范等因素负责，对信息服务行业和健康服务行业中监管缺失不良因素负责，督促信息服务机构和健康服务机构更好履行本职、发挥价值，调节并保障个体外部资源。因此，归根来看，政府相关部门可重点围绕健康信息服务和健康相关政策制定和资源宏观调控等措施开展，打造能够全面覆盖国家、城市、行业、组织、社区、家庭、个体多个层面的公众健康信息行为生态环境。

11.2　个体应对建议

围绕个体内、外部资源缺乏和个体特征因素中的可控部分,健康信息规避者可以重点在如下方面开展自身内外部资源建设、积累和应对。

11.2.1　提升自身健康素养和健康信息素养

众多研究已证明,健康素养和健康信息素养高低对公众健康信息行为具有重要影响。健康素养包括健康知识和健康技能两方面内涵,前者强调能够获取、理解信息,拥有相关知识;后者强调能够利用信息和知识进行健康维持与促进决策。健康信息素养由美国医学图书馆协会于 2003 年首次提出,是健康素养的重要组成部分,指向获取、理解及运用信息去维护健康的能力,强调 5 个基本能力:具有健康信息素养意识,能够正确认识健康信息需求;能够识别健康信息来源并检索信息;能够鉴别出高质量健康信息及其在特定情境下的可用性;能够将信息与自身知识储备整合,分析、理解信息;能够利用信息做出合理健康决策,解决健康相关问题。公众健康素养和健康信息素养的提升可以重点从 4 个方面展开:

(1) 注意学习和积累多类型健康知识。不仅仅是疾病、药物、治疗、急救、护理、康复等临床视角下与身体生理病理直接相关的治疗性知识,还包括重要医学观念(如科学疾病观,对治疗方案、医嘱的信念与态度,对疾病筛检、管理和预防的信念与态度,等等),公共卫生视角下与个体健康维持与促进密切相关的医学文化、医疗保障体系、心理健康、疾病预防、社会医学等相关知识。

(2) 注意学习和积累健康问题解决、沟通、理性思考和决策技能。如能够运用已有知识、信息和信息服务解决自己的健康问题,与他人进行准确交流;能够理性分析、选择和接受健康信息和健康维持与促进的相关产品与服务,理性看待医学技术和信息技术及相关因素对健康信息行为和健康维持与促进的影响。

(3) 提升个人信息素养和新媒介素养。信息素养和媒体素养对健康素养的提升具有重要作用。前者指向了解常见健康信息资源及其来源渠道,并且有能力察觉信息需求、表达需求和检索、评价及高效地利用所需信息。随着数字技术、互联网技术、移动通信技术等新型传播技术的兴起,个体还应重点加强从网络、智能设备、微博、微信、手机软件等新型社会化媒介中选择、获取、理解、评价、思辨信息能力的培养。

(4)积极开展健康素养和健康信息素养自测与自评。从个人、家庭和亲密关系人健康问题和健康信息需求出发,主动围绕功能性健康素养和健康信息素养、交互性健康素养和健康信息素养及批判性健康素养和健康信息素养由低到高地开展自我测试和评价,发现不足并针对性弥补。

11.2.2　提高情绪自我调节能力

情绪研究学者 Gross 等人将情绪调节定义为对积极或消极情绪的增强、保持、减弱的过程,指出当个体的情绪被唤醒时,通过改变认知、行为等方式和策略,使自己的主观情绪体验和行为表达等发生变化。就情绪调节过程而言,情绪调节有情境选择、情境修正、注意分配、认知改变和反应调整 5 种方式。情境选择是指个体通过采取趋近或回避某些人、事件的策略来增加积极情绪体验,进而调节负性情绪。情景修正是指个体通过一定的努力改变情绪事件发生的情景。注意分配是指针对情景中的诸多方面,将注意从引起情绪的话题或任务转移到其他特定话题或任务上。认知改变是指对同一情绪事件做出其他解释和理解,改变看法,等同于认知重构。反应调整是指在情绪出现后通过施加一定的影响改变情绪反应的强度。在日常生活中,还鼓励人们勇敢接纳负性情绪,即采取不回避、不评判的态度来面对那些不愉快的事件。据此,个体可结合健康信息规避行为体验,学习和训练如何正确面对与处理焦虑、痛苦等负性情绪或消极情绪的能力,提高个人日常健康信息行为和健康维持与促进行为中的情绪控制能力,减少负性情绪对健康信息和健康服务交互过程的消极规避行为倾向。具体包括:

(1)改变健康问题和健康信息行为认知。提高健康素养和健康信息素养的同时,尝试换一个视角看待健康问题,从积极收益视角看待健康信息、健康信息行为和健康服务消费行为,培养健康问题幽默感;通过榜样示范和成功案例,培养积极的健康信息行为信念;敢于寻求社会支持,社会支持有助于建立积极的自我认知,形成积极的认知评价。

（2）暂时远离健康信息规避行为情境。如转移场所、转移话题，寻找合适的消极情绪发泄场所与方式，待情绪重整和稳定后，再重新看待健康问题，选择健康问题解决方案和健康信息行为决策，并实施。

（3）转移消极情绪注意力。将注意力从给自己带来不良感知和威胁感的消极健康问题和健康信息行为转向能够给自己带来愉悦体验的其他生活、行为方面——无论现在、过去，还是将来，自己直接相关的或他人相关的，如过去美好的生活，周围人群中积极的健康信息行为体验与收益。

（4）积极采纳并勇敢面对负性情绪。面对带来负性情绪的事件，如健康问题、健康信息和健康服务的不良因素，以及因此带来的消极感知和威胁感知，通过多与家庭和周边外向乐观型人格特质的亲密关系人交流，学习其积极应对思维和方式，从而实现理性对待。

11. 2. 3　培养积极的健康信息规避行为改变自我效能感

自我效能是指个体对于自己在某种情境下表现某种行为之能力的预期与感受。社会认知理论认为，自我效能不仅会对人们做事动机的引发与执行产生影响，更会影响行动的整个过程，包括行为的选择、付出多少努力、面对各种阻碍与失败时的持久度与弹性、思考模式等。自我效能感包括效能感受和结果感受两个方面，效能感受是个人对自身能否成功地执行某种行为以产生某种结果的信念，与其过往表现、替代经验、言语说服和特定情境下的情绪唤起有关，个体往往从自身的成就行为、社会比较产生的经验、他人的教诲以及从相关反应中获取信息，并通过自我认知评价来提高自我效能感；结果感受是个体对行为导致某种结果的预估。结合公众健康信息规避行为的个体影响因素和获取规避行为改变促进性因素中个体相关因素分析，本研究建议个体可以从如下方面培养和提升特定规避情境下的健康信息规避行为改变的自我效能感：

（1）合理降低结果预期。个体对健康信息行为结果感受与自身对结果的预期有关，应能够尽量科学、客观地树立结果预期，不能脱离于实际。而且，当感知预期可能未达时，个体可以综合客观情况适当调节健康信息需求，合理降低对特定健康信息行为结果预期和承诺，使得健康信息获取、吸收和利用结果高于预期，增强健康信息行为成就感，提高结果感受。

（2）调节归因。归因有助于个体在自我判断和反应时进入自我调节过程，现有研究发现，归因在不同维度会产生不同程度的自我效能感并影响着进一步行为，积极归因反馈有利于增强自我效能感。对于过往健康信息需求表达、获取、吸收和利用的失败原因，尽量不要简单归因于自身的能力不足，通过归因于健康信息系统、健康服务系统、任务难度过大、自身状态掉线、努力和投入时间不够等外部客观因素和不利情境因素，可提高关于健康信息规避行为改变能力自信。

（3）自我肯定。自我肯定理论指出，自我肯定能够抵御认知失调对个体带来的负面作用，通过回顾与威胁无关的其他领域的自我能够强化自我价值，引发自我适应资源的充足感，可以提高压力应对能力，减少威胁感知，促进其对威胁信息的接受。因此，对个体进行自我肯定干预，可以减少其对威胁健康信息的防御反应，实现规避行为改变目标。Reed 和 Aspinwall 研究发现，"回忆过去积极经历"可以减少个体自我健康风险信息处理偏见；Howell 和 Shepperd 发现，增强自我价值在规避情境下可减少个人健康信息威胁感知；Jacobs 等发现，增加患者自我肯定可以减轻其对化疗不良反应信息的威胁感知，降低化疗不良反应信息对其认知下降结局的负面影响。日常生活中，个体可以通过回忆自己过往成功的健康信息行为和健康改变行为经历，回忆自己克服生活、工作和学习中其他方面困难的成果经验，对自己的能力形成积极评价，努力打破自己对健康信息和相关行为的防御性偏见，增强自我肯定。

（4）榜样学习。榜样对个体自我效能感的影响很大程度上取决于个体与榜样的相似程度，相似性越大，榜样成功与否的事例对个体效能信念的影响就越大。个体可以积极寻找或求助他人推荐与自己在某一方面或某些方面存在共同特征（如性别、年龄、健康状态、教育经历等）的积极健康信息行为榜样或规避行为改变榜样，通过对榜样的成功健康信息行为经验的观察学习与交流，获取可能适合自己的方法和策略，树立和强化自己也可以做到的信心。

11.2.4　多维度加强健康信息规避相关行为的自我管理

从公众健康信息规避行为影响因素和获取规避行为改变影响因素与行

为方式、策略的关系来看,众多因素与个体的日常状态和行为管理密切相关,如社会支持缺乏、生活秩序、习惯偏向、计划时间、角色改变和代理策略。社会认知理论认为,个体具备主动选择信息、决策判断并做出目标导向行为以达到既定目标的能力,即自理性(personal agency)。个体自理性具有行为的目的性、前置性思维、对自身活动的自我调节和自我反思特征,通过对自理性特征施加影响,个体可实现自我管理目标。据此,本研究认为,个体可以通过有意识地对自身健康信息规避行为和其前置行为进行自我管理,以达到特定健康信息规避行为改变的目标。相关建议包括:

(1)提高健康信息规避行为控制意识。包括能够认识和承认自身健康信息规避行为的存在,分析其所处阶段和关键影响因素,然后有意识地对具体规避行为(如隐瞒真实需求、远离医生、转移注意力、知而不行等)进行控制,如有意识地在规避行动或决策前后对自身规避动机、原因、规避决策或规避行为进行沉思,思考信息规避行为对自己认知体系、行为和健康结局等方面的影响。这一过程无需一步到位,可以循序渐进,并且允许失败。

(2)注重建立专业人脉。积极参加学校、单位、社区等不同个体或机构组织的健康教育、健康信息教育有关活动,有意识地为结识专业健康服务人员、专业健康信息服务人员并建立人际关系创造机会,积极积累社会支持资本。

(3)加强自我时间管理。时间压力出现在所有受访者的规避行为和获取规避行为改变资料中,是影响公众健康信息行为的重要情境因素。在日常生活、学习、工作等活动中,注意提前计划时间,养成制订时间管理方案和健康信息行为方案的良好习惯,提高活动效率,以便为健康行为和健康信息行为提前预留时间。

(4)内化为家庭责任。家庭是维护和促进社会稳定的基本单位。因血缘关系连接起来的家庭成员之间往往承担着无条件相互照顾、扶持的责任和义务,是家庭主义价值体系的重要构成。日常健康信息情境下,个体应将积极健康信息需求表达、信息获取、吸收、利用行为保持和规避行为改变内化为家庭的责任和义务的重要组成部分,认识到健康信息规避行为不仅会给个人带来负性结果,还会给家庭带来负性结果,如导致家庭不和谐,给家庭、子代等带来更大经济压力,等等。

（5）主动寻求支持。遇到困难和阻碍时，主动向家人、朋友、同事、导师等周边亲密关系人寻求帮助，包括必要的委托与代理。在委托和代理行为中学习行为技能，积累正面的经验知识，如表达健康信息需求的技巧，询问、检索健康信息的技能，等等。

（6）将积极健康信息行为融入日常生活。将健康信息资讯的获取、吸收和利用与日常生活中的其他事情或目的结合起来，如和他人一起吃饭、休闲的时候主动询问和交流，在上班路上阅读信息，培养睡前健康信息阅读和分享习惯，以避免单一健康信息行为的枯燥感，便于坚持的同时，还能够节约时间，缓解时间不足的问题。

11.3　健康信息服务机构应对建议

健康信息服务机构应重点围绕如何提高健康信息内容质量、健康信息服务质量和信息服务智能化程度，降低个体健康信息行为的经济、时间成本和隐私威胁感知展开应对实践，并在此过程中积极参与公众健康信息素养教育，主动干预不合理的健康信息规避行为。

11.3.1　打造优质可信的健康信息服务平台

健康信息服务机构首先是公众健康信息资源的建设者、传播者，提高用户积极健康信息行为体验，打造优质可信的健康信息服务平台，使目标用户愿意活跃其中，是健康信息服务机构的首要任务。这里的平台不限于健康信息服务软件平台，泛指满足公众积极健康信息行为需求所需要的环境或条件。健康信息服务机构可重点围绕如下方面展开：

（1）重点严守和提升健康信息内容质量。信息内容质量的核心是健康信息内容的相关性、实用性和可靠性。相关性指向与个体健康需求或健康信息需求匹配、吻合，直接表现为"回答结果"或者"检索结果"应与用户的问题直接相关，而非"都是广告"或"所谓相关信息"。实用性指向信息论述充分、直接、可操作（如不是"少油腻饮食"，而是"每天可以吃多少油，炒菜的时候可以放多少油"），而不是笼统介绍，一味凸显专业性，导致学术性过强，不易理解和利用。可靠性指向信息来源清晰、可查可验，创作者具有专业背景和一定的权威性,而非"都不知道是谁写的"或"什么人写的都敢放"。

(2)立足公众健康需求和认知视角展开健康信息构建。细化目标用户群体定位和需求,根据目标用户的认知范式,对原始健康信息进行知识标引、序化、链接等深加工与关联,搭建符合公众认知或有利于引导公众认知的情景库、知识框架和应用流程。信息的组织体系、导航标签、检索语言、结果呈现在根本上遵循健康科学规律,但在表现层应尽可能采用公众健康语言体系,提高标签和内容的易理解性,促进公众对健康信息的采纳。

(3)提高健康信息的趣味性和吸引力。健康信息的专业性往往较强,即使科普类信息也经常超越普通公众的认知水平,因此,需要丰富信息的内容表达、传播形式,如多采用图表、动漫、语音、视频等方式,而不能"都是文字";做好信息内容框架设计,如负性信息优先还是正向信息优先,以避免出现信息框架效应,在公众进入获取或吸收情境的那一刻即产生抵触情绪。

(4)降低行为门槛和操作复杂度。提高健康信息的易用性,降低对个体时间、经济、认知等不同方面主、客观健康信息行为条件的要求。以访谈中常提到的手机软件为例:并非所有信息行为的发生都需要强制性注册和登录,如常规浏览与检索;尽可能减少操作步骤,剔除不必要的操作环节,简化业务流程。

(5)注重互动体验。包括用户之间的互动、用户与信息提供者(如创作者、发布者等)之间的互动。目标是将健康信息服务向个性化、社会化和交互性递进,提高个体的体验感。如针对问题能够很快返回检索结果,并询问"是否能够满足您的需求""您是否还需要……",收集用户反馈;允许个体对信息进行评论和交流;输出的检索结果不用很多,可通过合理的提示与设置引导用户按需逐步探索。

(6)重视用户隐私保护。建立科学、公开、公平的隐私保护机制,明确用户个人信息的管理和使用政策,杜绝未知情或未获得授权情况下自动收集、存储、传播个体健康、经济、行为等私人信息,接受政府机构关于用户隐私保护的监督,以提高用户对健康信息服务的信任感,弱化公众有关个人健康信息、行为偏好等隐私担忧和威胁感知,满足公众对个人隐私保护的需要。

11.3.2 强化健康信息和健康信息服务宣传

公共图书馆、医学专业图书馆、社区图书馆等传统信息服务机构,虽然在公众心目中很有权威性,但还有待进一步加大对公众健康信息资源和服务的宣传力度和范围。C07 惊讶于社区图书馆可以外借图书,还不定期组织健康讲座;C05 提到将单位免费医学科普数据库推送给朋友时,朋友很惊喜:"这就是我想要的啊"。"不知道去哪里找"想要的健康信息,在每位受访者的资料里都被不同程度反映。除了人际渠道,搜索引擎、微信公众号、健康软件等常被访谈者提及,但只有少数人提到社区图书馆、专业医学科普数据库等传统专业信息服务机构和资源。健康信息资源和服务宣传的不足,也在很大程度上促成了公众健康信息规避行为的发生,甚至导致即使这些资源偶然出现在个体面前,也会因为影响力低,如"没听说过"而被忽视、否认。对此,在泛化的网络信息环境下,传统信息服务机构更要强化健康信息资源和服务的宣传意识,提高权威健康信息资源和服务渠道的曝光度与影响力。如在用户行为场所及有关服务场所提供展览展示;根据用户习惯和时代特性,积极利用微信、微博、抖音等普通公众广泛使用的新型媒介主动推送;在机构内部和用户之间建立多种宣传渠道;主动与社区、医院、企业建立合作。

11.3.3 积极参与公众健康信息素养教育

毋庸置疑,公众健康信息素养的高低直接影响到公众对健康信息资源和服务的正确认知、有效利用以及对服务机构的合理评价。因此,健康信息服务机构,尤其是公共图书馆、医学专业图书馆、机构内部图书馆和专业商业信息服务平台,不仅仅是健康信息的建设者和传播者,还应该充当健康服务机构的合作者,主动承担公众健康信息教育职责,整合机构内、外部健康信息素养教育资源,重点围绕如下方面携手合作:

(1)针对相应受众特点,嵌入不同的学科(专业)、行业、工作与生活场景,打造面向公众的健康信息素养教育精品在线开放课程,组织专业人员进行常见健康信息资源使用宣讲与培训,通过权威的在线公共服务平台发布,使优质信息素养教育资源以最便捷的方式最大限度地惠及普通公众,形成不同层面的健康信息素养教育促进基地或品牌。

（2）将健康信息素养教育融入健康信息服务和健康服务产品中，提供碎片化和情境化的健康信息素养教育服务，方便公众按需获取、随需随取。

（3）关注健康信息行为技巧教育。与校内面向学生开设的专业信息检索教育不同，相对而言，面向社会大众的健康信息素养教育应该轻理论、重实践，强调实际查询、获取技能或行为技巧教育，强调积极健康信息行为、消极健康信息规避行为及其负性结果、健康信息规避行为改变典型案例教育，尤其是榜样案例教育，与公众进行最佳实践经验分享。

（4）发挥健康信息服务机构优势，积极在理论与实践两个层面探讨我国普通公众信息素养教育的普及与提升对策，向政府提供相关政策建议，为推动公众健康信息素养评测标准体系的建立与实施发挥作用。

11.3.4　主动提供个性化健康信息规避行为干预服务

以信息行为相关研究成果为基础，有意识地关注公众在接受健康信息服务过程中的态度与行为表现，及时识别规避行为倾向和实质规避行为。通过判断个体健康信息规避行为发展阶段，了解个体规避行为特征与方式，如规避对象、规避范围，诊断影响个体出现和维持健康信息需求规避、获取规避、吸收规避和利用规避的障碍，分析可能促使个体改变规避行为的倾向因素、促进因素和强化因素，有针对性地进行规避行为改变干预。如个性化推荐与个体特征相吻合的成功案例，予以外源刺激；智能化关联相关科普资料，协助改变公众关于健康信息和健康信息行为的消极认知或不合理的认知；针对性提供物资、情感、信息、鼓励等社会支持，提高其改变行为效能感；主动提供推送和代理服务，帮助其完成改变过渡，等等。同时，持续对干预效果进行评价，根据改变发展阶段和干预评价结果，调整干预策略。

11.4　健康服务机构应对建议

健康服务机构应重点围绕导致公众产生消极健康和健康行为改变信念与态度，形成消极经验知识的健康服务不良因素展开，包括监管缺失、服务质量低、行业影响力等，辅助解决公众健康素养和健康信息素养不足的问题，主动发现和干预公众健康信息规避行为。

11.4.1 强化健康服务运营管理

强化健康服务运营管理的目标在于提高健康服务质量,消除公众消极健康服务感知,如健康服务质量低、隐私担忧、健康信息获取和利用行为成本高等。具体建议包括:

(1)健全运营监控机制。首先,应自觉接受国家健康卫生主管部门和社会的监督,主动面向公众层面公开和丰富监督反馈渠道,如邮箱、电话、微博、微信等,并且保持渠道通畅,消除公众后顾之忧;其次,涉及准入资质的服务应坚决做到有证且可查,无论是线下还是线上服务,机构层要做到持证运营,专业人员做到持证上岗,证件公开可查;此外,建立健全问责机制,一旦发生公众正常利益受损,坚决问责到底并及时公开处理结果,以便消除不利影响,维护公众合法权益。

(2)强化一线服务人员健康服务能力管理。医生、护士、导医、康复师、药剂师等一线健康服务人员直接面向公众提供健康服务,其服务能力直接影响着公众对医疗性健康服务和非医疗性健康服务的信念与态度。就公众健康信息规避行为经历和体验来看,一线服务人员服务能力的提升可以围绕专业技能、沟通能力和服务意识3个方面进行,从而提高患者的信任感。专业技能指向与健康服务内容相匹配的专业水平,如是否能够解决问题,引导公众描述问题等。沟通能力指向与公众交流时的表达能力和理解能力,尤其大众健康术语的表述与理解能力,也可采取合理措施以促进沟通,如提前评估患者信息接收和理解的能力,主动邀请患者参与决策等。服务意识指向服务态度,能够做到"以患者为中心"对待和思考公众健康问题,同时做好情绪管理,关注用户健康问题的不确定性,主动帮助患者建立健康自我管理能力,等等。

(3)关注隐私保护。这对于线上健康服务运营尤为重要。首先,应从制度上致力于完善隐私保护机制,制订完备、公平、公开的隐私保护条约,接受政府、行业和消费者多方监督。其次,在实践中注重强化一线服务人员关于消费者个人隐私的保护意识,督促坚守公众隐私保护原则,未经知情、授权不得私自收集、传播私人健康信息和从事相关科学研究与商业行为。

(4)创新健康服务模式。积极引入先进技术,逐步实现健康服务技术和手段的网络化、移动化、智能化和集成化。如开发集问诊、随访、体检、检查检验、处方等服务为一体的手机软件,建立更为便捷、亲民的健康服务模式,提高健康服务效率,降低公众健康服务获取时间、距离等行为成本。

11.4.2　积极参与公众健康和健康信息教育

研究发现,现实生活中公众很少有机会接触到卫生学校、医学高等教育机构、医学培训机构等专业健康教育机构提供的健康教育资源;同时,因为知识体系结构和认知能力制约,公众在心理上也并不愿意接触。医务人员、保健人员、康复师等专业卫生健康人员则是普通公众获取专业健康知识的主要来源渠道。因此,健康服务机构和健康服务人员在提供服务的同时,无形中也承担了公众健康教育者和健康信息教育者的角色,发挥着传播健康专业知识的作用。事实上,因为健康服务机构和健康服务人员的专业性和权威性,其提供的健康信息也更容易被公众所信任与接受。此外,相对于广播、电视、报纸、网络、微信、微博等各类传统的与新型的大众媒体相比,健康服务机构在提供人性化和精准化的健康教育和健康信息教育方面具有更大的优势,能够有效减轻公众"分不清真真假假""不知道对我适不适用"等认知负担和心理顾忌,破除公众不科学的健康知识和观念上的偏见。对此:

(1)就健康服务机构而言,尤其是医疗服务机构,建议从相关制度、机制、人文环境建设着力,支持、鼓励、推动本单位专业健康服务人员在日常诊疗、随访、检查等健康服务中有意识地对患者和普通公众进行健康教育,传递科学、准确的健康信息,并在条件成熟的工作中将相关落实情况和成效纳入考核和评价体系,发挥积极的引导作用。

(2)就专业健康服务人员而言,尤其是与公众健康信息利用或健康信息利用规避直接相关的人员,应有意识关注公众健康或健康信息问题和教育需求,热心于公众健康或健康信息科普教育工作。自觉承担健康教育者的职责,重视健康科普创作,引导公众科学、正确地看待和解决健康问题,树立正确的健康和健康信息信念,形成科学的医疗决策和健康信息行为决策;及时传递和解释重要健康术语和信息,确保信息能够被充分吸收和理解;积极参与社会公众健康教育和健康信息素养教育,扩大受众范围和影响力。

11.4.3　主动干预个体健康信息规避行为

健康服务机构和人员应具有主动干预患者健康信息规避行为的意识和能力,将其列作健康服务工作必要的组成部分。一方面,健康服务机构应重视对患者健康信息规避行为进行干预的重要作用,发挥其在理论和实践双方面的巨大优势,积极承担起患者健康信息规避行为的研究或积极引入现有的相关研究成果,并及时对健康服务人员进行专门培训,实现推广应用。另一方面,健康服务人员要在健康信息规避行为研究成果的指导下,强化相关的干预意识和能力——成为进一步提高健康服务水平、打造高质量健康服务的新要求。

在提供健康服务过程中,有意识关注公众健康态度与行为表现,注意容易引起个体产生抵触情绪的信息和语言,捕捉个体在交流过程中所呈现的负性情绪、语言和行为符号,如发现患者隐瞒健康问题、敷衍交流等情况,可考虑改变语言和提问方式,调整交流内容、反馈和评价策略,削弱其警惕意识和抗拒情绪;及时识别公众不遵医嘱、抵制健康检查、用药等健康信息利用规避行为倾向和实质规避行为程度与阶段,从病历等现有资源入手,分析可能影响个体出现和维持健康问题规避、交流规避和利用规避的障碍和关键性因素,然后针对性地对个体负性情绪、心理进行疏导,并通过提供个性化积极反馈、评价和错误经验纠正等建议,改变个体不合理的健康问题认知和健康改变行为认知,帮助其树立无病预防、有病早治等积极健康观;通过引入相似病例,介绍其行为改变经历和成功建议,提高个体积极健康信息行为和健康信息规避行为改变自我效能感;对于健康信息规避顽固"患者",做好多次和反复干预的准备,持续对干预方案和结果进行评价,根据规避行为改变发展阶段和干预评价结果不断调整干预策略。

11.5　政府应对建议

积极的卫生政策能够促进社会各个层面协同搭建优良的健康信息生态环境,更有利于应对公众健康信息规避行为。政府各级相关部门可以针对个体外部资源缺乏和外部情境中相关因素进行宏观层面的政策干预,推动大众健康教育和健康信息教育普及,支持医药卫生技术和信息技术发展,完善医疗、保险、信息服务、网络医疗服务等相关制度和法律法规,宏观调控区域医疗资源和健康信息资源配置。

11.5.1 推动大众健康教育和健康信息素养教育

我国居民信息素养水平普遍较低。相关研究和发达国家经验均表明,普及相关专门教育是快速提升公众健康素养和健康信息素养的有效途径。当前,我国已将公众健康素养提升工作统筹部署,但对于获取、理解、利用等高层次健康信息素养和能力的培养,还需要进一步从政策和实践层面予以支持和推动。结合公众健康信息规避行为影响因素和健康信息获取规避行为改变促进因素分析,本研究建议可以采取如下具体举措促进我国公众健康教育和健康信息素养教育,切实提高公众健康素养和健康信息素养:

(1)公众健康素养和健康信息素养教育项目资助和政策倾斜。加强对公众健康教育和健康信息素养教育项目的资助和政策倾斜,调动各类健康和健康信息教育机构、各级健康服务和健康信息服务机构积极开展公众健康素养和健康信息素养教育实践活动和理论研究的积极性,共同参与到公众健康素养和健康信息素养促进行动中。引导社会各方力量针对健康服务和健康信息服务不同环节和行为阶段,结合特定健康内容和人群对象,建设具有群体化特征的教育资源和服务平台,将健康教育和健康信息教育与人们的日常生活、学习紧密结合起来。

(2)不仅需要重视公众健康信息素养教育,还需要强化专业医疗卫生服务人员健康信息素养教育。现实生活中,专业医疗卫生服务人员往往在提供医卫服务的同时还承担着健康信息传播和服务的职能。而且访谈资料表明,医生、保健、社区卫生工作等各类卫生专业医务人员不仅是普通公众比较信任的健康信息来源,也是公众获取健康信息的主要渠道,尤其是对于已经患有疾病,具有明确健康问题的公众。

(3)统筹发展适用于我国的健康素养和健康信息素养测评机制和工具,方便健康信息服务机构和公众自身开展健康信息素养能力评测。一方面用于指引公众健康信息素养教育,另一方面对公众健康信息素养行为予以积极反馈,增强其健康行为和健康信息行为自我效能。测评机制的建立,要立足于我国公众健康素养和健康信息素养现实水平,面向"健康中国"发展战略,区别于健康服务机构和健康信息服务机构的绝对主导,形成政府主导、有关方面力量共同参与的建设局面。测评工具应该覆盖从低层次的基本阅读(如健康术语)、计算能力到更高层次的交互性能力(评估个体从不同传播媒介中获取、测评及运用信息的能力),再到最高层次的批判性能力(测评个体应用认知和社会技能对健康信息进行交流和批判的能力);对于测评内容的要素,不仅包含健康和健康信息相关理论知识,还应包括日常健康行为和健康信息行为实践。

11.5.2 保障医药卫生技术和信息技术发展

"疾病不可逆""癌症等于死亡"具有明显的时代性。时代医药卫生技术水平本质上决定了时代健康问题解决能力,客观上影响着人们对健康问题的看法和态度。同样,健康信息资源建设和健康信息服务能力的提升离不开信息技术的发展,受制于时代信息技术水平。健康服务和健康信息服务相关企业、科研机构等可能会出于商业利益、机构职责和使命担当,积极开展医学科学技术和信息科学技术研究,但科学技术的创新和发展是一个缓慢的过程,一个需要大量资金和人力投入的过程,尤其是复杂的医学科学技术,往往超出一个企业或科研机构的承受范围。因此,国家和各级政府需要在此方面发挥调控和保障作用,并体现于科技发展战略和中长期科技发展规划的编制,重大任务和关键科研问题的设置,特定医药卫生、健康信息技术的研究与成果转化类计划及项目的投入,科技奖励政策的制定,等等。

11.5.3 完善健康信息服务和健康服务行业相关法律法规

除了通过相关政策和资金支持,为优先保障公共卫生基础设施和基本医疗服务的全面覆盖和及时到位,使得健康信息服务和健康服务从专业机构走向社区、家庭、学习与工作场所,保障与个体密切相关的健康信息传播渠道通畅,还需要建立健全促进健康信息服务和健康服务的相关法律法规,促进健康服务和健康信息服务相关机构和组织规范化运营的同时,也减弱公众对健康信息和健康服务的消极感知和威胁感知,确保相关政策能够帮助弱势群体获得必要的保护和保障。访谈资料所提及的有关新型健康信息服务平台和健康服务媒介运营不规范(如无证运营、无证上岗)、收费不合理、潜在商业保险歧视与不公平、隐私条约缺少或不公、投诉无门等问题和顾虑的解决,需要政府从制度和法规层面进行制约,履行监管和引导职责,健全和维护健康服务和健康信息服务秩序。

11.5.4　加强健康信息资源和健康服务资源宏观调控

公众健康信息规避行为外部情境中的区域位置因素本质上指向地区健康信息资源和健康服务资源的不足。不足不仅仅指向数量不足、种类单一,还指向资源及服务的质量和专业水平不能满足公众的现实需要。以在访谈中被频繁涉及的医院为例,相对于发达地区和市区,"小城市""县城""郊区""农村"的受访者常提及:"我们那医院不行""不相信医生的水平""看病还是要去大医院""卫生室只能看看小毛小病"。事实上,"大城市"受访者也提及因"医生太少""医院人太多"不愿就医检查和治疗。对此,国家应该通过相关政策、资金投入分配等措施,对健康信息资源和服务发展不均衡问题进行宏观调控。地方政府应根据当地实际情况,有策略、有重点地发展地方健康信息资源和服务。确保数量和质量齐抓并进,因地制宜发展省、市、县、乡镇及村(社区)多级多类公共卫生、文化服务设施,加强健康服务和健康信息服务机构规模和服务能力,制定各类人才培养和引进相关政策,促进专业人才队伍建设和有序流动。

11.6　本章小结

随着各类健康信息资源的快速增长,大众健康意识的不断增强,将信息作为健康行为正向促进的影响因素,基于健康信息活动探讨促进公众健康相关行为改变的有效方法,已经引起众多研究的关注。但整体来看,相关研究主要立足于既有积极信息行为(如信息搜寻、信息采纳、信息分享等)理论框架展开,围绕正向影响因素提出相关建议。本章基于前文关于公众健康信息规避行为和健康信息获取规避行为改变的行为特征和影响因素的研究,聚焦如何改变人们消极的健康信息规避行为,面向个体、信息服务机构、健康服务机构和政府机构4类核心的相关行为主体分别提出健康信息规避行为应对建议。

个体层面的应对重点围绕自身内、外部应对资源建设展开,包括:多渠道提升自身健康素养和健康信息素养,提高健康信息规避行为改变过程中的情绪自我调节能力,培养积极的健康信息规避行为改变自我效能感,并多维度加强健康信息规避相关行为的自我管理。健康信息服务机构重点围绕提升健康信息质量和健康信息服务质量着手,相关建议包括:打造优质可信的健康信息服务平台,强化健康信息和健康信息服务宣传,积极参与公众健康信息素养教育,以及主动提供个性化健康信息规避行为干预服务。健康服务机构重点围绕积极健康信念、健康信息信念、健康素养和健康信息素养促进展开,相关建议包括:强化健康服务运营管理,积极参与公众健康和健康信息教育,以及主动干预个体健康信息规避行为。政府相关机构重点开展宏观层面的政策干预,相关建议重点包括:推动大众健康教育和健康信息素养教育,保障医药卫生技术和信息技术发展,完善健康信息服务和健康服务行业相关法律法规,以及加强健康信息资源和健康服务资源宏观调控。

12 总结与展望

本书针对公众健康信息规避行为过程、策略、影响因素、负性结果和改变开展了理论探索。本部分将对主要研究工作、获得的主要研究结论和研究贡献进行总结，对研究存在的不足进行分析，对未来研究予以展望。

12.1 主要研究工作与结论

12.1.1 主要研究工作

本书首先在辨析和界定信息规避和健康信息规避概念基础上，回顾健康信息规避行为研究相关理论基础，梳理了典型信息行为模型和健康信息行为模型中有关信息规避和健康信息规避的论述，为日常生活情境下公众健康信息规避行为探索提供了理论参考。同时，对现有健康信息规避行为研究成果进行了文献检索和内容分析，对当前国内外健康信息规避行为研究主题和方法进行了归纳和总结，为日常生活情境下公众健康信息规避行为过程及主动改变过程的探索选题提供了依据。

本书研究工作重点是通过理论抽样和深度访谈获取有关健康信息规避经历和健康信息获取规避行为改变经历的原始资料，运用程序化扎根理论方法展开资料分析。经对健康信息规避行为相关资料扎根分析，识别并形成"公众健康信息规避行为"核心类属，"健康信息需求规避""健康信息获取规避""健康信息吸收规避"和"健康信息利用规避"4 个规避行为阶段序列；在对行为过程、策略、结果与影响因素机理分析的基础上，分别构建了公众健康信息需求规避行为模型、公众健康信息获取规避行为模型、公众健康信息吸收规避行为模型和公众健康信息利用规避行为模型；最后整合形成集成的四阶段公众健康信息规避行为模型。经对健康信息获取规避行为改变相关资料扎根分析，构建了包含启动、准备、发生、维持和结束 5 个阶段的公众健康信息获取规避行为改变模型。

本书旨在为健康信息规避行为干预和应对理论研究与实践提供参考，促进公众健康信息服务水平的提升，助力国家健康促进战略。因此，本书的最后根据健康信息规避行为的影响因素，分析了其关键责任主体指向，并立足不同责任主体，多视角提出健康信息规避行为应对建议。

12.1.2 主要研究结论

12.1.2.1 关于公众健康信息规避行为

（1）公众健康信息规避行为过程具有显著的多阶段性和非线性特征。

公众健康信息规避行为过程可分为需求规避、获取规避、吸收规避和利用规避 4 个阶段，不同规避行为阶段既相互独立，又通过行为结果反馈作用相互关联。

需求规避阶段的目标是减弱信息获取、吸收和利用的根本动力，主要表现为从心理认知层面对健康问题的否认、忽视、弱化、重构，从语言和行为层面隐瞒健康实情，涉及感知初始信息需求、规避信息需求、进一步感知信息需求、持续规避、终止规避和确定信息需求 6 个核心过程要素。

获取规避阶段旨在避免接触健康信息和接收、占有健康信息，可分为事前预防、事中控制和事后处理 3 个子过程。事前预防表现为远离信息源；事中控制表现为主动设阻、消极获取、拒绝接收和退出情境；事后处理表现为忽视与舍弃信息。

吸收规避阶段旨在拒绝在认知层面对信息进行加工、理解和消化，包括感觉规避、注意规避、记忆规避和思维规避。感觉规避主要表现为听觉规避和视觉规避；注意规避表现为注意分散和注意转移；记忆规避主要指向识记规避；思维规避表现为抑制思维、理解偏向、否认信息观点和重构信息观点。

利用规避表现为拒绝分享信息、避免健康行为改变与响应，包括信息输出规避、健康行为决策规避和实质的健康行动规避。输出规避表现为有意遗忘、控制交流和自我隐瞒;决策规避表现为拖延决策和决策过程中忽视信息;健康行动规避表现为拖延行动、放纵自我、固守既有行为和替代行动。

（2）公众健康信息规避行为的实施具有策略性。

就规避的信息范围而言,有完全规避和选择性规避两种策略贯穿公众整个健康信息规避行为过程,但不同行为阶段中的策略重心有所不同:需求规避阶段的策略重心指向健康问题;获取规避和吸收规避阶段的策略重心指向信息特征,包括来源、主题、呈现形式等;利用规避阶段的策略重心指向信息功能,包括概念性功能和工具性功能。就时间维度而言,公众会采用延迟策略,主观上拖延健康信息需求满足,迟迟不采取行为,尤其在获取规避和利用规避阶段常被采用。

此外,研究发现公众会同时从身体、认知和语言3个层面开展规避,互不冲突。需求规避以认知规避为主,只有置身于信息情境中,才会实施语言规避和身体规避。获取规避以身体规避为主,只有置身于信息情境中,才会实施认知规避和语言规避。在吸收规避阶段,与信息认知加工理论一致,感觉规避主要通过身体规避实现,记忆规避、思维规避和注意规避以认知规避为主。利用规避阶段以语言规避和身体规避为主,受认知规避牵引。

（3）公众健康信息规避行为会带来动机目标以外的负性结果。

规避行为发生后,可能实现预期目标或动机目的,但也会给公众健康结局、健康信息资源、情绪、认知、生活秩序、行为成本等方面带来负性结果。持续不良健康行为、健康信息知识缺乏、健康问题及相关事实认知偏差、积极健康信息行为和健康行为动力缺乏、健康维持和促进失败是健康信息规避行为带来的直接后果;负性情绪、生活失常以及后续健康维持和促进行为成本增加是健康信息规避行为带来的间接后果。其中,需求规避阶段的直接负性结果主要表现在情绪和认知方面;获取规避阶段的直接负性结果主要表现在资源和情绪方面;吸收规避阶段的直接负性结果主要表现在认知方面;利用规避阶段的直接负性结果主要表现在情绪和健康结局方面。

（4）公众健康信息规避行为影响因素复杂且动态变化。

公众健康信息规避行为出现与持续的影响因素较为复杂,涉及个体因素、信息特征、任务特性、健康服务特征和外部情境因素。个体因素包括行为动机（调节情绪、精神享受、维护自尊、保护他人、认知闭合、秩序维持、隐私保护、行为不变和社交维持）、感知威胁（涉及情绪、生理、行为、经济、时间、隐私、认知和社交等不同方面）、消极信念态度（包括健康、信息、信息行为 3 类不同维度）、内在素养缺乏（包括自我效能感、经验知识和健康信息素养）、外在资源缺乏（包括社会网络和社会支持）和个体特征（包括人口社会学特征、健康状态、人格特质、生活秩序和习惯偏向）。信息特征既包括信息质量和信息框架，也包括信息源的信息构建、服务质量、隐私政策和强制连接等。任务特性包括任务动机、任务的领域特征（如疾病性质、不可试验性）和行为成本要求。健康服务特征主要包括服务质量和行业影响力。外部情境因素除了时间、经济等基础条件，还包括家庭环境、社区环境、工作环境、区域位置、技术现状、健康政策、社会规范、关键事件和信息受众。

不同影响因素发挥着不同作用。行为动机是驱使个体产生健康信息规避行为倾向和实质行动的根本因素；感知威胁和消极信念态度是公众对健康信息行为的主观感知和判断，强化动机意图的同时，直接影响健康信息规避行为发生；内、外部资源的缺乏在促成规避行为发生的同时也强化和维系了规避行为；个体特定的健康状态、人格特质、生活秩序和习惯偏向等特征也共同促使公众忽视健康问题，规避健康信息需求；信息因素、健康服务因素、任务特性和外部情境，主要通过影响个体威胁感知和信念态度对规避行为的发生和维持发挥作用。

不同规避行为阶段的影响因素有所差异。任务特性、消极信念态度、内在素养缺乏、外在资源缺乏和个体特征 5 个因素在需求规避、获取规避、吸收规避和利用规避 4 个阶段均发挥着正向作用，且内涵相同。行为动机因素中的调节情绪、精神享受、维护自尊、认知闭合在所有规避阶段中均有发挥作用；保护他人、秩序维持在吸收规避阶段没有体现；隐私保护对获取规避和利用规避影响显著；行为不变、社交维持对利用规避影响显著。感知威胁因素中，情绪、生理、行为和时间威胁在所有规避阶段中均有影响；经济威胁在吸收规避阶段没有体现；隐私泄露威胁对获取规避和利用规避影响显著；认知威胁对吸收规避和利用规避影响显著；感知社交威胁主要对利用规避作用显著。信息特征因素中，信息质量的影响贯穿所有规避阶段；信息构建和服务质量主要在需求和获取规避阶段发挥作用；隐私政策主要在获取规避阶段发挥作用；强制连接在获取和吸收规避阶段发挥作用；信息框架在吸收规避和利用规避阶段作用显著。健康服务特征因素主要在利用规避阶段发挥作用。外部情境因素中,家庭环境和关键事件的影响贯穿所有规避阶段;信息受众的影响主要集中在利用规避阶段,社区环境、工作环境、区域位置、技术现状、健康政策和社会规范在需求规避、获取规避和利用规避阶段均发挥了作用。

12.1.2.2 关于公众从健康信息获取规避行为的改变

(1)公众健康信息获取规避行为改变是多阶段、非线性的启发式发展过程。

公众从健康信息规避到健康信息获取行为的改变并非单一事件活动,整个过程可分为启动、准备、发生、维持和结束5个阶段序列。改变需求的产生预示改变进入启动阶段。在正式改变行为发生前,会从时间、物质、渠道等方面进行准备,并对整个过程和结果产生预期,此阶段为改变准备阶段。改变发生阶段指向个体开始自己主动或被动地获取信息,或通过代理人获取信息。改变维持指向个体养成了获取习惯,并且能够根据情况进行自我调节。改变结束阶段指向个体获取规避行为改变弱化和停止了。虽然这5个阶段序列表现出时间先后关系,但健康信息规避行为改变并非一蹴而就的单一线性过程,个体在任何中间阶段都可能转向结束阶段而放弃改变,或退回至前一个阶段。

(2)公众健康信息获取规避行为改变具有一定的策略特征,且与改变结果存在一定关联。

与一般健康信息获取行为一致,改变发生阶段的信息获取策略可以概括为3种类型:主动获取、被动获取和代理获取。策略的选择与个体健康信息素养、情感体验预期、信息访问操作的复杂度预期等相关。改变能否维持,似乎与策略的选择有某种关系。主动策略引导的变化具有明显的主动性和目的性特征,更容易发展到维护阶段。与行动阶段的非定向健康信息获取相比,维持阶段的信息聚焦特征非常显著,即聚焦于特定的健康信息源。

(3)公众健康信息获取规避行为改变影响因素动态变化且不对称。

公众健康信息获取规避行为改变过程并非一触即发,而是各种影响因素正向作用和负向作用的博弈结果。不同改变阶段的主要影响因素是不同的。具体而言,社会刺激和认知变化的相互作用使得个体从改变需求转化为实质行动。个体内在的自我效能感、健康信息素养、健康和信息信念态度,外部的社会支持,客观的信息质量、访问复杂度,情境下的时间压力、物质条件等因素,贯穿于实质健康信息获取规避行为改变的整个过程;信息行为信念、满意度、隐私态度和隐私政策在改变发生以后开始发挥主要作用;关键事件在改变维持阶段产生显著影响。其中,隐私态度、隐私政策、关键事件主要对改变发生和维持的负向转归产生作用,并未出现在正向转归调节因素中。

12.1.2.3　公众健康信息规避行为应对策略

公众健康信息规避行为的应对需要个体、健康信息服务机构、健康服务机构和政府4个关键行为主体协同合作。

个体层面应重点开展自身内、外部资源建设,具体包括提升自我健康素养和健康信息素养,提高健康信息规避行为过程和规避行为改变过程中的负性情绪自我调节能力,培养积极的健康信息规避行为改变自我效能感,以及多维度加强健康信息规避相关行为自我管理。

健康信息服务机构应重点围绕导致公众产生消极信息感知和消极信念与态度、形成消极经验知识的信息不良因素展开,辅助解决公众健康信息素养不足等内在素养缺乏问题,具体建议包括:打造优质可信的健康信息服务平台,加强健康信息资源和服务宣传,积极参与公众健康信息素养教育,以及主动提供个性化健康信息规避行为干预。

健康服务机构应重点围绕导致公众产生消极健康和健康行为改变信念与态度、形成消极经验知识的健康服务不良因素展开,辅助解决公众健康信息素养、自我效能感、社会支持等内、外部资源缺乏问题,具体建议包括:强化健康服务运营管理,健全运营监控机制;强化一线服务人员专业技能、沟通能力和服务意识;完善隐私保护机制,重视消费者隐私保护;创新健康服务模式,降低公众健康信息获取和利用成本;积极参与公众健康素养和健康信息素养教育;主动提供个性化健康信息规避行为干预。

政府各级相关部门可以针对个体外在资源和外部情境中的相关因素进

行宏观层面的政策干预,推动大众健康教育和健康信息教育普及,支持医药卫生技术和信息技术发展,完善医疗、保险、信息服务、网络医疗服务等相关制度和法律法规,宏观调控区域医疗资源和健康信息资源配置。

12.2 主要研究贡献

本研究的主要研究贡献如下:

(1)现有用户信息行为过程研究主要集中于一般信息行为或积极的信息获取、吸收和利用行为,与之相对的规避行为的发生过程尚未引起学者们的深入探索,并未形成完整的行为过程模型。本研究聚焦健康信息规避行为现象,从过程视角识别了公众健康信息规避行为的 4 个核心过程要素——需求规避、获取规避、吸收规避和利用规避,构建了 4 阶段公众健康信息规避行为模型,完整地分析了公众健康信息规避行为发生过程和机理,是对用户信息行为理论的丰富。

(2)研究分别构建了公众健康信息需求规避行为模型、公众健康信息获取规避行为模型、公众健康信息吸收规避行为模型、公众健康信息利用规避行为模型,系统地、细粒度地分析和揭示公众在健康信息需求规避、获取规避、吸收规避和利用规避 4 个不同规避行为阶段的具体行为轨迹、行为策略、动机目的以外的负性结果和复杂影响因素,是对信息规避行为现象理解的深化,对信息规避行为理论内涵与外延的拓展。

(3)研究以公众健康信息获取规避行为改变为例,探索了公众健康信息规避行为改变过程和影响因素,揭示了公众健康信息规避行为改变具有迭代循环的过程性特征,解析了公众健康信息获取规避行为改变现象的因果关系,构建的获取规避行为改变模型是对信息行为理论的丰富,能够为公众健康信息规避行为改变和应对研究提供理论和实践参考。

(4)动态地考察了公众健康信息规避行为和规避行为改变影响因素,发现公众健康信息规避行为和规避行为改变过程受到多层面复杂因素影响,并且不同行为阶段影响因素有所不同,同一影响因素在不同行为阶段发挥着不同的作用,能够更加有效地解释公众健康信息规避行为过程机理和规避行为改变过程机理。

（5）强调从用户体验为中心，从与研究对象的互动中考察和挖掘公众健康信息规避行为和规避行为改变过程、特征，揭示公众健康信息规避行为和规避行为改变的发生机制，并进行理论模型构建，是对信息科学认知范式在信息行为研究领域的一次新的践行。

（6）基于规避行为和获取规避行为改变影响因素分析结果，从个体、健康信息服务机构、健康服务机构和政府4类行为主体视角，分别提出了公众健康信息规避行为应对和干预策略，有助于各方协同构建合理的健康信息服务和行为管理体系。

12.3 研究局限与展望

12.3.1 研究局限

本书致力于揭示公众健康信息规避行为及主动改变的发生过程，尝试相关理论模型的构建。研究选择了与研究问题特性、目标取向契合的扎根理论方法，发挥了质性研究方法在用户信息行为研究中的优势。但由于时间和作者知识能力的局限，还存在如下不足：

（1）研究样本抽样存在不足。虽然尽可能遵循扎根研究样本抽样原则，但是因为受到主客观条件的限制，如因不会地方方言，农村样本和低学历样本不够充足，因此可能导致分析结果存在一定偏差。

（2）研究资料收集方法存在不足。探究公众健康信息规避行为动态轨迹和规避行为改变过程的理性方法是对公众进行纵向追踪与观察，但受限于研究时间和实际条件限制，作者无法弥补在纵向调查追踪方面的不足，只是尽可能引导受访者将故事背景置于一段时间内进行讲述，而不仅仅是某一个特定时刻或时间段。

（3）访谈实施存在不足。部分受访者因地域原因采用的是电话访谈和微信访谈，不利于研究者观察表情、动作等非语言资料。在数据真实性控制方面，虽然研究者在访谈中设置了重复类问题，以观察受访者讲述的故事材料是否一致，但无法对所有受访者提供的资料进行一一核实，这可能会对原始数据的真实性保证有一定的影响。

（4）分析策略存在不足。本书重点围绕个体人口社会学特征差异，没有深入区分规避动机、规避类型、健康信息类型、规避状态持续时间，而这些可能会导致不同的分析结果，进而影响模型对特定人群和健康信息规避行为及改变的适用性。

（5）模型的理论深度和广度不够。模型的构建目标不仅是以图表的形式，对健康信息规避行为或健康信息规避改变行为的阶段、活动、活动的原因和结果及相互之间的关系进行描述，形成对健康信息规避行为复杂现象的描述框架，也希望能够演变成对理论命题之间关系的陈述。但目前构建的模型很大程度还处于前一阶段，虽然其有助于提出、探索和验证某一或某些理论命题关系。

12.3.2 研究展望

就健康信息规避行为研究而言，已在第 3 章小结部分进行总结，在此不再赘述。就本书开展的研究而言，后续可重点围绕如下方向开展深入研究：

（1）模型验证与修正。本研究属于探索性研究，通过半结构访谈获取研究资料，采用程序化扎根理论对研究资料进行开放编码、主轴编码和选择性编码，建构了不同行为阶段的公众健康信息规避行为过程理论模型和健康信息获取规避行为改变过程理论模型，为健康信息规避行为及改变实证检验研究假设的提出提供了理论依据。后续可基于本研究提出的 5 个行为过程模型开发公众健康信息规避行为和规避行为改变量表，开展大规模样本的横断面调查，对提出的模型进行验证和修正，提高模型理论水平的同时，也提高模型的普适性。

（2）提高模型的适用性和实用性。当前研究旨在提出一般性健康信息规避行为模型。扎根理论认为理论在不同情境下是需要进一步调整和修正的，后续可在现有模型基础上，结合特定人群、健康信息主题、健康问题与任务等情境，深入区分规避动机、规避类型、健康信息类型、规避状态改变前的持续时间等前置因素，通过收集更具有针对性的研究资料对提出的理论模型进行完善和修正，以提高模型对特定人群和健康信息规避行为及改变的适用性和实用性。

（3）开展模型应用研究。可从两方面着手：公众健康信息规避行为预测和公众健康信息规避行为干预。关于公众健康信息规避行为预测研究，可针对公众健康信息规避行为过程和规避行为改变过程的阶段性特征，开发特定健康信息情境下用户健康信息规避行为预测指标，引入用户画像、机器学习和深度学习等技术，对公众健康信息规避行为进行计算、预测和示警。关于公众健康信息规避行为干预，可重点根据本研究归纳的行为阶段、影响因素和提出的应对建议，开展实验和实证研究。

（4）深化公众健康信息规避行为改变研究。本书有关健康信息规避行为改变的探索，主要围绕获取规避行为改变展开，尚未涉及健康信息需求规避改变、健康信息吸收规避改变、健康信息利用规避改变等，虽然它们之间存在某种关联。

附录 1　访谈概念解释

1. 健康信息

健康信息是指与普通大众、病患及家属有关的健康和医学资讯，包括预防、医疗、保健、康复、健康教育等内容。

健康信息示例：避免过量饮用咖啡等健康饮食信息，烟酒、毒品等成瘾行为戒除信息，健康体检、癌症筛检、基因检测等临床医疗与筛查信息，体育锻炼、体重控制、垃圾分类等健康生活方式信息，艾滋病或性传播疾病、避孕工具使用、注射疫苗等疾病预防信息，安全带和安全头盔的交通安全行为信息，创伤护理、血糖管理、心脏康复等健康康复信息，健康讲堂、医院健康宣传册、专家讲座、糖尿病预防海报等健康教育信息，高血压、脑卒中、癌症等慢性病与重大疾病的症状与治疗信息，还有中医养生、两性知识、美容美肤、母婴保健和日常急救等相关信息。

2. 健康信息行为

健康信息行为可以宽泛地理解为我们在日常生活中与各种健康信息有关的所有行为。

常见的健康信息行为有 7 种。①思考和表达自己的健康信息需求：内心感知和认识我们的客观需求；知道自己需要什么，并表达出来。②查找获取健康信息：如看电视上的养生节目，咨询医生、亲戚、朋友等，看微博，关注微信朋友圈、公众号，上网通过百度查找，浏览好大夫网页等。③阅读和理解健康信息：获取信息后，会认真阅读信息，理解它的内容，结合我们自己的知识进行分析和思考。④管理健康信息：把收集、获得的信息管理起来，放到某个地方，如书架、电脑、微信收藏夹里。⑤利用健康信息：根据获得的健康信息改变不良健康习惯，如暴饮暴食；帮助我们进行就医决策，如选择医院、科室和医生；合理用药，等等。⑥分享健康信息：把我们知道的健康信息分享给别人。⑦信息规避：和上面相反，如知道自己需要，但又不想要，甚至不想让别人知道自己有这个需要；知道需要的信息在那儿，也不想获取；得到了也不想看；看完也不想分享，不想采取行动，等等。

3. 健康信息规避行为

可以将健康信息规避行为理解为有意地回避、忽略的行为。拿我们平时的体检举些例子：医院通知体检报告出来了，不想去领取；即使取回来体检报告，也放着不看；看到某项指标不正常时，也不想上网查询或者咨询医生、社区医务人员是怎么回事。总体来说就是即使我们知道自己有需要，对我们健康有帮助的信息就在某个地方，我们也不愿意去查、去看、去学习、去使用（实际访谈时，根据访谈对象经历和背景情况选择某种或某几种健康信息举例说明）。

当然，这些健康信息可能是关于我们自己的，也可能是关于别人的。今天我们想要聊的是关于自己的。规避行为可能是短暂的，也可能是长期的，一直不想找、不想问、不想看……

4. 健康信息获取规避行为改变

可以将健康信息获取规避行为改变理解为，您在短期或长时间保持健康信息规避行为方式和状态后，会改变规避的状态，开始主动地或被动地获取健康信息，向健康信息获取行为转变。

附录2 单个受访者初始访谈结构与部分问题

1. 最初的开放性问题

(1) 您是怎样认识或者理解健康信息回避行为的？

(2) 您有过规避或回避健康信息的经历吗？能详细描述一个或几个您印象深刻的例子吗？

(3) 您能详细讲述一次或几次相关经历吗？

(4) 您能够详细讲述下健康信息获取规避改变的经历吗？可以是多次。

2. 中间阶段的问题

(1) 回想一下还有什么其他原因吗？

(2) 当时有想过找您身边的人帮助吗？比如您的家人、朋友、同事、护士、医生等。他们是什么反应？

(3) 接下来发生了什么？对您健康有什么影响吗？您的感受和体会是怎样的？

(4) 后来有重新查找或者关注同样的信息吗？是怎么查找到的？哪些地方吸引了您？使用这些信息了吗？对您产生了什么影响？

(5) 现在回头想，您会选择怎么做？出于怎样的考虑？

(6) 这样的情况是偶尔出现吗？经常出现在哪个信息行为阶段？

(7) 能告诉我您当时家里、工作或者相关的具体状况吗？比如经济条件、居住条件、家庭关系、社会关系，等等。

(8) 如果换个情境或处境（比如时间、地点、任务、信息渠道等），您还会回避吗？为什么？

(9) 您最近一次出现健康信息规避行为大概是什么时候？当时是怎样的情况？

（10）这个改变持续了多久？在这个过程中，您做了哪些事？做这些事的时候考虑的是什么？

（11）出现放弃改变的念头前后，您的心理和想法是怎样的？然后现实中做了哪些实际行动？

（12）当您感觉到或者意识到回避是一件不好的事情或者念头后，您是怎么去调整的呢？也就是想了些什么？做了些什么？

（13）能够说说为什么觉得不好吗？是什么原因让您做出这样的判断，或者产生了改变的念头？

（14）在这个改变过程中，您觉得对您有用的帮助和有影响的障碍有哪些？或者说您都关注哪些方面的因素？

3. 结束性问题

（1）在经历了这些之后，您会给那些出现同样健康信息规避行为或者正在改变的人什么建议呢？

（2）您觉得还有什么是需要告诉我的？这样我就能够更好地理解您的经历。

（3）您有什么需要问我的吗？

附录 3 受访者基本信息调查表

亲爱的朋友：

您好！非常感谢您在百忙中接受本次访谈！为了保证研究的准确性，我们需要了解一些您的基本资料。本研究资料仅供公众健康信息规避行为科学研究所用。请您根据实际情况填写基本信息表，如有任何问题，请随时咨询我。

注意事项：①非特殊注明，本表中的问题只能选择一个答案。②如果选择"其他"选项，请您做简单说明，可以是文字说明，也可以口头告诉我。

再次感谢您的支持与合作！

1. 您的性别：（　　　）

A. 男　B. 女

2. 您的年龄：（　　　）岁

3. 您的受教育程度是：（　　　）

A. 未接受正规学习教育　B. 初中　C. 高中　D. 中专　E. 专科

F. 大学　G. 研究生

4. 您的宗教信仰：（　　　）

A. 无　B. 佛教　C. 基督教　D. 其他

5. 您的家庭每月人均可支配收入（元）：（　　　）

A. 1 000 以下　B. 1 000～2 000　C. 2 001～3 000　D. 3 001～5 000

E. 5 000 以上

6. 您参加的医疗保险：（　　　）（注：可选择多项）

A. 无　B. 城镇居民基本医疗保险　C. 城镇职工医疗保险

D. 新型农村合作医疗保险　E. 大病统筹　F. 公费医疗

G. 商业保险　H. 自费医疗　I. 其他

7. 您的婚姻情况：（　　　）

A. 未婚　B. 已婚　C. 丧偶　D. 离异　E. 其他

8. 您的居住地：（　　　）

A. 城市　B. 农村　C. 其他

9. 近1年和您居住在一起的是：（　　　）（注：可选择多项）

A. 配偶　B. 子女　C. 孙辈　D. 父母　E. 同事　F. 同学

G. 朋友　H. 独居　I. 其他

10. 您现在所从事的职业：（　　　）

（如：私营业主；学生；农民；教师；医生；护士；作家；公务员；退休人员；无业等。）

11. 您所在的单位类型：（　　　）

（注：如您在第10题中填写了"退休人员"，选择退休前所在的单位类型；如果在第10题中填写了"无业"，本题不用作答）

A. 政府　B. 国家行政机关　C. 事业单位（如医院；学校；科研所等国际公益性单位）　D. 国有企业　E. 民营企业　F. 私营企业　G. 合资企业　H. 外资企业　I. 其他

12. 您现在的健康状态：（　　　）

A. 良好　B. 患有慢性病　C. 患有重大疾病　D. 其他

13. 您的健康史：（　　　）

A. 一直良好　B. 曾患有慢性病　C. 曾患有重大疾病　D. 其他

附录4 备忘录示例：认知闭合编码

多位受访者提到"不想深究"（C02："也不想深究到底是什么原因"）、"信息干扰"（C09："还挺干扰人的"）、避免认知冲突（C16："……之前就有医生说我吃的药不对什么的，但我自己觉得挺好的……"）。这些都和个体对信息的认知有关，总觉得有一定的关联，但到底是怎样的关联？不知道。现有研究已经发现，避免认知冲突是人们规避信息的主要动机之一，但在研究者的理解里，"信息干扰""不想深究"这些表述后面又不仅仅是避免认知冲突。"不想深究"对于 C02 来说更像是不想了解事实真相，C09 的"信息干扰"不仅仅指向不一致，还指向质量差、不需要等复杂心理。

带着这样困惑，研究者查阅认知心理相关的研究，先是接触到"认知闭合需要"心理学术语。文献中这样定义"认知闭合需要"：是个体稳定的认知特征，描述了个体在面对模糊情境时是否愿意系统处理信息的动机。但是解释中强调情境下"处理信息"动机，而在受访者关于"信息干扰"和"不想深究"的描述里，个体还没有进入情境就开始认知闭合了，感觉还是有点不对。"认知闭合"是什么意思？能不能包含这些概念？

于是研究者开始查阅心理学中关于"认知闭合"解释，发现"认知闭合"指向个体拒绝新的信息卷入，尤其是不确定的或者有冲突的信息，以坚持初始或先前的想法、信念、态度等。强调拒绝新的信息卷入，可以发生在进入信息情境之前；对于新的信息类型没有严格的限制，真假有时似乎没那么重要了，拒绝的新信息可以是不确定的或者有冲突的，也可以是一致的，当然，虚假感知、不确定和冲突感知带来的动机程度可能会更强些。基于这样的解释与理解，研究者觉得"认知闭合"能够包含"信息干扰"和"不想深究"。最终选择了"认知闭合"编码。结合本研究，可将"认知闭合"界定为个体不愿意接收、处理和利用信息的认知需求或目的。

附录 5 公众健康信息需求规避开放编码范畴化结果

序号	范畴	包含的概念	含义
1	感知付出	感知作息变化,感知时间成本,感知经济成本,感知努力需要	感知满足信息需求在时间、经济、心理等方面所需要的付出
2	感知障碍	感知行动麻烦,感知难以做到,感知做不到	感知满足信息需求可能遇到或克服的风险与困难程度
3	感知支持	时间支持预期,技术支持预期,经济支持预期	感知满足健康信息需求可能获得的知识、经济、技术、工具等方面的支持
4	感知结果	预期行动无用,预期效果不显著	感知满足健康信息需求对健康维持或促进效果的显著性
5	否认需求	认为没必要	否认需要健康信息的事实
6	忽视需求	拒绝需求,倾向规避	忽略需要健康信息的事实
7	弱化需求	弱化紧迫性,减少需求内容	有意识地减少健康信息需求内容和弱化满足健康信息需求的紧迫性
8	重构需求	重新认识需求,反思需求反应	重新认识和理解健康信息需要
9	隐瞒需求	拒绝告知,错误表达需求	通过行动或者语言隐瞒真实健康信息需要
10	多次感知	反复感知需求,重新感知需求	不止一次地感知满足健康信息需求所需付出、可能障碍、可获得支持和结果等
11	保持规避	持续规避需求	保持规避健康信息需求选择不变
12	接受需求	形成信息需求	认可当前健康信息需要

（续表）

序号	范畴	包含的概念	含义
13	表达需求	保持沉默,告知不需要,有限表达	通过行动或语言表达接受的健康信息需要
14	否认健康问题	拒绝承认,拒绝接受	否认健康问题事实
15	隐瞒健康问题	拒绝回访,拒绝回答,拒绝诊前调查,敷衍调查,隐瞒细节,错误告知	刻意隐瞒健康问题事实
16	轻视健康问题	弱化严重性,转移注意力	主观认为健康问题无需重视
17	消极习惯	逐渐习惯,消极适应	逐渐习惯和接受"不健康"身份
18	反思健康问题	重新认识,辩论	重新认识和评估健康问题
19	搁置健康问题	放置一边,被动等待,停止交流	明知健康问题的存在,也忽略不顾
20	遗忘健康问题	忘记,拒绝回忆	主动忘记健康问题的存在
21	内容减少	信息客体减少,渠道减少,来源减少	健康信息内容结构组成减少
22	动力减弱	不在乎有无信息,紧迫性减缓,重要性减弱	个体健康信息需求强烈程度减弱
23	结构转移	渠道需求转移,内容需求转移,呈现形式需求转移,传播媒介需求转移,工具需求转移	个体在健康信息内容、渠道、呈现形式等方面形成新的需求,替代了初始需求
24	态度转移	偶遇信息,被动获取	个体对满足健康信息需求的态度发生了改变
25	需求潜化	注意不到,既成习惯	个体主观意识不到健康信息需求的存在
26	任务消失	不需要,既成习惯	刺激个体产生健康信息需求的任务消失
27	调节情绪	避免恐惧,保持乐观,避免失望,避免烦躁,保持愉悦	个体情绪需求或目的

（续表）

序号	范畴	包含的概念	含义
28	精神享受	避免麻烦，避免折腾，避免打破心理防线	个体本我享受需求或目的
29	维护自尊	避免被同情，避免被嘲笑，维持健康自我	个体自我尊重需求或目的
30	保护他人	减轻他人经济负担，避免增加他人心理负担，减轻他人行为负担	个体利他需求或目的
31	认知闭合	避免信息干扰，拒绝深究，避免认知冲突	个体不愿意接收、处理和利用信息的认知需求或目的
32	秩序维持	维持正常财务支出，维持家庭稳定，维持日常行程	个体时间、经济、行程等日常秩序维持需求或目的
33	基本特征	性别，年龄，教育程度，经济收入，居住方式，职业，婚姻，健康保险	个体人口社会学统计特征
34	健康状态	目前身体状况，家族疾病史，个体疾病史，心理状况	个体生理和心理等健康状况
35	人格特质	易焦虑，神经敏感	一种能使个体的行为倾向表现出一种持久性、稳定性、一致性的心理结构
36	生活秩序	工作为重，学业为主，忙于家务，忙于农活	个体日常生活中各方面的重要性排序、维持与管理
37	习惯偏向	消极习惯模式，信息偏好，就医偏向	个体与健康问题相关的习惯、爱好类型及程度
38	自我效能感	感知困难，难以坚持	个体对满足健康信息需求的能力的自信程度
39	健康信息素养	专业知识，信息技术能力，信息知识，情绪控制能力，沟通技能，需求表达技能	意识到健康信息需求，并能够获取、评价、分析、理解健康信息，进行合理健康决策的系列能力
40	社会网络	专业人际关系，普通人际关系	个体实施健康信息行为所需要的人际关系

（续表）

序号	范畴	包含的概念	含义
41	社会支持	反对意见,消极反馈	个体从社会各方可获得的精神、资讯、工具等方面的帮助
42	基础条件	时间,经济实力,交通工具,网络设施	个体关于时间、经济等基础行为成本的拥有情况
43	经验知识	信息需过滤,受骗,隐私泄露,时间消耗长,错误诊断,生理疼痛,难以预约,反馈缺失,医院迷失,难以利用	个体自己或他人先前经历形成的体验结论
44	健康信念态度	感知严重性,感知普遍性,宿命论,感知易感性	个体对规避情境下健康问题持有的观点、看法和判断
45	信息信念态度	信息有用性,信息过载,信息易用性,信息可靠性	个体对规避情境下健康信息持有的观点、看法和判断
46	行为信念态度	行动无效,结果不确定性,感知紧迫性低	个体对规避情境下信息行动持有的观点、看法和判断
47	任务动机	验证信息,解决问题,查询事实,好奇心	个体健康信息需求的行为目的
48	领域特征	致病原因,健康问题性质,健康问题严重性,健康问题发展阶段,健康问题治疗阶段	促使个体产生健康信息需求的健康问题的专业特征
49	行为成本	经济支撑,时间充足,交通工具,他人支持,知识能力,积极态度,接受创新,接受不确定性	个体满足健康信息需求所必须具备的主客观行为条件
50	家庭环境	家庭结构,亲戚情况,家庭关系,父母离异,经济状况	个体家庭所呈现的相关氛围或具备的条件
51	社区环境	卫生状况,健康氛围,人员结构,健身设备,卫生资源	个体生活所在社区所呈现的相关氛围或具备的条件

（续表）

序号	范畴	包含的概念	含义
52	工作环境	同事关系，健康氛围，所在行业，信息环境	个体工作环境所呈现的相关氛围或具备的条件
53	社会规范	期望规范，主观规范，从众心理	个体所在特定群体的成员共同遵守的习惯模式或行为准则
54	区域位置	小城市，农村，县城，郊区	个体日常生活、学习、工作等所在的地域
55	技术现状	医学技术水平，信息技术水平	当前医学技术、信息技术等发展水平
56	健康政策	健康保险制度，异地报销	健康服务、药物、健康保险、医疗保健、公共卫生等相关行为指南、策略和措施等
57	关键事件	课题验收，孩子高考，准备考试，农忙	影响个体注意力投放、时间分配、情绪变化等的事件
58	信息构建	导航，标签命名，标签分类，信息混乱	健康信息源所呈现的信息组织、导航、标引等结构水平
59	信息质量	一致性，权威性，相关度，信息错误，信息笼统，广告信息，虚假信息，信息过时	用以衡量信息是否适合用户使用的各类属性的集合
60	服务质量	互动少，回复简单，无回复，态度不友好，专业技能缺乏	用以衡量信息服务平台、机构或人员提供和传播健康信息的是否满足用户需要的各类属性的集合
61	感知情绪威胁	感知恐惧，感知害怕，预期后悔，预期失望	个体感知健康信息或健康信息行为会带来不良情绪
62	感知生理威胁	预期疼痛，预期脱发，预期呕心，预期不良反应	个体感知健康信息行为会带来不良生理反应
63	感知行为威胁	感知需改变行为，感知需行动响应	个体感知需改变现有行为或进行其他行为响应
64	感知经济威胁	感知保费增加，感知生活成本增加，预期负债	个体感知实施健康信息行为会带来经济压力
65	感知时间威胁	预期时间消耗长，预期长期行为，预期行为频繁	个体感知实施健康信息行为会带来时间压力

附录6　公众健康信息获取规避开放编码范畴化结果

序号	范畴	包含的概念	含义
1	远离信息源	拒绝就医,拒绝联系医务人员,拒绝复诊,拒绝体检,拒绝下载软件,拒绝安装软件,拒绝使用软件	保持身体远离健康信息或健康信息源
2	主动设阻	要求不告知,妨碍检查,隐瞒信息	在行为或认知层面主动设置获取或被动获取障碍
3	消极获取	消极检索,消极浏览,消极咨询	在行为或认知层面敷衍获取或被动获取
4	拒绝接收	拒绝收藏,屏蔽信息,拒绝传单	在行为或认知层面拒绝获取或被动获取
5	退出情境	离开信息源,关闭信息源,机械切换,控制谈话	在行为或认知层面退出被动获取情境
6	忽视信息	封藏信息,搁置信息	忽略主动获取或被动获取的信息
7	舍弃信息	扔弃,撕毁,转送,取消关注,取消收藏	处置已获取的信息
8	规避部分信息来源	规避专业医务人员,规避百度,规避网络健康论坛,拒用新型医疗器械,规避传统信息渠道,规避医疗保险机构	根据信息外部渠道和来源特征有选择地规避部分信息
9	规避部分信息主题	规避养生信息,规避减肥信息,规避重大疾病信息,规避物理康复信息,规避药物保健信息	根据信息内容主题特征有选择地规避部分信息

（续表）

序号	范畴	包含的概念	含义
10	规避部分呈现形式	只听医生口述,规避普通宣传手册	根据信息呈现形式特征有选择地规避部分信息
11	规避全部信息来源	拒绝所有医院就医,全部取消关注,抵制所有网络信息	不区分信息渠道和来源,规避全部信息
12	规避全部信息主题	拒绝所有健康节目,删除全部信息	不区分信息内容主题特征,规避全部信息
13	规避全部信息形式	规避所有传播媒介,规避所有信息表达形式	不区分信息呈现形式和媒介,规避全部信息
14	拖延	延后获取,挑剔信息来源	主动延迟获取信息
15	信息缺失	信息错过,信息失去,信息排斥	缺少必要的健康信息
16	负性情绪	焦虑,后悔,担忧,害怕,急躁,抑郁	产生焦虑、后悔、担忧、害怕等负性情绪
17	错误认知	感知不严重,感知健康	对自我健康状况产生错误判断
18	健康危险行为	用药错误,决策错误,规避医疗决策,不良饮食,静态生活方式	对健康产生潜在不利影响或消极影响的行为
19	隐私保护	避免健康信息泄露,避免位置信息泄露	个体保护个人信息和行为隐私的需求或目的
20	隐私泄露	信息暴露,信息交易,行踪暴露	个人信息和行为隐私被泄露
21	隐私政策	隐私协议,隐私条款,隐私监管	与用户个人信息安全保护相关的条款、制度等
22	强制连接	被动推送,自动弹出	连接医疗健康信息源的途径或手段非个体主观意愿
23	调节情绪	避免恐惧,保持乐观,避免后悔,保持愉悦	个体情绪需求或目的
24	精神享受	避免麻烦,避免折腾,避免打破心理防线	个体本我享受需求或目的
25	维护自尊	避免被同情,维持健康自我	个体自我尊重需求或目的

（续表）

序号	范畴	包含的概念	含义
26	保护他人	减轻他人经济负担，减轻他人行为负担	个体利他需求或目的
27	认知闭合	避免信息干扰，拒绝深究	个体不愿意接收、处理和利用信息的认知需求或目的
28	秩序维持	维持日常行程	个体时间、经济、行程等日常秩序维持需求或目的
29	感知情绪威胁	感知恐惧，感知害怕，预期后悔	个体感知健康信息或健康信息行为会带来不良情绪
30	感知生理威胁	预期疼痛	个体感知健康信息行为会带来不良生理反应
31	感知行为威胁	感知需行动响应	个体感知需改变现有行为或进行其他行为响应
32	感知经济威胁	保费增加，费用高	个体感知实施健康信息行为会带来经济压力
33	感知时间威胁	预期时间消耗长	个体感知实施健康信息行为会带来时间压力
34	健康信念态度	感知严重性，感知普遍性	个体对规避情境下健康问题持有的观点、看法和判断
35	信息信念态度	信息有用性，信息过载，信息易用性，信息可靠性	个体对规避情境下健康信息持有的观点、看法和判断
36	行为信念态度	感知紧迫性低	个体对规避情境下获取行动持有的观点、看法和判断
37	自我效能感	感知困难，难以坚持	个体对满足健康信息需求的能力的自信程度
38	经验知识	信息需过滤，错误诊断，生理疼痛，难以预约，医院迷失	个体自己或他人先前经历形成的体验结论
39	健康信息素养	专业知识，信息技术能力，沟通技能，需求表达技能	意识到健康信息需求，并能够获取、评价、分析、理解健康信息，进行合理健康决策的系列能力
40	社会网络	专业人际关系	个体实施健康信息行为所需要的人际关系

（续表）

序号	范畴	包含的概念	含义
41	社会支持	反对意见,帮助缺乏,同事帮助,精神鼓励	个体从社会可获得的精神、资讯、工具等方面的帮助
42	基础条件	时间,经济实力,交通工具,网络设施	个体关于时间、经济等基础行为成本的拥有情况
43	信息质量	一致性,权威性,相关度,信息错误,虚假信息,信息过时	用以衡量信息是否适合用户使用的各类属性的集合
44	信息构建	导航,标签命名,标签分类,信息混乱	健康信息源所呈现的信息组织、导航、标引等结构水平
45	服务质量	互动少,回复简单,无回复,态度不友好,专业技能缺乏	用以衡量信息服务平台、机构或人员提供和传播的健康信息是否满足用户需要的各类属性的集合
46	任务动机	验证信息,查询事实,好奇心	个体健康信息需求的行为目的
47	领域特征	致病原因,健康问题性质,健康问题严重性,健康问题治疗阶段	促使个体产生健康信息需求的健康问题的专业特征
48	行为成本	经济支撑,时间充足,交通便捷,他人支持,接受不确定性	个体满足健康信息需求所必须具备的主客观行为条件
49	基本特征	性别,年龄,教育程度,经济收入,居住方式,职业,婚姻,健康保险	个体人口社会学统计特征
50	健康状态	目前身体状况,家族疾病史,个体疾病史,心理状况	个体生理和心理等健康状况
51	人格特质	情绪化,神经敏感	一种能使个体的行为倾向表现出持久性、稳定性、一致性的心理结构
52	生活秩序	工作为重,学业为主,忙于农活	个体日常生活中各方面的重要性排序、维持与管理
53	习惯偏向	消极习惯模式,信息偏好,医院偏好	个体与健康问题相关的习惯、爱好类型及程度
54	家庭环境	家庭结构,家庭关系,经济状况,亲戚关系	个体家庭所呈现的相关氛围或具备的条件

（续表）

序号	范畴	包含的概念	含义
55	社区环境	健康氛围,卫生资源,信息设施	个体生活所在社区所呈现的相关氛围或具备的条件
56	工作环境	所在行业,信息资源配置	个体工作环境所呈现的相关氛围或具备的条件
57	区域位置	小城市,农村,县城,郊区	个体日常生活、学习、工作等所在的地域
58	技术现状	医学技术水平,信息技术水平	当前医学技术、信息技术等发展水平
59	健康政策	健康保险制度,异地报销,保险比例	健康服务、药物、健康保险、医疗保健、公共卫生等相关行为指南、策略和措施等
60	社会规范	社会级现象,从众心理	个体所在特定群体的成员的共同习惯模式或行为准则
61	关键事件	课题验收,孩子高考,准备考试,农忙	影响个体注意力投放、时间分配、情绪变化等的事件

附录7 公众健康信息吸收规避开放编码范畴化结果

序号	范畴	包含的概念	含义
1	视觉规避	快速浏览,快速划过,转移视线	拒绝信息的视觉感受和登记
2	听觉规避	充耳不闻	拒绝信息的听觉感受和登记
3	注意分散	敷衍阅读	将部分注意力分配给其他刺激
4	注意转移	小动作,有意略过	将注意力完全转向其他刺激
5	识记规避	拒绝识记	不进行信息编码和存储
6	抑制思维	拒绝总结;拒绝分析;拒绝演绎;惯性思维	对输入或存储的信息不进行任何心智操作
7	理解偏向	刻意曲解,片面解释	按照喜好和兴趣进行信息解读
8	否认	认为不真实,努力反驳,认为不相关;认为错误	否认信息相关性或信息观点
9	重构	辩论,重新解释	重新认知和评估信息观点
10	认知抑制	思维抑制,记忆抑制	通过认知内容和过程抑制信息吸收
11	行为抑制	视觉隔离,听觉隔离,搁置信息	通过外显的行为动作抑制信息吸收
12	选择性心理	选择性注意,选择性理解,选择性记忆,选择性接受	在心理层面对信息内容进行选择性关注、存储、理解、接受等
13	选择性行为	选择性接触,来源级选择性阅读,篇章级选择性阅读	在行为层面依据信息内、外部特征进行选择性接触和阅读

（续表）

序号	范畴	包含的概念	含义
14	认知偏差	过度自信,盲信权威,盲信大众,盲信喜好	对健康相关真相和事实认知发生偏差
15	注意偏向	负性信息注意偏向,不一致注意偏向	个体对特定刺激的接受、注意与加工
16	需求弱化	紧迫性减缓,重要性减弱	个体信息行为需求强烈程度减弱
17	需求消失	无需了解,行动欲望消失	个人主观认为无信息需求或意识不到信息需求
18	信息框架	积极描述方式,消极描述方式	信息内容的正、负性描述方式
19	感知认知威胁	感知认知需改变,感知先验知识错误,感知认知需重构	个体感知健康信息观点对自己认知体系带来挑战
20	调节情绪	保持乐观,避免烦躁	个体情绪需求或目的
21	精神享受	避免打破心理防线	个体本我享受需求或目的
22	维护自尊	维持健康自我	个体自我尊重需求或目的
23	认知闭合	拒绝深究,避免认知冲突	个体不愿意接收、处理和利用信息的认知需求或目的
24	感知情绪威胁	感知恐惧,感知害怕,预期失望	个体感知健康信息或健康信息行为会带来不良情绪
25	感知生理威胁	预期头疼	个体感知健康信息行为会带来不良生理反应
26	感知行为威胁	感知建议改变行为,感知建议行动响应	个体感知需改变现有行为或进行其他行为响应
27	感知时间威胁	预期时间消耗长,集中时间	个体感知实施健康信息行为会带来时间压力
28	健康信念态度	感知严重性;感知普遍性	个体对规避情境下健康和健康问题持有的观点、看法和判断
29	信息信念态度	信息有用性,认知过载,信息可靠性,信息权威性	个体对规避情境下健康信息持有的观点、看法和判断
30	行为信念态度	感知紧迫性低	个体对规避情境下吸收行为持有的观点、看法和判断

（续表）

序号	范畴	包含的概念	含义
31	自我效能感	难以静心，难以理解	个体对满足健康信息需求的能力的自信程度
32	经验知识	信息晦涩，生理疼痛，难以利用	个体自己或他人先前经历形成的体验结论
33	健康信息素养	专业知识，沟通技能，无法判断	意识到健康信息需求，并能够获取、评价、分析、理解健康信息，进行合理健康决策的系列能力
34	社会网络	专业人际关系缺乏	个体实施健康信息行为所需要的人际关系
35	社会支持	消极反馈，专业知识支持缺乏	个体从社会可获得的精神、资讯、工具等方面的帮助
36	基础条件	时间，网络设施	个体关于时间、经济等基础行为成本的拥有情况
37	信息质量	一致性，相关度，权威性，信息错误，虚假信息，信息过时	用以衡量信息是否适合用户使用的各类属性的集合
38	强制连接	被动推送，自动弹出	连接医疗健康信息源的途径或手段非个体主观意愿
39	任务动机	验证信息，解决问题，查询事实，好奇心	个体健康信息需求的行为目的
40	领域特征	健康问题性质，健康问题严重性	促使个体产生健康信息需求的健康问题的专业特征
41	行为成本	时间充足，专业支持，健康知识具备	个体满足健康信息需求所必须具备的主客观行为条件
42	基本特征	性别，年龄，教育程度，居住方式，职业，婚姻	个体人口社会学统计特征
43	健康状态	目前身体状况，家族疾病史，个体疾病史，心理状况	个体生理和心理等健康状况
44	人格特质	神经敏感	一种能使个体的行为倾向表现出持久性、稳定性、一致性的心理结构

（续表）

序号	范畴	包含的概念	含义
45	生活秩序	工作为重，学业为主，忙于家务	个体日常生活中各方面的重要性排序、维持与管理
46	习惯偏向	信息偏好	个体与健康问题相关的习惯、爱好类型及程度
47	家庭环境	孩子吵闹，阅读空间	个体家庭所呈现的相关氛围或具备的条件
48	关键事件	课题验收，孩子高考，准备考试	影响个体注意力投放、时间分配、情绪变化等的事件

附录8　公众健康信息利用规避开放编码范畴化结果

序号	范畴	包含的概念	含义
1	有意遗忘	主动忘记,拒绝回忆,假装不知	个体有意识地忘记、不提取或错误提取记忆信息
2	自我隐瞒	拒绝告知,拒绝分享,隐瞒体检结果,隐瞒诊断,隐瞒测序报告	个体主动向别人隐瞒其认为是负面或者痛苦的信息
3	控制交流	拒绝评价,退出讨论,拒绝转发,转移话题	个体主动控制健康信息交流主题、行为与过程
4	拖延决策	推诿决定	个体迟迟未做出健康行动决定
5	忽视信息	知而不用	个体在决定是否行动或如何行动时刻意忽略信息
6	拖延行动	推诿行动	个体决定采纳但迟迟未实施行动
7	自我放纵	擅自用药,悖其道而行	个体不遵循信息建议行动,甚至故意相悖
8	固守行为	持续静止生活方式,继续不良饮食	个体主观上固执地遵循之前的健康行为方式和习惯
9	替代活动	替代饮食,替代运动,替代治疗	个体实施其他行动代替信息指示的行动
10	知而不行	不遵医嘱,拒绝复查,拒绝就医,拒绝锻炼,拒绝改变饮食	个体获取和理解信息内容后不遵循指示行动
11	悖其道行	饮食相悖	个体有意实施与信息指示相反的行动

(续表)

序号	范畴	包含的概念	含义
12	远离行动情境	远离医疗机构,远离康复机构	个体主动远离或离开行动情境,与行动情境保持距离
13	有限遵循	选择性用药,选择性锻炼,选择性控制饮食	个体选择性遵循信息指示采取行动
14	降低时间依从性	不坚持服药,不坚持康复训练	个体有意缩短信息指示所要求的行动时间
15	降低行动频率	偶尔吸烟,不定期复查	个体有意降低信息指示的执行频率
16	负性情绪	后悔,焦虑,担忧	个体产生懊悔、焦虑、担忧等负性情绪
17	健康维持失败	亚健康转变,患病	个体良好健康状态维持失败
18	健康促进失败	疾病加重,成瘾行为加重,并发症,新增疾病	个体健康问题解决失败
19	日常生活失常	失眠,秩序紊乱	个体日常生活状态受到破坏
20	工作失常	工作易走神,工作效率降低	个体正常工作状态受到负性影响
21	家庭矛盾	夫妻冲突,代际冲突	家庭成员间产生矛盾或对立
22	学习失常	成绩下降,学习效率降低	个体正常学习状态受到负性影响
23	经济成本增加	检查项增多,需手术,需住院	健康维持和促进行为经济成本增加
24	时间成本增加	住院天数延长,多次检查,多次复查	健康维持和促进行为时间成本增加
25	社交维持	身份保护,正常交往	维系特定情境下的人际关系
26	行为不变	保持静态生活方式,保持习惯偏好	保持规避情境下的健康行为或习惯不变
27	感知社交威胁	预期被过度关注,预期被排斥,预期被歧视	个体感知遵循健康信息指示或建议会带来社交威胁
28	感知行为威胁	感知需改变,感知需响应	个体感知需改变现有行为或进行其他行为响应

（续表）

序号	范畴	包含的概念	含义
29	领域特征	健康问题严重性,健康问题发展阶段,健康问题治疗阶段,可治愈性,不可试验,致病原因	促使个体产生健康信息需求的健康问题或健康信息指示的专业特征
30	健康服务质量	监管缺失,职业素养,医疗资源配置,专业水平	用以衡量健康服务能否满足个体健康信息利用需求的各类属性的总和
31	行业影响力	口碑,专业排名	健康服务提供者在健康服务行业中的声誉和地位
32	健康政策	公费医疗,用药报销	健康服务、药物、健康保险、医疗保健、公共卫生等相关行为指南、策略和措施等
33	信息受众	老年人,医生,保险公司,亲密关系人	特定信息场中的信息接收者
34	调节情绪	避免恐惧,保持乐观,避免失望	个体情绪需求或目的
35	精神享受	避免麻烦,避免折腾	个体本我享受需求或目的
36	维护自尊	避免被同情,避免被嘲笑,维持健康自我	个体自我尊重需求或目的
37	保护他人	减轻他人经济负担,避免增加他人心理负担,减轻他人行为负担	个体利他需求或目的
38	认知闭合	避免信息干扰,拒绝深究,避免认知冲突	个体不愿意接收、处理和利用信息的认知需求或目的
39	秩序维持	维持正常财务支出,维持家庭稳定,维持日常行程	个体时间、经济、行程等日常秩序维持需求或目的
40	隐私保护	避免健康信息泄露,避免位置信息泄露	个体保护个人信息和行为隐私的需求或目的
41	感知情绪威胁	感知恐惧,感知害怕,预期后悔,预期失望	个体感知健康信息或健康信息行为会带来不良情绪
42	感知生理威胁	预期疼痛,预期脱发,预期呕心,预期副作用	个体感知健康信息行为会带来不良生理反应
43	感知经济威胁	感知保费增加,感知生活成本增加,预期负债	个体感知实施健康信息行为会带来经济压力

（续表）

序号	范畴	包含的概念	含义
44	感知时间威胁	预期时间消耗长,预期长期行为,预期行为频繁	个体感知实施健康信息行为会带来时间压力
45	隐私泄露	信息交易,行踪暴露	个人信息和行为隐私被泄露
46	感知认知威胁	感知认知需改变,感知先验知识错误	个体感知健康信息观点对自己的认知体系带来挑战
47	健康信念态度	感知严重性,感知普遍性,宿命论,感知易感性	个体对规避情境下健康问题持有的观点、看法和判断
48	信息信念态度	信息有用性,信息过载,信息易用性,信息可靠性	个体对规避情境下健康信息持有的观点、看法和判断
49	行为信念态度	行动无效,结果不确定性,感知紧迫性低	个体对规避情境下利用行动持有的观点、看法和判断
50	自我效能感	感知困难,难以利用	个体对满足健康信息需求的能力的自信程度
51	经验知识	受骗,隐私泄露,时间消耗长,生理疼痛,难以预约,医院迷失	个体自己或他人先前经历形成的体验结论
52	健康信息素养	专业知识,信息技术能力,信息知识,情绪控制能力,沟通技能	意识到健康信息需求,并能够获取、评价、分析、理解健康信息,进行合理健康决策的系列能力
53	社会网络	专业人际关系,普通人际关系	个体实施健康信息行为所需要的人际关系
54	社会支持	反对意见,消极反馈,陪同缺乏	个体从社会可获得的精神、资讯、工具等方面的帮助
55	基础条件	时间,经济实力,交通工具,信息设施	个体关于时间、经济等基础行为成本的拥有情况
56	信息质量	一致性,权威性,相关度,信息笼统,信息过时	用以衡量信息是否适合用户使用的各类属性的集合
57	信息框架	积极描述方式,消极描述方式	信息内容的正、负性描述方式
58	任务动机	验证信息,解决问题,查询事实,好奇心	个体健康信息需求的行为目的

（续表）

序号	范畴	包含的概念	含义
59	行为成本	经济支撑,时间充足,交通工具,他人支持,知识能力,积极态度,接受创新,接受不确定性	个体满足健康信息需求所必须具备的主客观行为条件
60	基本特征	性别,年龄,教育程度,经济收入,居住方式,职业,婚姻,健康保险	个体人口社会学统计特征
61	健康状态	目前身体状况,家族疾病史,个体疾病史,心理状况	个体生理和心理等健康状况
62	人格特质	易焦虑,神经敏感	一种能使个体的行为倾向表现出持久性、稳定性、一致性的心理结构
63	生活秩序	工作为重,学业为主,忙于家务,忙于农活	个体日常生活中各方面的重要性排序、维持与管理
64	习惯偏向	消极习惯模式,信息偏好,就医偏向	个体与健康问题相关的习惯、爱好类型及程度
65	家庭环境	家庭结构,家庭关系,经济状况	个体家庭所呈现的相关氛围或具备的条件
66	社区环境	人员结构,健身设备,医疗资源	个体生活所在社区所呈现的相关氛围或具备的条件
67	工作环境	健康资源,所在行业,信息环境	个体工作环境所呈现的相关氛围或具备的条件
68	区域位置	小城市,农村,县城,郊区	个体日常生活、学习、工作等所在的地域
69	技术现状	医学技术水平	当前医学技术、信息技术等发展水平
70	社会规范	期望规范,主观规范,从众心理	个体所在特定群体成员的共同习惯模式或行为准则
71	关键事件	孩子高考,准备考试,农忙	影响个体注意力投放、时间分配、情绪变化等的事件

附录9 公众健康信息获取规避行为改变开放编码范畴化结果

序号	范畴	包含的概念	含义
1	生理需求	预防疾病,治疗疾病,增强体能	个体维持或促进生理健康的需要
2	认知需求	积累常识,学习技能	个体从事需认知努力的任务的倾向性
3	情绪需求	寻求慰藉,调节情绪	个体保持愉悦、享受等情感需要
4	社会需求	印象管理,身份认同,归属感	个体管理印象、追求身份认同和归属感等社会性需要
5	角色改变	家庭角色改变,组织角色改变	个体在家庭和组织中角色发生变化
6	社会规范	社区规范,领导示范,导师示范,配偶劝说	个体所在特定群体的成员共同遵守的习惯模式或行为准则
7	新增知识	网络知识,疾病类知识,手术类知识,信息知识	个体知识体系获得扩充
8	感知障碍改变	感知技术障碍改变,感知沟通障碍改变,交通便利化	个体感知改变行为障碍大小发生变化
9	感知严重性改变	感知症状严重化,感知恐惧减弱	个体对健康问题严重性的感知发生变化
10	感知易感性改变	感知患病可能性变大	个体对自身患病可能性的认知发生变化
11	计划时间	可用时间分析,了解获取时长,协调时间,计划获取频次	个体协调和规划健康信息获取时间、频率等

（续表）

序号	范畴	包含的概念	含义
12	准备物资	购买智能设备，安装软件，办理就诊卡，注册软件	个体为了满足健康信息获取规避行为改变所需的物质需求而采取行动
13	寻找渠道	咨询亲密关系人，咨询专业机构，咨询专业人员，咨询网络工具	个体为了获得能满足其需求的健康信息来源和获取途径而采取的相关行为
14	预估可能性	评估获得可能性，预期收益，评估时间成本，评估经济成本	个体对信息可获得性和改变的成本收益的评估
15	自我效能	自信，难以坚持，胆怯	个体对健康信息获取规避行为改变成功的自信程度
16	健康信念	可自愈，可预防，不可预防	个体对健康和健康问题持有的事实性观点、看法和判断
17	信息信念	有用，无用，可获得	个体对健康信息持有的事实性观点、看法和判断
18	时间压力	时间自由，时间充足，时间缺乏，时间不确定	健康信息获取规避行为改变所需要的时间充足与否
19	物质条件	钱，智能设备，交通工具，网络	健康信息获取规避行为改变所需要的经济、交通工具、设备等方面的物质保障
20	健康信息素养	专业知识，信息技术能力，沟通技能，需求表达技能，检索技能，阅读能力，信息筛选技能	个体意识到健康信息需求，并能够获取、评价、分析、理解健康信息，用于合理健康决策的系列能力
21	操作复杂度	流程复杂，导航清晰，标签模糊，响应速度，使用帮助，互动频次	健康信息服务设备、系统、软件、小程序等信息获取操作难易程度
22	社会支持	家庭支持，学校支持，社区支持，朋友支持，单位支持	个体从社会各方可获得的精神、资讯、工具等方面的帮助

序号	范畴	包含的概念	含义
23	主动获取	主动提问,网络检索,选择信息,医院就诊,查询手机软件,关注公众号,使用可穿戴设备,使用家用健康智能设备,家庭交流,患者讨论,舍友交流	个体采用主动的、带有目的性的行为获取健康信息
24	被动获取	收听广播、收看电视节目,等待推送,等待更新,等待告知,信息偶遇	个体采取等待、碰巧等被动地或无目的性的行为获取健康信息
25	代理获取	委托子代,委托朋友,委托护士	个体通过委托他人代为获取健康信息
26	隐私态度	隐私保护,隐私关注,隐私担忧	个体对信息获取行动中关于个体信息保护的相关看法
27	隐私政策	隐私协议,协议条款,监管制度,注册条款	与用户个人信息安全保护相关的条款、制度等
28	信息质量	可信性,权威性,相关性,新颖性,有序性,可理解性,呈现形式丰富程度,一致性,广告噪音,标题党,实用性	用以衡量信息是否适合用户使用的各类属性的集合
29	满意度	浪费时间,没用,没什么用	个体对健康需求和健康信息需求被满足后的受益的主观评价
30	自我调节	自我鼓励,自我补救,提前安排,定期获取,定时获取	个体根据实际情况在一定范围内进行自我心理、物资、活动等调整,以实现有规律地获取健康信息
31	信息聚焦	主题聚焦,来源聚焦,媒介聚焦,呈现形式聚焦	个体根据现实需要和经验,逐渐锁定特定范围的健康信息
32	信息行为信念	检查与否一样,无用功,负担,难说	个体关于实施健康信息获取行动是否能够满足需求的事实性看法
33	关键事件	长期出差,准备考研,隐私泄露	能够影响个体改变注意力投放、时间分配、情绪变化等的事件

（续表）

序号	范畴	包含的概念	含义
34	弱化获取	频率减少,偶尔体检,偶尔关注,偶尔浏览,弱互动	健康信息获取行为频率和质量下降
35	停止获取	停止咨询,取消关注,不再上网,卸载软件	完全停止健康信息获取行为
36	健康信息规避	自我隐瞒,忽视信息,否认信息,摧毁信息	个体避免或延迟获取可以得到但是又不想要的健康信息的任何行为

参考文献

［1］ 白玥.我国公众健康知识和健康教育模式需求分析［J］.中国健康教育,2007,23(9)：701－703.

［2］ 曹锦丹,程文英,兰雪,等.信息用户研究的认知需求视角分析［J］.情报科学,2015,33(5)：3－7.

［3］ 曹锦丹,王崇梁.健康行为改变不同阶段的信息框架效应概念模型研究［J］.图书情报工作,2019,63(5)：23－31.

［4］ 曹树金,杨涛.国外用户信息需求及满意研究进展［J］.图书馆论坛,2006,26(12)：70－75,84.

［5］ 陈寒,周国韬.自我效能感和归因的自我调节之理论背景及研究现状［J］.教育科学,1999(2)：38－40.

［6］ 陈继萍.风险与回报关系研究综述［J］.财会通讯,2013(36)：103－105.

［7］ 陈巧芬.认知负荷理论及其发展［J］.现代教育技术,2007,17(9)：16－19,15.

［8］ 陈天行.情绪认知理论视角下的纪录片情感叙事策略研究［D］.广州：暨南大学,2018.

［9］ 陈银飞.判断与决策过程中的生态理性与社会理性［J］.现代管理科学,2006(9)：38－39.

［10］ 陈彦垒.信息呈现环境和方式对不同场认知风格大学生学习效果的影响［D］.南昌：江西师范大学,2007.

［11］ 陈祖琴,葛继科,郑宏.自我效能感与用户信息查寻行为［J］.图书情报工作,2007,51(7)：54－56,119.

［12］ 初玉霞.任务特点、认知风格对情绪与创造表现关系的影响［D］.济南：山东师范大学,2011.

［13］ 邓胜利.专题：健康信息行为研究［J］.信息资源管理学报,2016,6(4)：4.

［14］ 董庆兴,周欣,毛凤华,等.在线健康社区用户持续使用意愿研究——基于感知价值理论［J］.现代情报,2019,39(3)：3－14,158.

［15］ 杜世正,袁长蓉.自我管理模式的研究实践进展及思考［J］.中华护理杂志,2009,44(11)：1048－1051.

［16］ 冯显威,顾雪非.健康政策的概念、范围及面临的挑战与选择［J］.中国卫生政策研究,2011,4(12)：58－63.

［17］ 高晨晨.糖尿病患者健康信息行为探析：一项扎根理论研究［D］.上海：第二军医大

学,2017.

[18] 戈夫曼.日常生活中的自我呈现[M].冯钢,译.北京：北京大学出版社,2008.

[19] 公文.触发与补偿：代际关系与老年人健康信息回避[J].国际新闻界,2018,40(9)：47-63.

[20] 顾亚明,周驰,杨廷忠,等.以理论为指导的健康行为研究进展[J].中华预防医学杂志,2011,45(9)：849-851.

[21] 广陵.传播学的选择性理论[J].新闻爱好者,1996(7)：16-17.

[22] 郭佳,曹芬芳.倦怠视角下社交媒体用户不持续使用意愿研究[J].情报科学,2018,36(9)：77-81.

[23] 鲁宾 H J,鲁宾 I S.质性访谈方法：聆听与提问的艺术[M].卢晖临,连佳佳,李丁.译.重庆：重庆大学出版社,2010：34-35,46-48,70-72,77-80.

[24] 何善亮.注意力曲线的内涵及其教学意蕴[J].教育科学研究,2017(5)：44-48.

[25] 胡昌平.论网络化环境下的用户信息需求[J].情报科学,1998(1)：16-23.

[26] 胡雅萍,潘彬彬,叶凤云.竞争情报工作者信息搜寻与利用行为研究[J].情报理论与实践,2015,38(2)：1-5.

[27] 黄崑,李京津,吴英梅.信息行为研究中的情感负荷理论及应用研究综述[J].图书情报工作,2018,62(12)：116-124.

[28] 黄清芬.用户信息需求探析[J].情报杂志,2004,23(7)：38-40.

[29] 黄声华.情绪劳动、情绪失调和情绪耗竭：雇员间信任的调节作用[D].北京：北京理工大学,2016.

[30] 黄玉山,陈南生,陈宝玲,等.中国大学生健康状态与生活行为的调查研究[J].体育学刊,2008,15(5)：72-76.

[31] 霍明奎,查姣姣,竺佳琪.基于扎根理论的大学生创新创业团队信息获取行为影响因素研究[J].现代情报,2019,39(3)：46-51.

[32] 简予繁.消费者在线生成广告行为阻碍因素及作用路径研究[J].新闻界,2016(11)：8-14,20.

[33] 江芝兰,严永.试论文献信息的接受过程[J].图书馆理论与实践,1994(4)：35-38.

[34] 姜婷婷,杨佳琪,李倩.信息行为领域概念空间构建与研究进展述评[J].图书情报知识,2019(1)：99-108.

[35] 靳代平,王新新,姚鹏.品牌粉丝因何而狂热?——基于内部人视角的扎根研究[J].管理世界,2016(9)：102-119.

[36] 靳娟娟.情报产生与情报吸收行为过程的理论研究[J].图书情报知识,1998(4)：13-15.

[37] 靳雪征.健康信念理论的建立和发展[J].中国健康教育,2007,23(12)：945-946.

[38] 卡麦兹.建构扎根理论：质性研究实践指南[M].边国英,译.重庆：重庆大学出版社,2009：7,38-41.

[39] 赖茂生.关于信息构建(IA)的十个问题[J].江西图书馆学刊,2004,34(1)：1-3.

[40] 李富峰.青少年互联网自我效能感、搜索策略和信息焦虑的关系[D].北京：首都师范大学,2009.

[41] 李萌.不同信息框架及心理弹性特质对医疗风险决策行为影响的研究[D].西安：第

四军医大学,2013.

[42] 李霞,李红政.抑郁症患者注意偏向的研究进展[J].世界最新医学信息文摘,2019, 19(99):91-93.

[43] 李小青,张凤琴,严晓梅,等.国外典型用户信息行为模型发展综述及启示[J].情报 杂志,2018,37(2):194-200.

[44] 李颖,杨伟娜,李媛.数字环境下城乡青年健康信息搜寻行为研究[J].图书情报工 作,2016,60(12):115-123.

[45] 李月琳,蔡文娟.国外健康信息搜寻行为研究综述[J].图书情报工作,2012,56(19): 128-132.

[46] 刘焕.公共事件中政府回应对公众认知偏差的影响[J].情报杂志,2020,39(1): 107-114.

[47] 刘济群.用户隐私关注视角下的社交媒体功能接受异质性研究[J].图书馆论坛, 2016,36(11):16-26.

[48] 刘军,李淑华.公共关系学[M].北京:机械工业出版社,2018:62-67.

[49] 刘鲁川,李旭,张冰倩.基于扎根理论的社交媒体用户倦怠与消极使用研究[J].情报 理论与实践,2017,40(12):100-106,51.

[50] 刘鲁川,孙凯,王菲,等.移动搜索用户持续使用行为实证研究[J].中国图书馆学报, 2011,37(6):50-57.

[51] 刘汶蓉.当代家庭代际支持观念与群体差异——兼论反馈模式的文化基础变迁 [J].当代青年研究,2013(3):5-12.

[52] 刘衔华,任婧,仇召武,等.中学在校孤儿自我控制能力对健康危险行为的影响 [J].中国学校卫生,2019,40(3):388-391.

[53] 刘亚.将青少年纳入信息贫困研究视野:来自青少年信息行为研究的证据[J].中国 图书馆学报,2012,38(200):12-20.

[54] 刘颖,苏巧玲.医学心理学[M].北京:中国华侨出版社,1997:27-28.

[55] 刘咏梅,张帅,谢阳群.社交网络环境下大学生信息回避行为影响因素探究[J].现代 情报,2019,39(10):58-65.

[56] 卢崴诩."理论抽样问题"与扎根理论方法解析[J].学理论,2015(34):113-116.

[57] 鲁安民.用户信息行为及信息吸收探析[J].华东交通大学学报,2000,17(1): 63-66.

[58] 马朝阳.基于SNA的网络核心及社团结构挖掘研究[D].大连:大连交通大 学,2009.

[59] 马费成,宋恩梅.信息管理学基础[M].武汉:武汉大学出版社,2011:308-309.

[60] 孟娟.心理学扎根理论研究方法[J].吉首大学学报(社会科学版),2008,29(3): 170-174,176.

[61] 聂雪琼,李英华,李莉,等.中国居民健康信息素养水平及其影响因素[J].中国健康 教育,2015,31(2):120-124.

[62] 彭丽徽,李贺,张艳丰,等.用户隐私安全对移动社交媒体倦怠行为的影响因素研 究——基于隐私计算理论的CAC研究范式[J].情报科学,2018,36(09):96-102.

[63] 潘曙光.信息偶遇研究[D].重庆:西南大学,2010.

[64] 潘以锋,盛小平.社会网络理论与开放获取的关系分析[J].情报理论与实践,2013,36(6):21-26.

[65] 秦美婷,秦一平.天津和重庆居民健康信息素养与媒介接触之调研结果和比较分析[J].现代传播,2016,38(8):35-40.

[66] 邱佳青,裴雷,孙建军.社交网络背景下的用户信息屏蔽意向研究[J].情报理论与实践,2016,39(11):43-48.

[67] 宋耀武,白学军.有意遗忘中认知抑制机制的研究进展[J].心理科学,2003,26(4):727-728.

[68] 孙晓娥.扎根理论在深度访谈研究中的实例探析[J].西安交通大学学报(社会科学版),2011,31(6):87-92.

[69] 孙玉伟,成颖,张建军.扎根理论方法论在国内图情领域的应用及其反思[J].图书馆学研究,2019(19):2-11,20.

[70] 孙竹梅.社交媒体健康信息采纳影响因素研究[D].南京:南京大学,2018.

[71] 唐世秀.信念与知识、真理、行为关系研究[D].上海:上海师范大学,2011.

[72] 陶加柱."百度一代"网络信息搜查行为研究[D].武汉:华中师范大学,2015.

[73] 田霖.扎根理论评述及其实际应用[J].经济研究导刊,2012(10):224-225,231.

[74] 佟丽,胡俊峰,侯培森.健康素质与健康素养[J].中国健康教育,2006,22(4):293-295.

[75] 汪凯,周江宁,Hoosain R.老年人记忆障碍的研究进展——认知心理学与脑功能成像[J].中华老年医学杂志,2002,21(6):467-469.

[76] 王崇梁,曹锦丹,邹男男.信息用户认知需求与认知负荷相关性的理论探讨[J].情报科学,2019,37(3):141-145.

[77] 王东旭,常春.我国健康教育与健康促进现状分析[J].社会与医学,2009,22(3):25-26.

[78] 王会景.研究生网络信息获取行为的差异研究[D].保定:河北大学,2016.

[79] 王琳.意义建构论——信息科学认知范式的代表性理论[J].情报科学,2015,33(11):14-22.

[80] 王孟成,蚁金瑶,蔡琳,等.青少年健康相关危险行为问卷的编制及信效度检验[J].中国心理卫生杂志,2012,26(4):287-292.

[81] 王瑞,冯宝莹,黎明.选择性注意的发生机制及影响因素[J].心理技术与应用,2017,5(9):567-573.

[82] 王文韬,张帅,李晶,等.个人信息回避行为的驱动因素研究[J].现代情报,2018,38(4):29-34.

[83] 王文韬,张帅,李晶,等.大学生健康信息回避行为的驱动因素探析及理论模型建构[J].图书情报工作,2018,62(3):5-11.

[84] 王文韬,张震,李世昌,等.基于系统评价法的用户在线健康信息接受驱动情境模型构建[J].现代情报,2019,39(9):74-83,108.

[85] 王秀波.选择性心理价值的传播哲学思考[D].南昌:江西师范大学,2010.

[86] 王莹莹.老年人健康信息规避行为影响因素研究[J].情报探索,2018,1(7):24-29.

［87］王雪芬,赵宇翔,朱庆华.社交媒体环境下的用户隐私关注研究现状［J］.情报学报,2015,34(12)：1322－1334.

［88］王云霞,万明钢.应对理论的回顾与展望［J］.河西学院学报：哲学社会科学版,2002(3)：46－49.

［89］王振宏,郭德俊.Gross情绪调节过程与策略研究述评［J］.心理科学进展,2003,11(6)：629－634.

［90］王志梅,杨玉洁,范超英,等.网络环境下用户信息需求研究［J］.图书情报工作,2004,48(7)：90－92,113.

［91］王志强,李霞.关于情报用户情报吸收机理的探讨［J］.情报杂志,2002,21(09)：12－13,16.

［92］文金书,邓小昭,付玲玲.用户信息规避行为及其国内外研究现状浅析［J］.图书情报工作,2011,55(5)：42－45,94.

［93］肖浩宇.榜样教育何以可能：基于社会学习理论视角［J］.中国德育,2012,7(19)：8－11.

［94］肖水源,杨德森.社会支持对身心健康的影响［J］.月中国心理卫生杂志,1987(04)：183－187.

［95］肖永英.日常生活信息查询行为的理论研究——埃尔弗瑞达·查特曼［J］.情报理论与实践,2011,34(1)：13－17.

［96］徐慰,尉玮,何丽,等.创伤经历者的认知改变对社会支持与创伤负性后果关系的中介作用［J］.中国临床心理学杂志,2014,22(3)：433－436,441.

［97］徐耀.新媒体环境下大学生健康信息获取行为的影响因素研究——以微博为例［D］.武汉：华中师范大学,2018.

［98］徐颖,郭雯君,张梦柳.企业微博内容呈现特性对信息渗透度的作用机理研究——基于情绪认知理论的研究［J］.图书情报工作,2018,62(21)：96－104.

［99］许文霞.齐普夫定律的实践和理论基础［J］.图书馆建设,1984(1)：61－67.

［100］薛云珍.认知偏差与抑郁症关系研究［D］.天津：天津师范大学,2009.

［101］闫慧,余章馗,姜怡婷.国内外消费者健康信息学研究进展［J］.图书情报工作,2017,61(6)：134－141.

［102］颜海.网络环境下用户信息需求变革与规律探讨［J］.情报杂志,2002(1)：44－46.

［103］阳毅,江光荣.国外关于自我设阻行为的研究综述［J］.中国临床心理学杂志,2004,12(4)：435－438.

［104］杨菊贤.健康行为的建立［J］.医学与哲学,2001,22(3)：37－39.

［105］姚海娟.创造性思维与认知抑制：机制和影响因素［D］.天津：天津师范大学,2014.

［106］姚志珍,周兰姝.健康信息素养测评工具的研究进展［J］.中国全科医学,2018,21(4)：491－496.

［107］叶凤云,李君君.大学生移动社交媒体错失焦虑症测量量表开发与应用［J］.图书情报工作,2019,63(5)：110－118.

［108］尹博.健康行为改变的跨理论模型［J］.中国心理卫生杂志,2007,21(3)：194－199.

[109] 余金明.健康行为与健康教育[M].上海：复旦大学出版社,2013：81-84.

[110] 袁红.用户搜寻意图和搜寻策略选择的关联机制[J].图书情报工作,2019,63(22)：49-57.

[111] 袁嘉芮,邓小昭.工作任务情境下视障用户信息查寻行为特征——基于扎根理论的探索性研究[J].图书情报工作,2018,62(14)：72-80.

[112] 袁金巧.基于隐私计算理论的移动医疗服务用户采纳意愿研究[D].哈尔滨：哈尔滨工业大学,2013.

[113] 袁留亮,邓小昭.信念与个体的信息查询行为[J].图书情报工作,2009,53(12)：33-36.

[114] 张迪,古俊生,邵若斯.健康信息获取渠道的聚类分析：主动获取与被动接触[J].国际新闻界,2015,37(5)：81-93.

[115] 张鼎昆,方俐洛,凌文辁.自我效能感的理论及研究现状[J].心理学动态,1999,7(1)：11,39-43.

[116] 张方方.注意负荷和情绪刺激对大学生注意分配和注意转移的影响[D].开封：河南大学,2017.

[117] 张建勇,李军.顾客需求转移问题分析及其研究进展[J].商业使得,2014(30)：55-56.

[118] 张京玉.健康信息外部表征形式与信息框架对大学生健康行为决策的影响[D].重庆：西南大学,2016.

[119] 张可,张敏.学术阅读情景下大学生信息回避行为实证研究[J].情报理论与实践,2019,42(8)：83-89.

[120] 张林,周国韬.自我调节学习理论的研究综述[J].心理科学,2003,26(5)：870-873.

[121] 张敏,孟蝶,张艳.逃离还是回归？——用户社交网络间歇性中辍行为实证研究的影响因素综述[J].图书馆论坛,2019,39(6)：43-52.

[122] 张敏,聂瑞,罗梅芬.健康素养对用户健康信息在线搜索行为的影响分析[J].图书情报工作,2016,60(7)：103-109,138.

[123] 张帅,王文韬,李晶,等.国外用户在线健康信息行为研究进展[J].图书馆论坛,2018,38(9)：138-147.

[124] 张向葵,高智军,吴晓义.自我尊重的心理解读[J].中国教育学刊,2004(7)：36-38,52.

[125] 张馨遥,曹锦丹.网络环境下用户健康信息需求的影响因素分析[J].医学与社会,2010,23(9)：25-27.

[126] 张鑫,王丹.基于扎根理论的个体医疗健康信息源选择行为影响因素研究[J].图书情报工作,2018,62(14)：5-13.

[127] 张艳丰.信息行为嬗变视阈下移动用户社交媒体倦怠行为机理研究[J].情报资料工作,2020,41(1)：87-93.

[128] 赵栋祥,霍朝光,范昊.隐私视角下移动健康管理服务使用意愿的实证研究[J].现代情报,2018,38(5)：74-81.

[129] 赵蕊菡,陈一.基于扎根理论的网络健康信息多维度风险感知理论模型研究[J].情

报理论与实践,2020,43(1):68-75.

[130] 郑晓明,方俐洛,凌文辁.社会规范研究综述[J].心理学动态,1997,5(4):16-21.

[131] 中国科普研究所.2018 中国公民科学素养调查主要结果[EB/OL].[2018-12-25].http://www.crsp.org.cn/KeYanJinZhan/YanJiuChengGuo/GMKXSZ/

[132] 中华人民共和国国家卫生和计划生育委员会.国务院关于促进健康服务业发展的若干意见[J].中国实用乡村医生杂志,2014,21(3):1-4,5.

[133] 周林刚,冯建华.社会支持理论——一个文献的回顾[J].广西师范学院学报,2005,26(3):11-14,20.

[134] 科宾,施特劳斯.质性研究的基础:形成扎根理论的程序与方法[M].重庆:重庆大学出版社,2015.

[135] 朱龙凤,张献英.榜样与自我效能感在个体观察学习中的作用[J].社会心理科学,2016,31(1):9-11.

[136] 朱芸,张锋.认知不协调理论述评[J].外国教育资料,1998,27(06):27-31.

[137] 朱姝蓓,邓小昭.老年人网络健康信息查寻行为影响因素研究[J].图书情报工作,2015,59(5):60-67,93.

[138] 邹丹,韩毅.孕妇信息规避行为的影响因素研究[J].图书情报工作,2017,61(17):91-98.

[139] AFIFI W A, AFIFI T D. Avoidance among adolescents in conversations about their parents' relationship: applying the theory of motivated information management [J]. Journal of Social and Personal Relationships, 2009, 26(4): 488-511.

[140] ALAOUI L. Information avoidance and the preservation of self-image [EB/OL]. [2019-3-5]. https://www.bse.eu/tmp/pdf/jocs/alaoui_jocs2010.pdf.

[141] BANDURA A. Self-eifcacy: toward a unifying theory of behavior change [J]. Psycholoicgal Review, 1977, 84(3): 191-215.

[142] BARBOUR J B, RINTAMAKI L S, BRASHERS D E. Health information avoidance: health information avoidance as uncertainty management [C]. NY: International Communication Association (ICA), 2005: 1-15.

[143] BARBOUR J B, RINTAMAKI L S, RAMSEY J A, et al. Avoiding health information [J]. Journal of Health Communication, 2012, 17(2): 212-229.

[144] BARSEVICK A M, JOHNSON J E. Preference for information and involvement, information seeking and emotional responses of women undergoing colposcopy [J]. Research in Nursing and Health, 1990, 13(1): 1-7.

[145] BATES M J. The design of browsing and berrypicking techniques for the online search interface [J]. Online Information Review, 1989, 13(5): 407-424.

[146] BAWDEN D, ROBINSON L. The dark side of information: overload, anxiety and other paradoxes and pathologies [J]. Journal of Information Science, 2008, 35(2): 180-191.

[147] BEEVERS C G, SCOTT W D. Ignorance may be bliss, but thought suppression promotes superficial cognitive processing [J]. Journal of Research in Personality,

2001,35(4): 546 - 553.

[148] BHATTACHERJEE A. Understanding information systems continuance: an expectation confirmation model [J]. MIS Quarterly, 2001,25(3): 351 - 370.

[149] BLACK C, ROOS L L, ROOS N. From health statistics to health information system: a new path for the 21st century [M]//FRIEDMAN D J, HUNTER E L, PARRISH R G. Health statistics: shaping policy and practice to improve the population's health. Oxford: Oxford University Press, 2005: 444 - 461.

[150] BOSOMPRA K, FLYNN B S, ASHIKAGA T, et al. Likelihood of undergoing genetic testing for cancer risk: a population-based study [J]. Preventive Medicine, 2000,30(2): 155 - 166.

[151] BRADAC J J. Theory comparison: uncertainty reduction, problematic integration, uncertainty management, and other curious constructs [J]. Journal of communication 2001,51(3): 456 - 476.

[152] BRASHERS D E, GOLDSMITH D J, HSIEH E. Information seeking and avoiding in health contexts [J]. Human Communication Research, 2002,28(2): 258 - 271.

[153] BRIGHT L F, KLEISER S B, GRAU S L. Too much Facebook? an exploratory examination of social media fatigue [J]. Computers in Human Behavior, 2015, 44: 148 - 155.

[154] BURNETT G, BESANT M, CHATMAN E A. Small worlds: normative behavior in virtual communities and feminist bookselling [J]. Journal of the American Society for Information Science and Technology, 2001,52(7): 536 - 547.

[155] CACIOPPO J T, PETTY R E, FEINSTEIN J A, et al. Dispositional differences in cognitive motivation: the life and times of individuals varying in need for cognition [J]. Psychological Bulletin, 1996,119(2): 197 - 253.

[156] CASE D O, ANDREWS J E, JOHNSON J D, et al. Avoiding versus seeking: the relationship of information seeking to avoidance, blunting, coping, dissonance, and related concepts [J]. Journal of the Medical Library Association, 2005,93 (3): 353 - 362.

[157] CASE D O, GIVEN L M. Looking for information: a survey of research on information seeking, needs, and behavior [M]. Bingley, UK: Emerald Group Publishing, 2016: 117 - 119.

[158] CATHERINE K. Information avoidance: the effect that information avoidance plays on activity tracker usage [D]. Tucson: University of Arizona, 2017.

[159] CHAE J. A three-factor cancer-related mental condition model and its relationship with cancer information use, cancer information avoidance, and screening intention [J]. Journal of Health Communication, 2015,20(10): 1133 - 1142.

[160] CHANG Y P, ZHU D H. Understanding social networking sites adoption in China: a comparison of pre-adoption and post-adoption [J]. Computers in

Human Behavior，2011,27(5)：1840－1848.

[161] CHATMAN E A. A theory of life in the round [J]. Journal of the Association for Information Science and Technology，1999,50(3)：207－217.

[162] CHATMAN E A. The impoverished life-world of outsiders [J]. Journal of the Association for Information Science and Technology，1996,47(3)：193－206.

[163] COHEN A R，STOTLAND E，WOLFE D M. An experimental investigation of need for cognition [J]. Journal of Abnormal Psychology，1955,51(2)：291－294.

[164] COURTRIGHT C. Context in information behavior research [J]. Annual Review of Information Science and Technology，2007,41(1)：273－306.

[165] COYNE I T. Sampling in qualitative research. purposeful and theoretical sampling；merging or clear boundaries? [J]. Journal of Advanced Nursing. 1997，26(3)：623－630.

[166] CROYLE R T，LERMAN C. Interest in genetic testing for colon cancer susceptibility：cognitive and emotional correlates [J]. Preventive Medicine，1993,22(2)：284－292.

[167] CULLEN R. Empowering patients through health information literacy training [J]. Library Review，2005, 54(4)：231－244.

[168] CULNAN M J，ARMSTRONG P K. Information privacy concerns，procedural fairness，and impersonal trust：An empirical investigation [J]. Organization Science，1999,10(1)：104－115.

[169] CUTLER S J，HODGSON L G. To test or not to test：interest in genetic testing for Alzheimer's disease among middle-aged adults [J]. American Journal of Alzheimers Disease and Other Dementias，2003,18(1)：9－20.

[170] DAWSON E，SAVITSKY K，DUNNING D. "Don't tell me，i don't want to know"：understanding people's reluctance to obtain medical diagnostic information [J]. Journal of Applied Social Psychology，2006,36(3)：751－768.

[171] DELONE W H，MCLEAN E R. Information systems success：the quest for the dependent variable [J]. Information Systems Research，1992,3(1)：60－95.

[172] DINEV T，HART P. Internet privacy concerns and their antecedents-measurement validity and a regression model [J]. Behaviour and Information Technology，2004,23(6)：413－422.

[173] DONOHEW L，TIPTON L. A conceptual model of information seeking，avoiding and processing [C]. California：Sage，1973：243－269.

[174] DWYER L A，SHEPPERD J A，STOCK M L. Predicting avoidance of skin damage feedback among college students [J]. Annals of Behavioral Medicine a Publication of the Society of Behavioral Medicine，2015,49(5)：685－695.

[175] EK S，HEINSTRÖM J. Monitoring or avoiding health information—the relation to inner inclination and health status [J]. Health information and libraries journal，2011,28(3)：200－209.

[176] EMANUEL A S, KIVINIEMI M T, HOWELL J L, et al. Avoiding cancer risk information [J]. Social Science and Medicine, 2015,147: 113 - 120.

[177] ENDLER N S. Stress, anxiety and coping: The multidimensional interaction model [J]. Canadian Psychology, 1997,38(3): 136 - 153.

[178] EPSTEIN S, PACINI R, DENES-RAJ V, et al. Individual differences in intuitive-experiential and analytical-rational thinking styles [J]. Journal of Personality and Social Psychology, 1996,71(2): 390 - 405.

[179] EPTON T, HARRIS P R, KANE R, et al. The impact of self-affirmation on health-behavior change: a meta-analysis [J]. Health Psychology, 2015,34(3): 187 - 196.

[180] FESTINGERL. A theory of cognitive dissonance [M]. California: Stanford University Press, 1957.

[181] FOLKMAN S. Dynamics of a stressful encounter: cognitive appraisal, coping, and encounter outcomes [J]. Journal of Personality and Social Psychology, 1986, 50(5): 992 - 1003.

[182] FOLKMAN S. Personal control and stress and coping processes: a theoretical analysis [J]. Journal of Personality and Social Psychology, 1984, 46 (4): 839 - 852.

[183] FOLKMAN S, LAZARUS R S. If it changes it must be a process: Study of emotion and coping during three stages of a college examination [J]. Journal of Personality and Social Psychology, 1985,48(1): 150 - 170.

[184] FREY D. Different levels of cognitive dissonance, information seeking, and information avoidance [J]. Journal of Personality and Social Psychology, 1982,43 (6): 1175 - 1183.

[185] FRIJDA N H, KUIPERS P, SCHURE E. Relations among emotion, appraisal, and emotional action readiness [J]. Journal of Personality and Social Psychology, 1989,57(1): 212 - 228.

[186] GASPAR R, LUÍS S, SEIBT B, et al. Consumers' avoidance of information on red meat risks: information exposure effects on attitudes and perceived knowledge [J]. Journal of Risk Research, 2016,19(4): 533 - 549.

[187] GODIN G, KOK G. The theory of planned behavior: a review of its applications to health-related behaviors [J]. American Journal of Health Promotion, 1996,11 (2): 87 - 98.

[188] GOLAMAN R, HAGMANN D, Loewenstein G. Information avoidance [J]. Journal of Economic Literature, 2017,55(1): 96 - 135.

[189] GRASSO K L. When is ignorance bliss? toward a better understanding of health information nonseeking and avoidance [D]. California: University of California, 2011.

[190] GROSS J J, FELDMAN B L. Emotion generation and emotion regulation: one or two depends on your point of view [J]. Emotion Review, 2011,3(1): 8 - 16.

[191] GUILBERT J J. The world health report 2002-reducing risks, promoting healthy life [J]. Education for Health, 2003,16(16): 230.

[192] HARNISHFEGER K K. The development of cognitive inhibition: theories, definitions, and research evidence [J]. Interference and Inhibition in Cognition, 1995: 175 - 204.

[193] HARRIS P R, EPTON T. The impact of self-affirmation on health cognition, health behaviour and other health-related responses: a narrative review [J]. 2009,3(6): 962 - 978.

[194] HAYDEN C, NEAME R, TARRANT C. Patients' adherence-related beliefs about methotrexate: a qualitative study of the role of written patient information [J]. 2015,5(5): e006918.

[195] HAYES S C, STROSAHL K D, WILSON K G. Acceptance and commitment therapy: an experiential approach to behavior change. [J]. Encyclopedia of Psychotherapy, 1999,9(1): 1 - 8.

[196] HECK P R, MEYER M N. Population whole exome screening: primary care provider attitudes about preparedness, information avoidance, and nudging. [J]. The Medical Clinics of North America, 2019,103(6): 1077 - 1092.

[197] HIRONO I, KYOKO N, MIKIYA S, et al. Developing a measure of communicative and critical health literacy: a pilot study of Japanese office workers [J]. Health Promotion International, 2008,23(3): 269 - 274.

[198] HOWELL J L, CROSIER B S, SHEPPERD J A. Does lacking threat-management resources increase information avoidance? a multi-sample, multi-method investigation [J]. Journal of Research in Personality, 2014, 50: 102 - 109.

[199] HOWELL J L, RATLIFF K A, SHEPPERD J A. Automatic attitudes and health information avoidance [J]. Health Psychology Official Journal of the Division of Health Psychology American Psychological Association, 2016,35(8): 816 - 823.

[200] HOWELL J L, SHEPPERD J A. Behavioral obligation and information avoidance [J]. Annals of Behavioral Medicine, 2013,45(2): 258 - 263.

[201] HOWELL J L, SHEPPERD J A. Reducing health-information avoidance through contemplation [J]. Psychological Science, 2013,24(9): 1696 - 1703.

[202] HOWELL J L, SHEPPERD J A. Reducing information avoidance through affirmation [J]. Psychological Science, 2012,23(2): 141 - 145.

[203] HOWELL J L, SHEPPERD J A. Social exclusion, self-affirmation, and health information avoidance [J]. Journal of Experimental Social Psychology, 2017,68: 21 - 26.

[204] HYMAN H H, SHEATSLEY P B. Some reasons why information campaigns fail [J]. Public Opinion Quarterly, 1947,11(3): 412 - 423.

[205] JACOBS W, SCHAGEN S B, THIJSSEN M, et al. Preventing adverse information effects on health outcomes: a selfaffirmation intervention reduced

information-induced cognitive decline in gastrointestinal cancer patients [J]. Social Science and Medicine 2019,226: 47 - 55.

[206] JENSEN J D, LIU M, CARCIOPPOLO N, et al. Health information seeking and scanning among US adults aged 50 - 75 years: testing a key postulate of the information overload model [J]. Health Informatics Journal, 2016, 23 (2): 1 - 13.

[207] JIALI Y, RUTH S, GEORGE R. Health care avoidance among people with serious psychological distress: analyses of 2007 health information national trends survey [J]. Journal of Health Care for the Poor and Underserved, 2012,23(4): 1620 - 1629.

[208] JOHNSON J D, MEISCHKE H. A comprehensive model of cancer-related information seeking applied to magazines [J]. Human Communication Research, 1993,19(3): 343 - 367.

[209] JOHNSON J D. Cancer-related information seeking [M]. Cresskill, NJ: Hampton Press, 1997: 56 - 72.

[210] RIET J V, RUITER R A C. Defensive reactions to health-promoting information: an overview and implications for future research [J]. Health Psychology Review, 7(sup1): S104 - S136.

[211] JUNG J Y, QIU J L, KIM Y C. Internet connectedness and inequality: beyond the "divide" [J]. Communication Research, 2001,28(4): 507 - 535.

[212] JUNG M, RAMANADHAN S, VISWANATH K. Effect of information seeking and avoidance behavior on self-rated health status among cancer survivors [J]. Patient Education and Counseling, 2013,92(1): 100 - 106.

[213] KANNAN V D, VEAZIE P J. Who avoids going to the doctor and why? audience segmentation analysis for application of message development [J]. Health Communication, 2015,30(7): 635 - 645.

[214] KELLY B J, NIEDERDEPPE J, HORNIK R C. Validating measures of scanned information exposure in the context of cancer prevention and screening behaviors [J]. Journal of Health Communication, 2009,14(8): 721 - 740.

[215] KENNY M, FOURIE R. Contrasting classic, Straussian, and constructivist grounded theory: methodological and philosophical conflicts [J]. Qualitative Report. 2015,20(8): 1270 - 1289.

[216] KESSLER R C, PRICE R H, WORTMAN C B. Social factors in psychopathology: stress, social support, and coping processes [J]. Annual review of psychology, 1985,36(1): 531 - 572.

[217] KIM K S, ALLEN B. Cognitive and task influences on Web searching behavior [J]. Journal of the American Society for Information ence and Technology, 2002,53(2): 109 - 119.

[218] KOOLS S, MC CARTHY M, DURHAM R, et al. Dimensional Analysis: broadening the concept of grounded theory [J]. Qualitative health research,

1996,6(3): 312 - 330.

[219] KUHLTHAU C C. A principle of uncertainty for information seeking [J]. Journal of Documentation, 1993,49(4): 339 - 355.

[220] KUHLTHAU C C. Inside the search process: information seeking from the user's perspective [J]. Journal of the American Society for Information Science, 1991, 42: 361 - 371.

[221] KUHLTHAUC C. Seeking meaning: a process approach to library and information services [J]. Journal of the Association for Information Science and Technology, 2010,47(3): 346 - 347.

[222] KÜHBERGER A. The framing of decisions: anew look at old problems [J]. Organizational Behavior and Human Decision Processes, 1995,62(2): 230 - 240.

[223] LAKEY B, CASSADY PB. Cognitive processes in perceived social support [J]. Journal of Personality and Social Psychology, 1990,59(2): 337 - 343

[224] LAMBERT S D, LOISELLE C G, MACDONALD M E. An in-depth exploration of information-seeking behavior among individuals with cancer: part 1: understanding differential patterns of active information seeking [J]. Cancer Nursing, 2009,32(1): 11 - 23.

[225] LAROCCO J M, HOUSE J S, FRENCH J R P. Social support, occupational stress, and health [J]. Journal of Health and Social Behavior, 1980,21(3): 202 - 218.

[226] LARSON D G, CHASTAIN R L. Self-concealment: conceptualization, measurement, and health implications [J]. Journal of Social and Clinical Psychology, 1990,9(4): 439 - 455.

[227] LAWLESS J, TORONTO C E, GRAMMATICA G L. Health literacy and information literacy: A concept comparison [J]. Reference Services Review, 2016,44(2): 144 - 162.

[228] LAZARUS R S. From psychological stress to the emotions: a history of changing outlooks [J]. Annual review of psychology, 1993,44(1): 1 - 22.

[229] LAZARUS R S. Progress on a cognitive-motivational-relational theory of emotion [J]. American Psychologist, 46(8): 819 - 834.

[230] LEARY M R, KOWALSKI R M. Impression management: a literature review and two-component model [J]. Psychological Bulletin, 1990,107(1): 34 - 47.

[231] LEE A R, SON S M, KIM K K. Information and communication technology overload and social networking service fatigue: a stress perspective [J]. Computers in Human Behavior, 2016,55(2): 51 - 61.

[232] LEE L, CHEN D T, LI J Y, et al. Understanding new media literacy: the development of a measuring instrument [J]. Computers and education, 2015,85 (7): 84 - 93.

[233] LENZ E R. Information seeking: a component of client decisions and health behavior [J]. Advances in nursing science, 1984,6(3): 59 - 72.

[234] LERMAN C，HUGHES C，TROCK B J，et al. Genetic testing in families with hereditary nonpolyposis colon cancer [J]. Journal of the American Medical Association，1999，281(17)：1618-1622.

[235] LIPSEY N P，SHEPPERD J A. The role of powerful audiences in health information avoidance [J]. Social Science and Medicine，2019(220)：430-439.

[236] LIPSEY N P，SHEPPERD J A. Powerful audiences are linked to health information avoidance：results from two surveys [J]. Social Science and Medicine，2019(225)：51-59.

[237] LOISELLE C G. Cancer information-seeking preferences linked to distinct patient experiences and differential satisfaction with cancer care [J]. Patient Education and Counseling，2019，102：1187-1193.

[238] LONGO D R，SCHUBERT S L，WRIGHT B A，et al. Health information seeking，receipt，and use in diabetes self-management [J]. Annals of Family Medicine，2010，8(4)：334-340.

[239] LONGO D R. Understanding health information，communication，and information seeking of patients and consumers：a comprehensive and integrated model [J]. Health Expectations，2005，8(3)：189-194.

[240] MARTINEZ M A，KIND T，PEZO E，et al. An evaluation of community health center adoption of online health information [J]. Health Promotion Practice，2008，9(1)：59-67.

[241] MASLOW A. The need to know and the fear of knowing [J]. Journal of Genetic Psychology，1963，68：111-125.

[242] MAYER M E，SONODAS K T，GUDYKUNST W B. The effect of time pressure and type of information on decision quality [J]. Southern Communication Journal，1997，62(4)：280-292.

[243] MCCLOUD R F，JUNG M，GRAY S W，et al. Class，race and ethnicity and information avoidance among cancer survivors [J]. British Journal of Cancer，2013，108(10)：1949-1956.

[244] MCCLOUD R F，OKECHUKWU C，SORENSEN G，et al. Cigarette graphic health warning labels and information avoidance among individuals from low socioeconomic position in the U. S [J]. Cancer Causes and Control，2017，28(4)：351-360.

[245] MCKENZIE P J. A model of information practices in accounts of everyday-life information seeking [J]. Journal of Documentation，2003，59(1)：19-40.

[246] MCQUEEN A，KLEIN W M P. Experimental manipulations of self-affirmation：a systematic review [J]. Self and Identity，2006，5(4)：289-354.

[247] MEADOWBROOKE C C，VEINOT T C，LOVELUCK J，et al. Information behavior and HIV testing intentions among young men at risk for HIV/AIDS [J]. Journal of the American Society for Information Science and Technology，2014，65(3)：609-620.

[248] MEHRABIAN A, RUSSELL J A. An approach to environmental psychology [M]. Cambridge: the MIT Press, 1974.

[249] MELNYK D, SHEPPERD J A. Avoiding risk information about breast cancer [J]. Annals of Behavioral Medicine, 2012,44(2): 216-224.

[250] MELNYKD. When we do not want to know: the information avoidance model [D]. Florida: University of Florida, 2009.

[251] MEPPELINK C S, SMIT E G, BUURMAN B M, et al. Should we be afraid of simple messages? the effects of text difficulty and illustrations in people with low or high health literacy [J]. Health Communication, 2015,30(12): 1181-1189.

[252] MILES A, VOORWINDEN S, CHAPMAN S, et al. Psychologic predictors of cancer information avoidance among older adults: the role of cancer fear and fatalism [J]. Cancer Epidemiology Biomarkers and Prevention, 2008,17(8): 1872-1879.

[253] MILLER S M. Cognitive informational styles in the process of coping with threat and frustration [J]. Advances in Behaviour Research and Therapy, 1989,11(4): 223-234.

[254] MILLER S M. Monitoring versus blunting styles of coping with cancer influence the information patients want and need about their disease. implications for cancer screening and management [J]. Cancer, 1995,76(2): 167-177.

[255] MILLERS M. Monitoring and blunting: validation of a questionnaire to assess styles of information seeking under threat [J]. Journal of Personality and Social Psychology, 52(2): 345-353.

[256] NAHL D. Measuring the affective information environment of Web searchers [J]. Proceedings of the Association for Information Science and Technology, 2004,41(1): 191-197.

[257] NARAYAN B, CASE D O, EDWARDS S L. The role of information avoidance in everyday-life information behaviors [J]. Proceedings of the American Society for Information Science and Technology, 2011,48(1): 1-9.

[258] NEBEN T, HEINZL A, TRENCK A. The dual pathway to information avoidance in information systems use [EB/OL]. [2018-10-5]. http://madoc.bib.uni-mannheim.de/35208/.

[259] NIELSEN K. Impression management concerns and information avoidance [D]. Florida: University of Florida, 2013.

[260] ODISHO A Y, GORE J L. Patient-centered approaches to creating understandable health information [J]. Urologic Oncology: Seminars and Original Investigations, 2017,35(9): 559-563.

[261] PANDIT N R. The creation of theory: a recent application of the grounded theory method [J]. Qualitative report, 1996(4): 1-15.

[262] PERSOSKIE A, FERRER R A, KLEIN W M P. Association of cancer worry and perceived risk with doctor avoidance: an analysis of information avoidance in a

nationally representative US sample [J]. Journal of Behavioral Medicine, 2014, 37(5): 977 - 987.

[263] PETROCELLI J V. Processes and stages of change: counseling with the transtheoretical model of change [J]. Journal of Counseling and Development, 2002,80(1): 22 - 30.

[264] PLUYE P, SHERIF R E, GRANIKOV V, et al. Health outcomes of online consumer health information: a systematic mixed studies review with framework synthesis [J]. Journal of the American Society for Information ence and Technology, 2019,70(7): 643 - 659.

[265] PROCHASKA J O. The transtheoretical model of health behavior change [J]. American Journal of Health Promotion Ajhp, 1997(12): 38 - 48.

[266] PROCHASKA J O. Decision making in the transtheoretical model of behavior change. Medical Decision Making. 2008,28(6): 845 - 849.

[267] REED M B, ASPINWALL L G. Self-affirmation reduces biased processing of health-risk information [J]. Motivation and Emotion, 1998,22(2): 99 - 132.

[268] RIPPETOE P A, ROGERS R W. Effects of components of protection-motivation theory on adaptive and maladaptive coping with a health threat [J]. Journal of Personality and Social Psychology, 1987,52(3): 596 - 604.

[269] ROBERT F R. Selective utilization of social science related information by federal policy-makers [J]. Inquiry, 12(3): 239 - 245.

[270] ROGERS R W. A protection motivation theory of fear appeals and attitude change [J]. Journal of Psychology Interdisciplinary and Applied, 1975,91(1): 93 - 114.

[271] RUTTEN L J F, SQUIERS L, HESSE B. Cancer-related information seeking: hints from the 2003 Health Information National Trends Survey (HINTS) [J]. Journal of Health Communication, 2006,11(sup001): 147 - 156.

[272] SAIRANEN A, SAVOLAINEN R. Avoiding health information in the context of uncertainty management [J]. Information Research, 2010,15(4): 372 - 379.

[273] SAVOLAINEN R. Everyday life information seeking: approaching information seeking in the context of "way of life" [J]. Library and Information Science Research, 1995,17(3): 259 - 294.

[274] SCHUHK D H. Self-regulation of self-efficacy and attributions in academic settings [J]. Journal of Educational Psychology, 1994(1): 202 - 209.

[275] SHEPPERD J A, HOWELL J L, LOGAN H. A survey of barriers to screening for oral cancer among rural black Americans [J]. Psycho-Oncology, 2014,23(3): 276 - 282.

[276] SHEPPERD J A, HOWELL J L. Responding to psychological threats with deliberate ignorance: causes and remedies [M]//CARROLL P J, ARKIN R M, WICHMAN A L. Handbook of personal security. New York: Psychology Press, 2015: 257 - 274.

[277] SHERMAN D K, COHEN G L. Accepting threatening information: self-affirmation and the reduction of defensive biases [J]. Current Directions in Psychological Science, 2002,11(4): 119 – 123.

[278] SHERMAN D K, COHEN G L. The psychology of self-defense: self-affirmation theory [J]. Advances in Experimental Social Psychology, 2006,38: 183 – 242.

[279] SHERMAN D K, NELSON L D, STEELE CM. Do messages about health risks threaten the self? Increasing the acceptance of threatening health messages via self-affirmation [J]. Personality and Social Psychology Bulletin, 2000, 26(9): 1046 – 1058.

[280] SHIPMAN J P. SABRINA K R. FUNK C J. The health information literacy research project [J]. Journal of the Medical Library Association, 2009,97(4): 293 – 301.

[281] SHIPP T D, ShIPP D Z, BROMLEY B, et al. What factors are associated with parents' desire to know the sex of their unborn child? [J]. Birth, 2004,31(4): 272 – 279.

[282] SIEBENHAAR K U, KÖTHER A K, ALPERS G W. Dealing with the COVID-19 infodemic: Distress by information, information avoidance, and compliance with preventive measures [J]. Frontiers in Psychology. 2020(11): 567905.

[283] SLOVIC P. Perception of risk [J]. Science, 1987,236(4799): 280 – 285.

[284] SMITH H J, MILBERG J S, BURKE J S. Information privacy: measuring individuals' concerns about organizational practices [J]. MIS Quarterly, 1996,20 (2): 167 – 196.

[285] SO J. A further extension of the extended parallel process model (E-EPPM): implications of cognitive appraisal theory of emotion and dispositional coping style [J]. Health Commun, 2013,28(1), 72 – 83.

[286] SONG S, YAO X, WEN N. What motivates Chinese consumers to avoid information about the COVID-19 pandemic?: the perspective of the stimulus-organism-response model [J]. Information Processing and Management. 2021,58 (1): 102407.

[287] SPINK A, COLE C. Human information behavior: integrating diverse approaches and information use [J]. Journal of the American Society for Information Science and Technology, 2006,57(1): 25 – 35.

[288] STEELE C M. The psychology of self-affirmation: sustaining the integrity of the self [J]. Advances in Experimental Social Psychology, 1988,21(8): 261 – 302.

[289] STEPHEN J C, LYNNE G H. To test or not to test: interest in genetic testing for Alzheimer's disease among middle-aged adults [J]. American Journal of Alzheimer's Disease and Other Dementias, 2003,18(1): 9 – 20.

[290] STEVEN P D, ROGERS R W. Protection motivation theory and preventive health: beyond the health belief model [J]. Health Education Research, 1986,1 (3): 153 – 161.

[291] STRAUSSA L, CORBIN J M. Basics of qualitative research: grounded theory procedures and techniques [M]. Newbury Park, California: Sage Publications. 1990.

[292] SWEENEY A M, MOYER A. Self-affirmation and responses to health messages: A meta-analysis on intentions and behavior [J]. Health Psychology, 2015,34(2): 149 - 159.

[293] SWEENY K, MELNYK D, Miller W, et al. Information avoidance: who, what, when, and why [J]. Review of General Psychology, 2010,14(4): 340 - 353.

[294] SWEENY K, MILLER W. Predictors of information avoidance: when does ignorance seem most blissful? [J]. Self and Identity, 2012,11(2): 185 - 201.

[295] SWELLER J. Cognitive load during problem solving: effects on learning [J]. Cognitive Science, 1988,12(2): 257 - 285.

[296] TABER J, KLEIN W, FERRER R, et al. Information avoidance tendencies, threat management resources, and interest in genetic sequencing feedback [J]. Annals of Behavioral Medicine, 2015(49): 616 - 621.

[297] TAYLOR R S. Question-negotiation and information seeking in libraries [J]. College and Research Libraries, 1968,29(3): 178 - 194.

[298] T AYLOR R S. Value-added processes in the information life cycle [J]. Journal of the American Society for Information Science, 1982,33(5): 341 - 346.

[299] TEDESCHI J T, Rosenfeld P. Impression management theory and the forced compliance situation [M]. New York: Academic Press, 1981.

[300] THUNSTROM L, NORDSTROM J, SHOGREN J F, et al. Strategic self-ignorance [J]. Journal of Risk and Uncertainty, 2016,52(2): 117 - 136.

[301] TRACI H. The internet and tobacco cessation: the roles of internet self-efficacy and search task on the information-seeking process [J]. Journal of Computer Mediated Communication, 2006,11(2): 536 - 556.

[302] VRINTEN C, BONIFACE D, LO S H, et al. Does psychosocial stress exacerbate avoidant responses to cancer information in those who are afraid of cancer? a population-based survey among older adults in England [J]. Psychology and Health, 2018,33(1): 117 - 129.

[303] WANG R Y, STRONG D M. Beyond accuracy: what data quality means to data consumers [J]. Journal of Management Information Systems, 1996, 12 (4): 5 - 33.

[304] WARD K, GOTT M, HOARE K. Participants' views of telephone interviews within a grounded theory study [J]. Journal of Advanced Nursing, 2015,71(12): 2775 - 2785.

[305] WARING M E, MCMANUS D D, AMANTE D J, et al. Online health information seeking by adults hospitalized for acute coronary syndromes: who looks for information, and who discusses it with healthcare providers? [J]. Patient Education and Counseling, 2018,101(11): 1973 - 1981.

[306] WEBER J T, FREY R L, HORSLEY R, et al. Publicly funded HIV counseling and testing in the United States, 1992 – 1995 [J]. AIDS Education and Prevention, 1997,9(3 Suppl): 79 – 91.

[307] WEINSTEINN D, SANDMANP M. A model of the precaution adoption process: evidence from home radon testing [J]. Health Psychology, 1992, 11 (3), 170 – 180.

[308] WEINSTEIN N D, SANDMAN P M, BLALOCK SJ, et al. The precaution adoption process model [M]. 4th ed. San Francisco: Jossey-Bass, 2008.

[309] WEST R. Time for a change: putting the transtheoretical (stages of change) model to rest. Addiction [J]. 2005,100(8): 1036 – 1039.

[310] WILDAVSKY A, DAKE K. Theories of risk perception: whofears what and why? [J]. Daedalus, 1990,119(4): 41 – 60.

[311] WILSON P. Interdisciplinary research and information overload [J]. Library trends, 1996,45(2): 192 – 203.

[312] WILSON T D. Human information behavior [J]. Informing Science, 2000,3(2): 49 – 56.

[313] WILSON T D. Information behaviour: an interdisciplinary perspective [J]. Information Processing and Management, 1997,33(4): 551 – 572.

[314] WILSON T D. On user studies and information needs [J]. Journal of Documentation, 1981,37(1): 3 – 15.

[315] YANIV I, SAGI M. On not wanting to know and not wanting to inform others: choices regarding predictive genetic testing [J]. Risk Decision and Policy, 2004,9 (4): 317 – 336.

[316] YATES C. Exploring variation in the ways of experiencing health information literacy: a phenomenographic study [J]. Library and Information Science Research, 2015,37(3): 220 – 227.

[317] YU L. How poor informationally are the information poor? evidence from an empirical study of daily and regular information practices of individuals [J]. Journal of Documentation, 2010,66(6): 906 – 933.